云南省疾病预防控制中心年鉴

2020 年

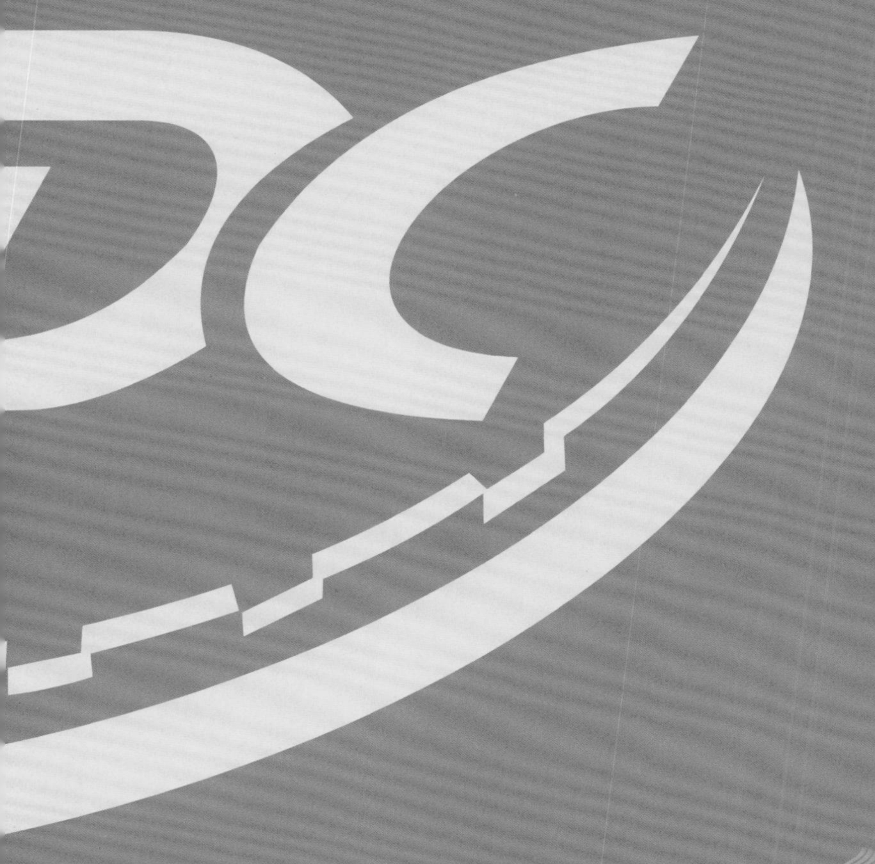

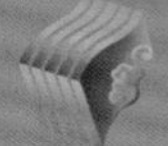
云南出版集团
YNK 云南科技出版社
·昆 明·

云南省疾病预防控制中心年鉴

编　委　会

云南省疾病预防控制中心　编

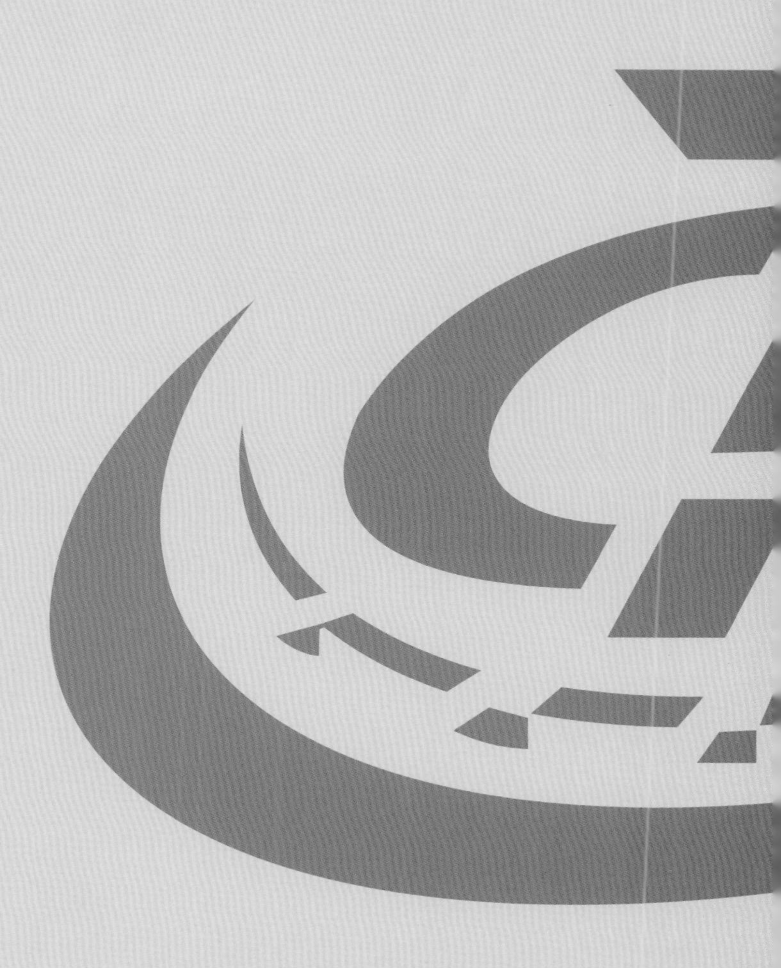

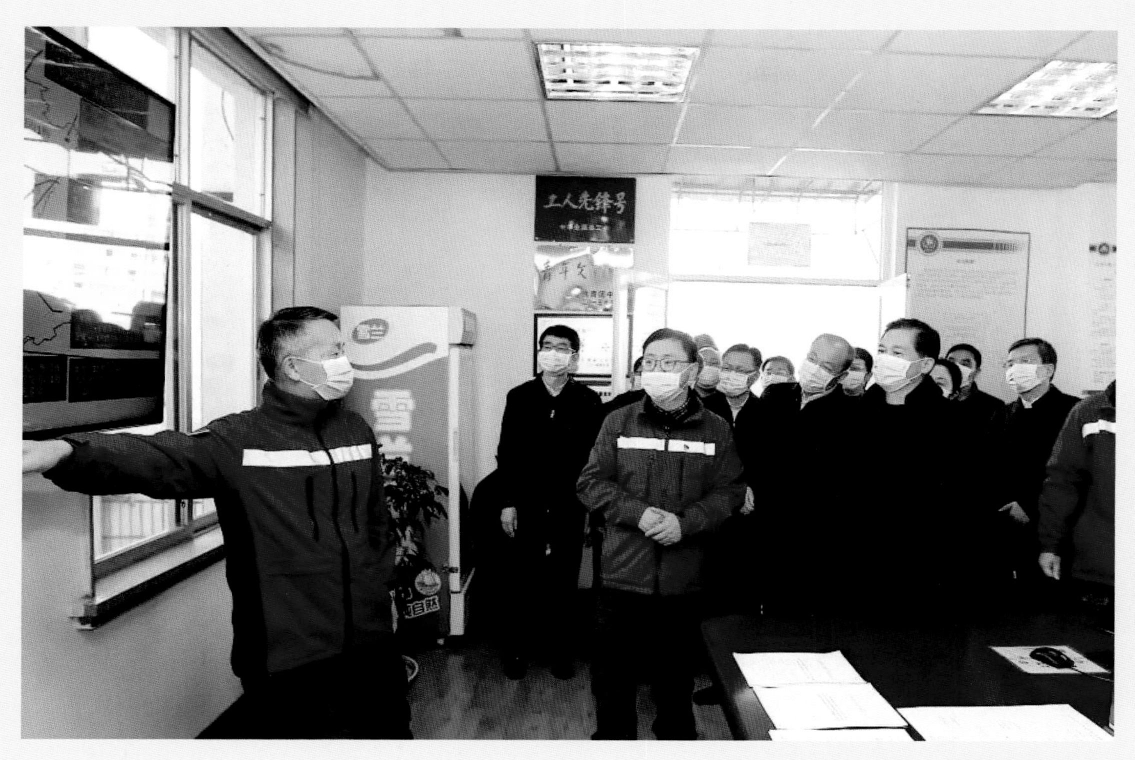

1 月 26 日，时任云南省委书记陈豪、时任云南省省长阮成发一行到中心检查新冠疫情防控工作

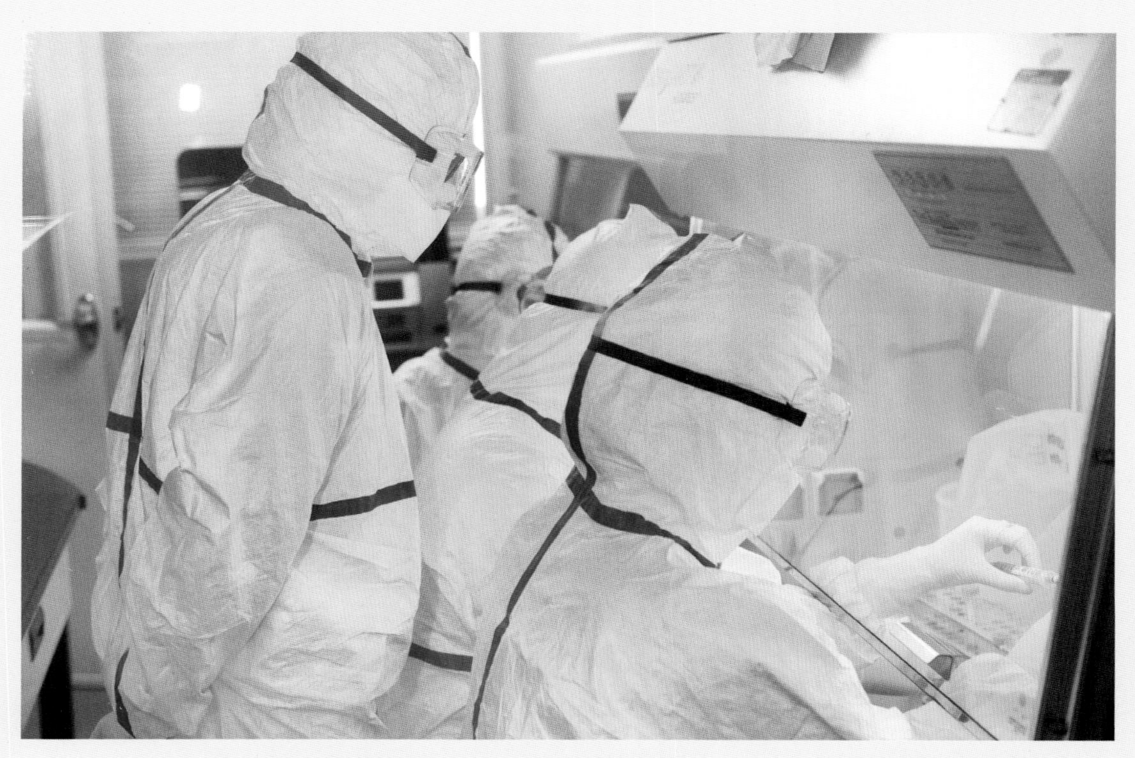

1 月 17 日，急传所赵晓南、张美玲、陈瑶瑶、孙艳红进行云南首例新冠感染者核酸检测（张勇摄）

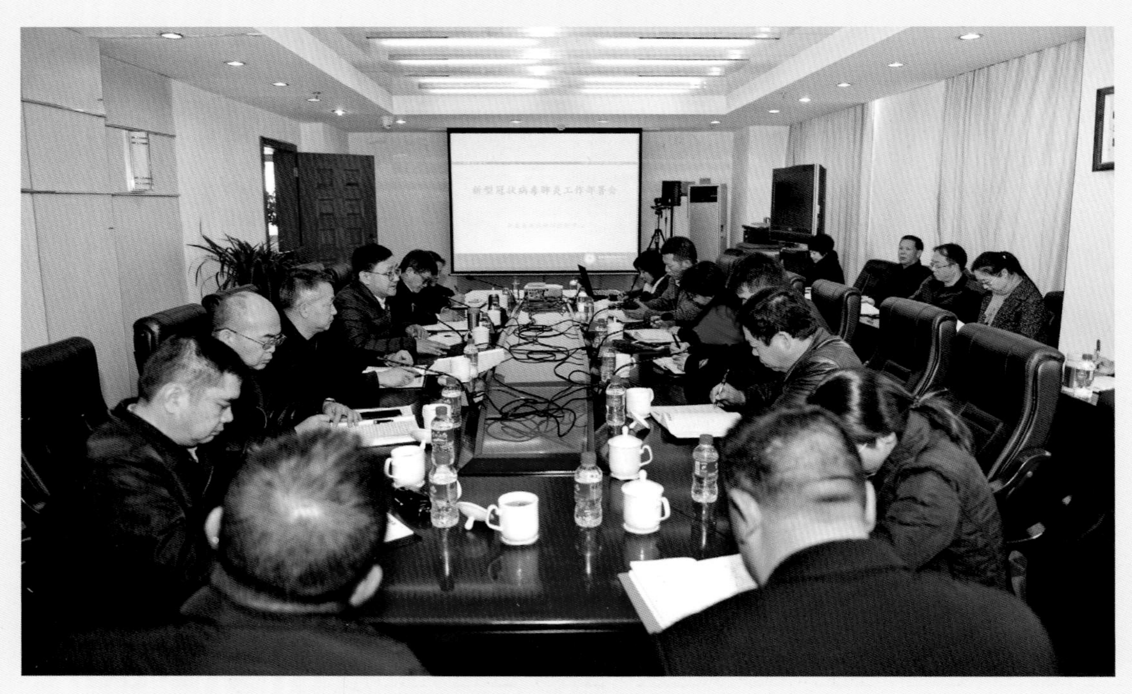

1 月 24 日，中心新冠疫情防控工作部署会

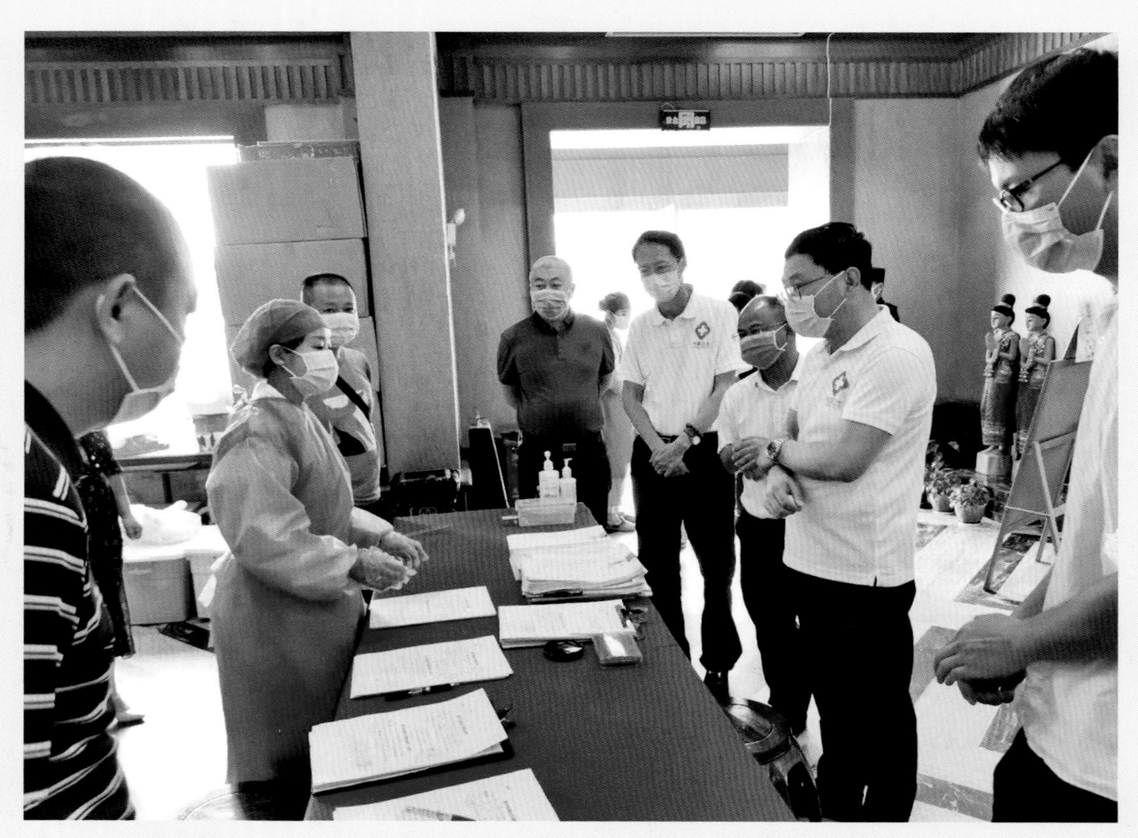

4 月 6 日，中心主任宋志忠督导西双版纳州隔离酒店防控工作（赵智娴摄）

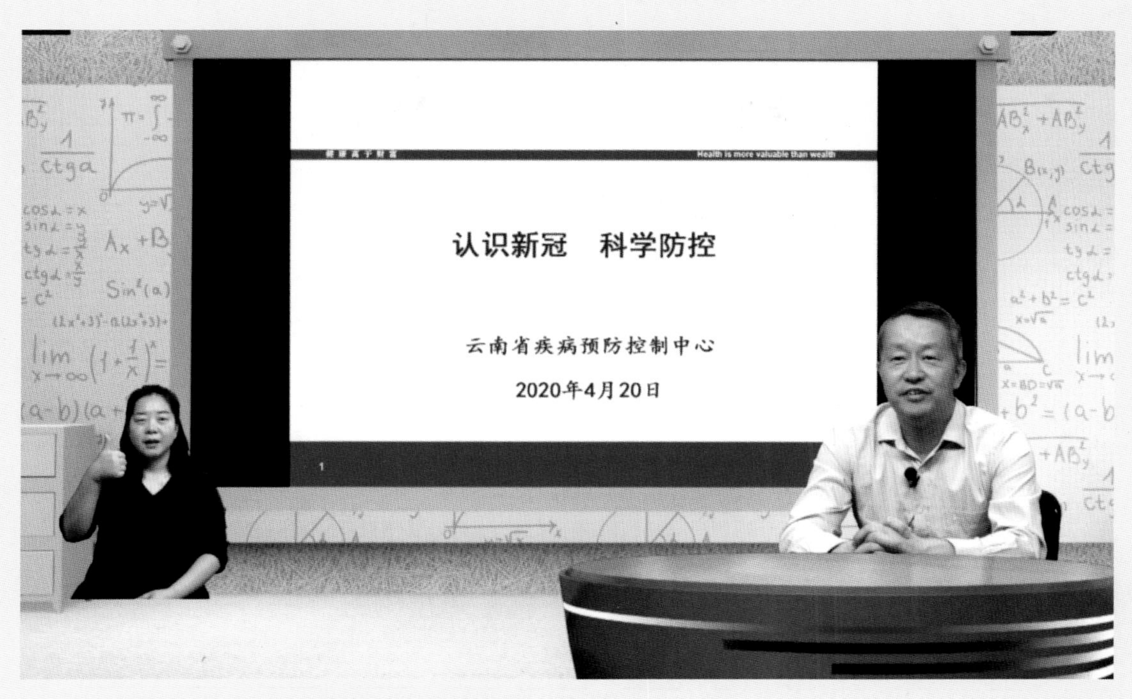

4 月 20 日，中心副主任赵世文为全省开学学生上新冠防控第一课（省教育厅提供）

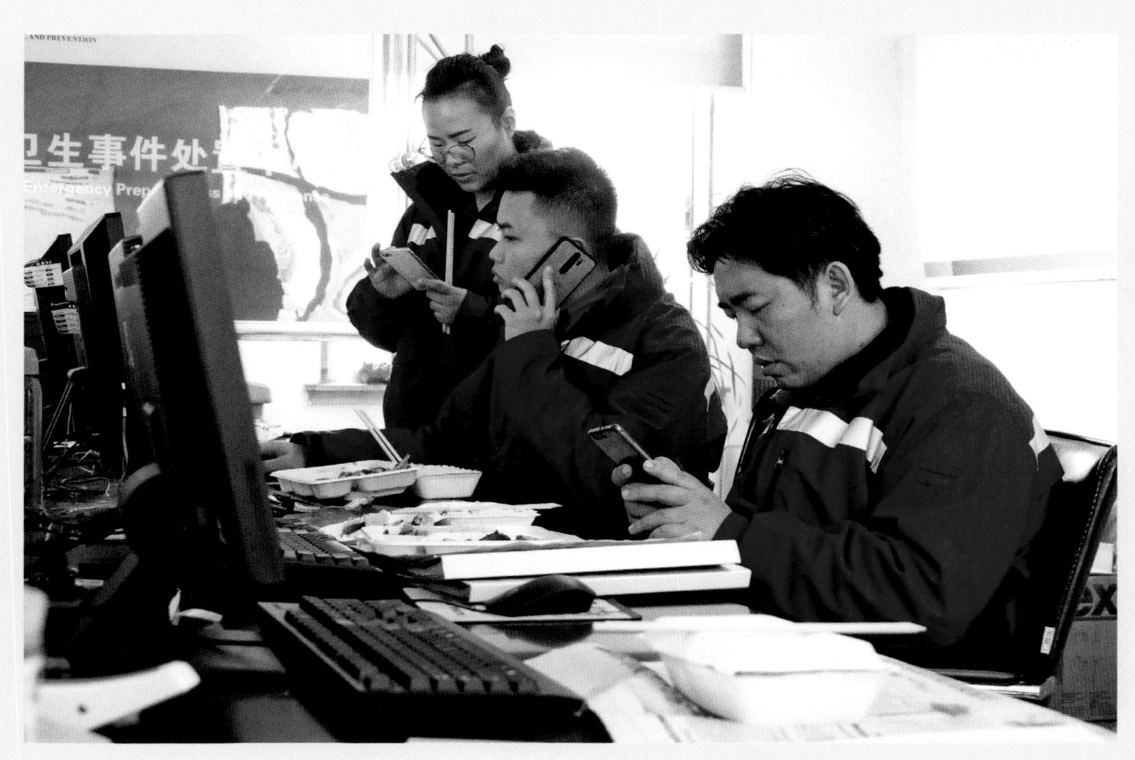

处突中心 24 小时值守

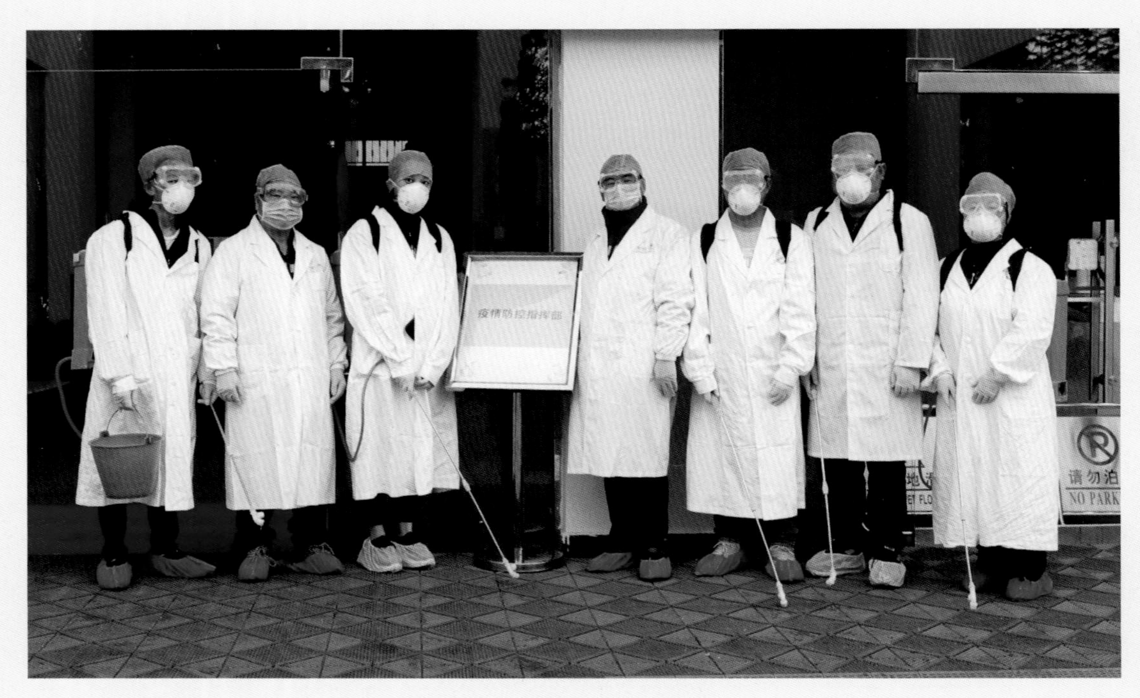

省指挥部，中心消杀小组完成消毒工作合影

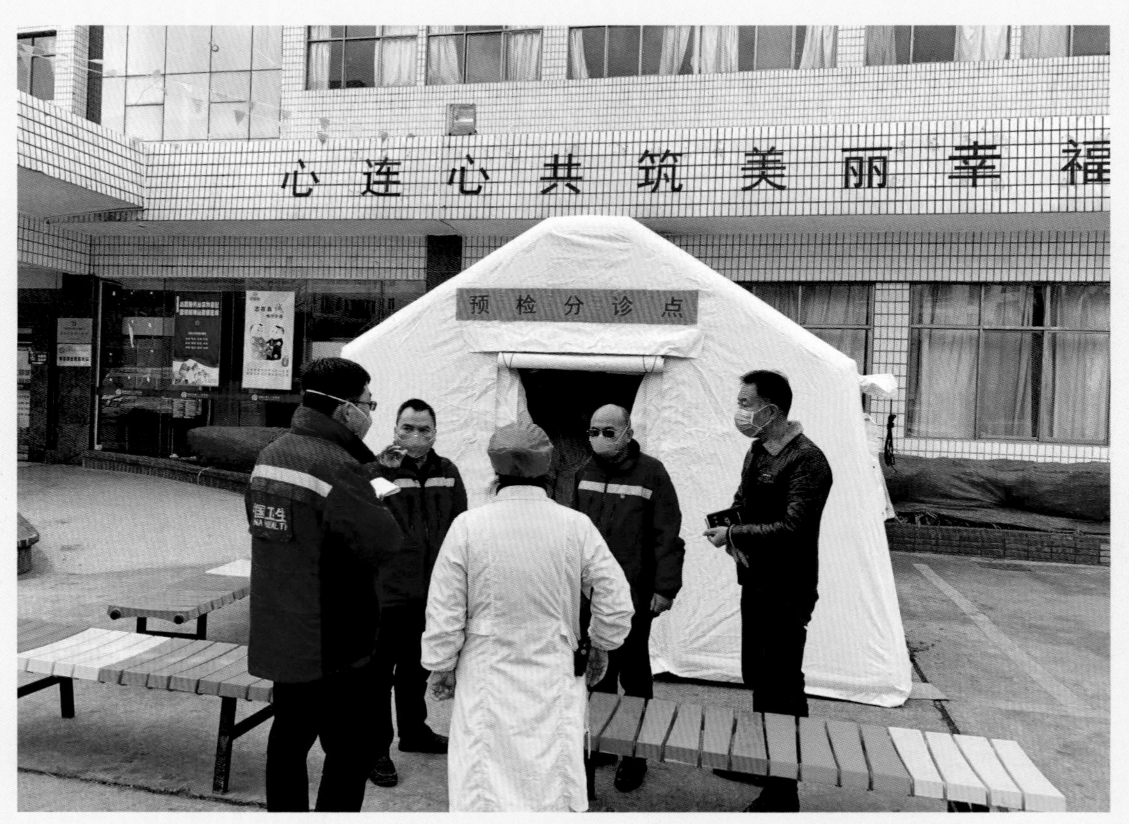

1 月 29 日，查舜副主任带队专家督导组到昆明市传染病医院督导

省疾控中心闵副主任率专家组到我市检查指导疫情防
昭通疾控

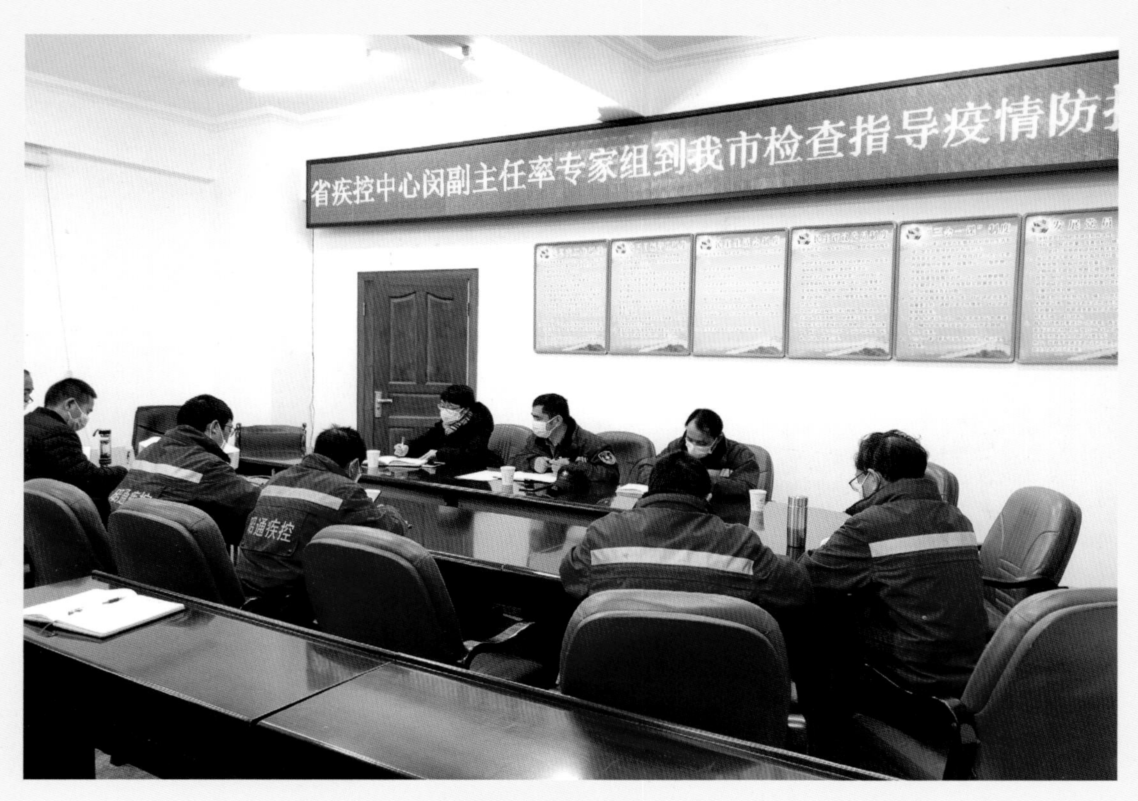

2 月 17 日，闵向东副主任率队在昭通市疾控中心督导新冠疫情防控工作

云南省疾控中心对口支援湖北省实验室检测
出征仪式

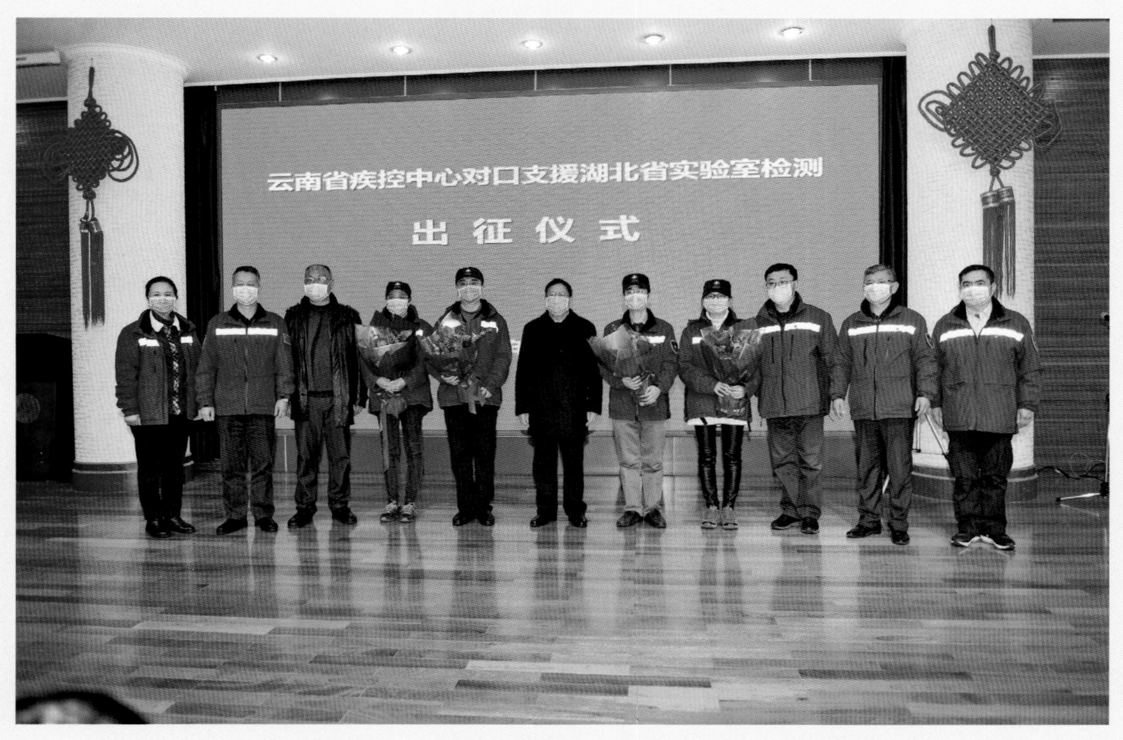

1 月 30 日，省卫健委和中心领导与第一批支援湖北省黄冈市疾控实验室检测队员（怀抱花束 4 人）出征合影

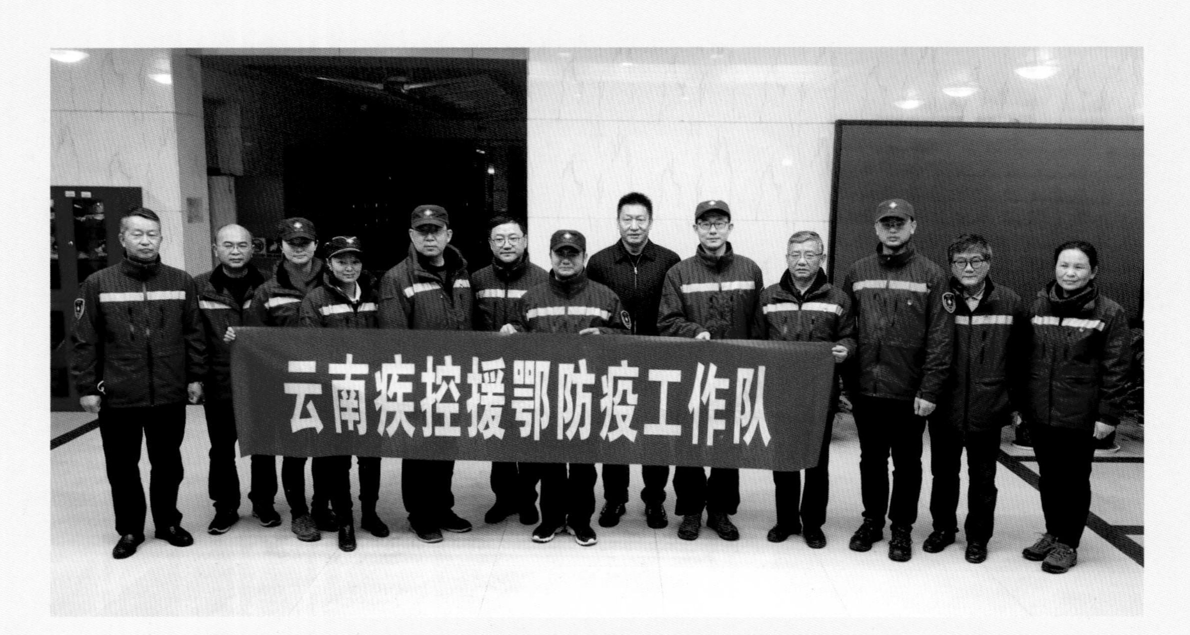

2 月 12 日，省卫健委和中心领导与第二批援鄂防疫工作队（左 3、4、5、7、9、11，共 6 人）出征合影

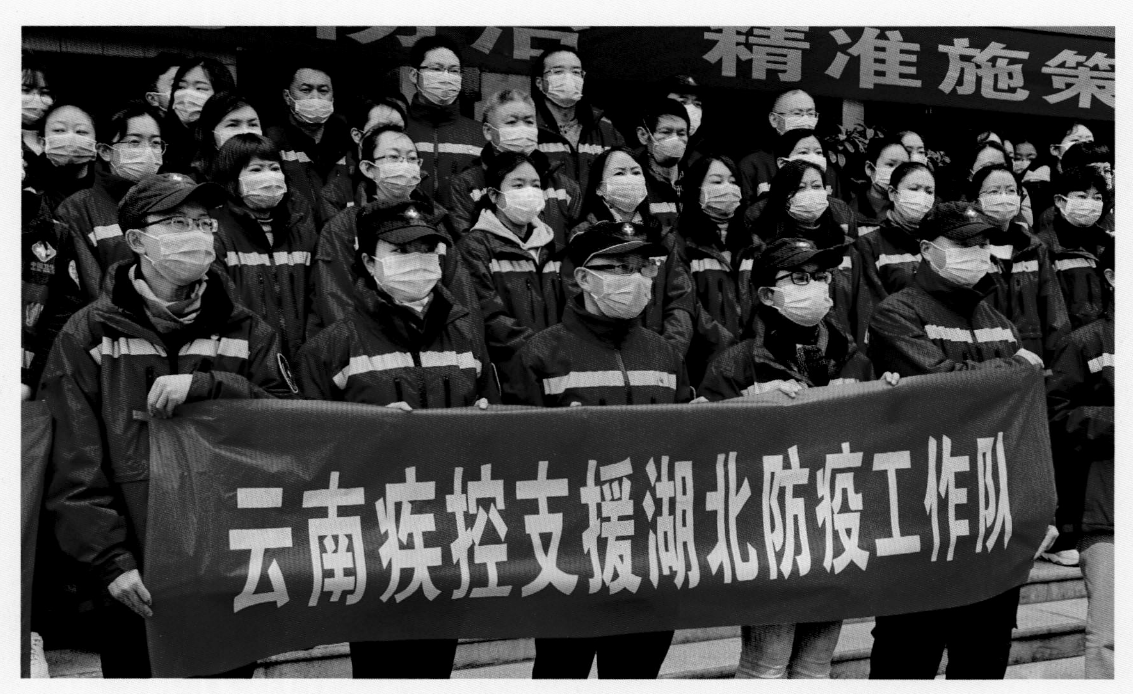

2 月 19 日，第三批援鄂防疫工作队（前排 5 人）出征合影

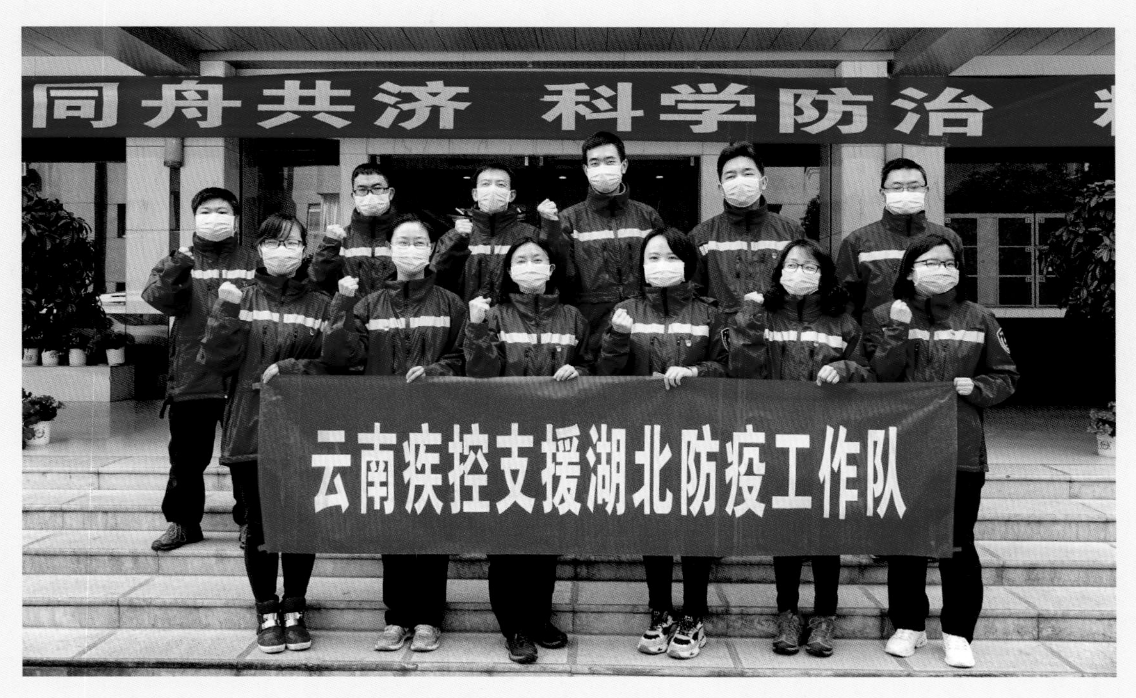

2 月 24 日，第四批援鄂防疫工作队（12 人）出征合影

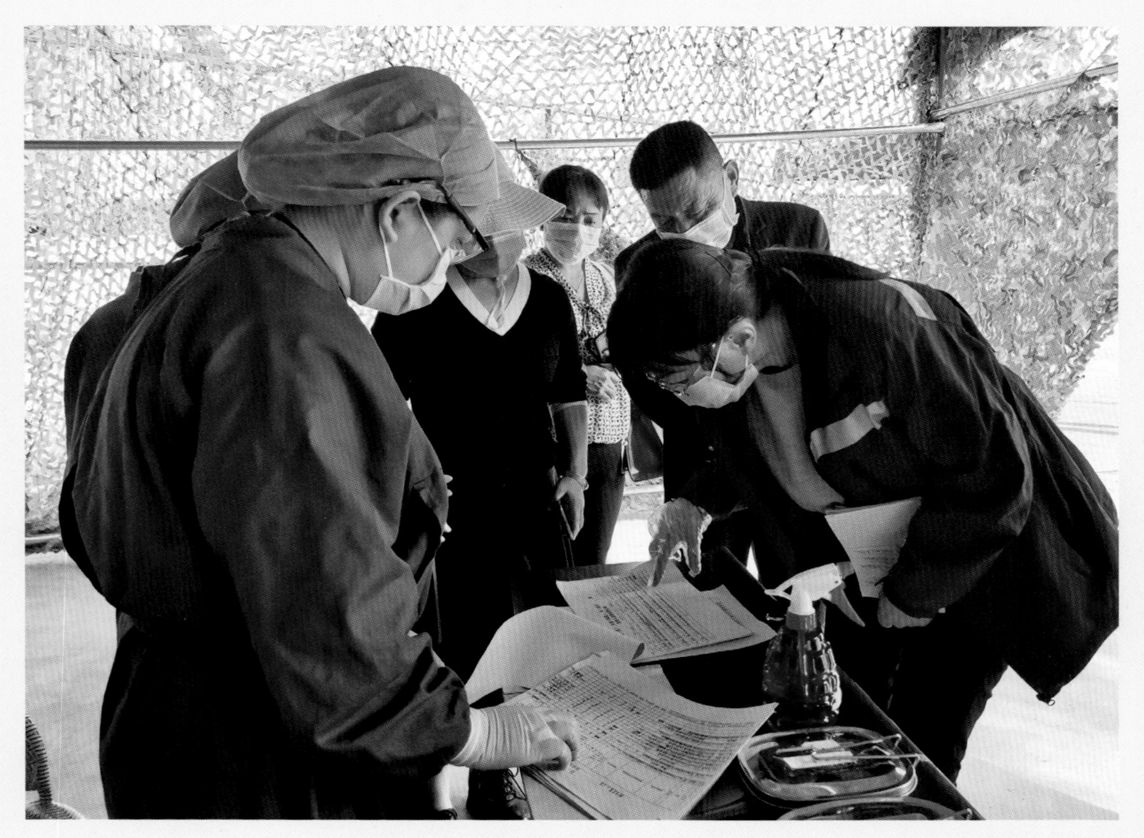

3 月 18 日，中心主任助理贾曼红在临沧市耿马县清水河口岸查看边境入境发热人员排查情况

国家卫生应急队
中国卫生
移动微生物检测平台

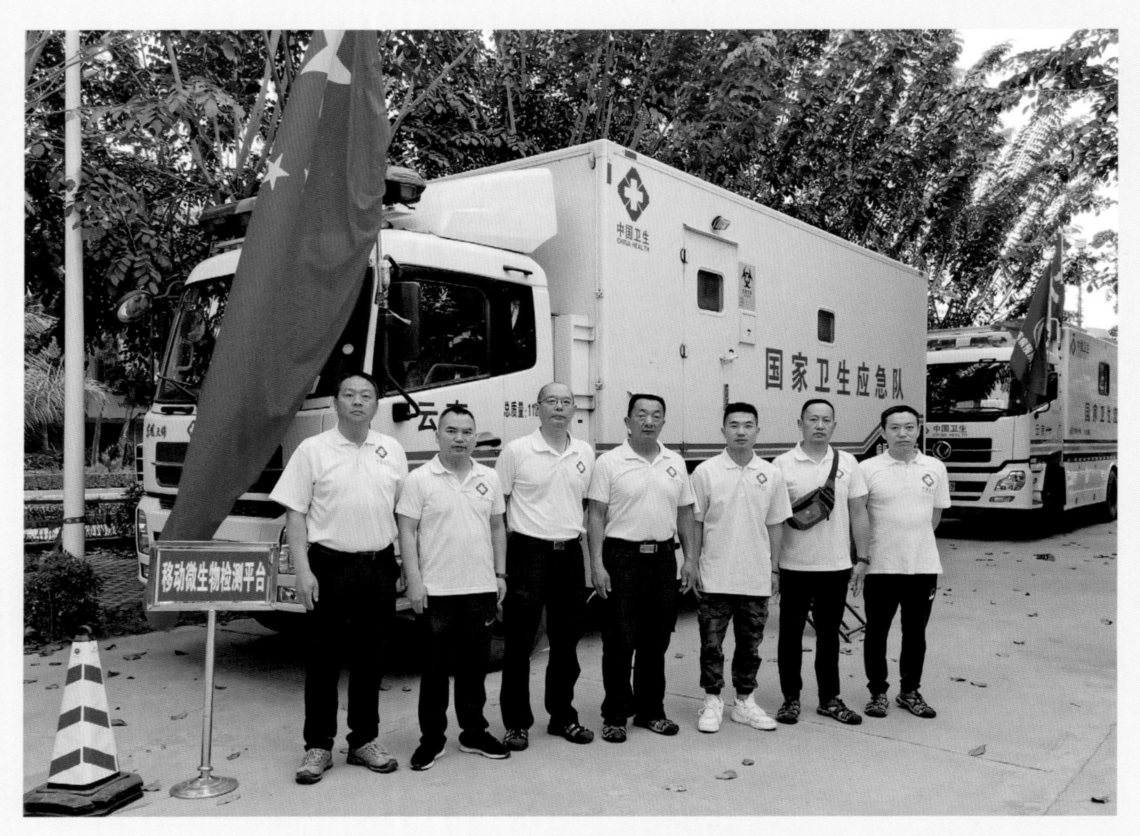

4 月 8 日，中心移动防疫队在勐腊县驻地检测车前合影（徐闻摄）

MA600
MA600
诚挚感谢中老两国医疗专家团组
赴占巴塞省抗击新冠肺炎疫情
2020年4月7日至9日

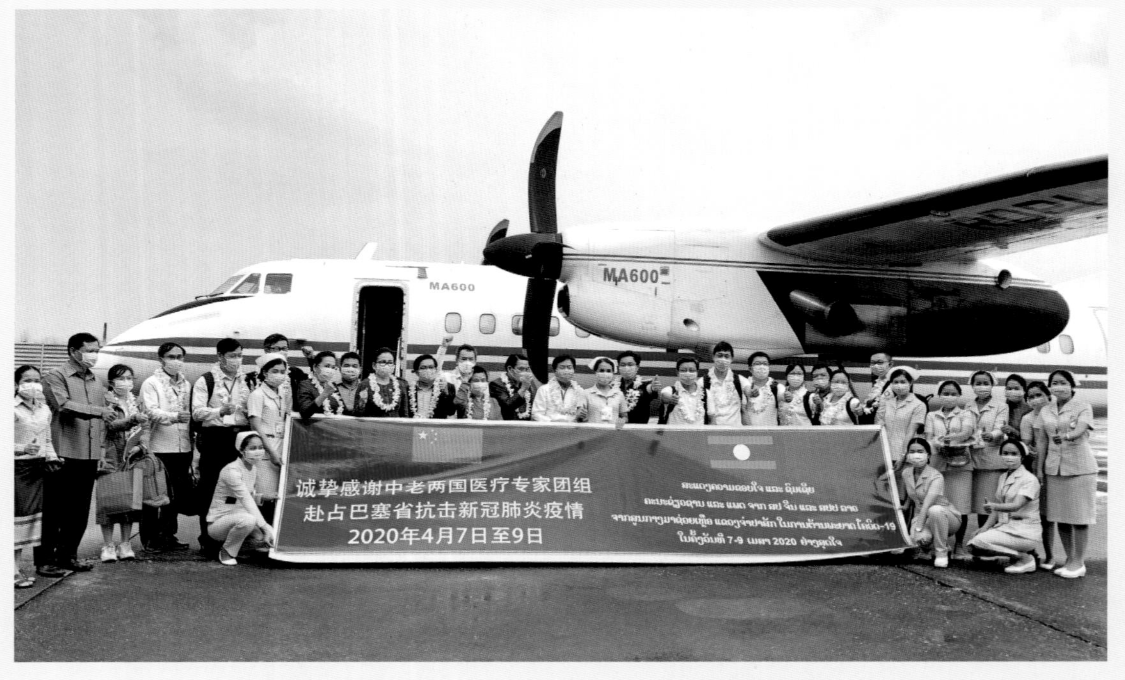

4 月 9 日，老挝占巴塞省省长及代表为中心派出援老专家组送行（记者提供）

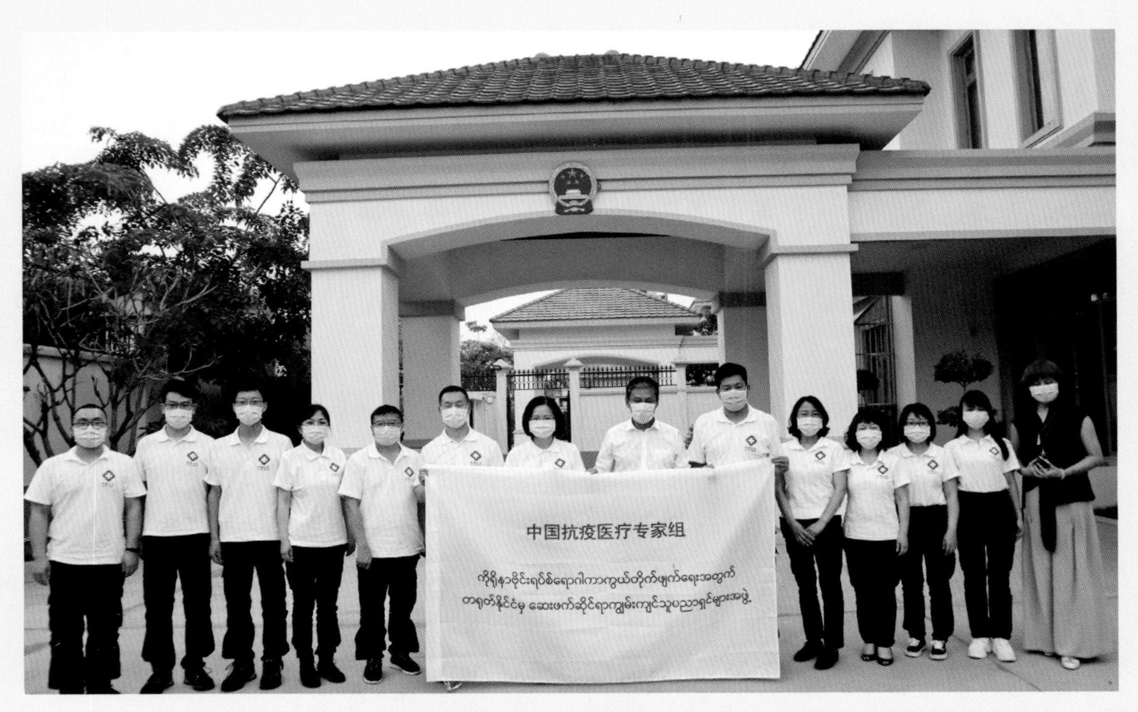

4 月 13 日，援缅专家组在中国驻曼德勒总领事馆与陈辰总领事合影

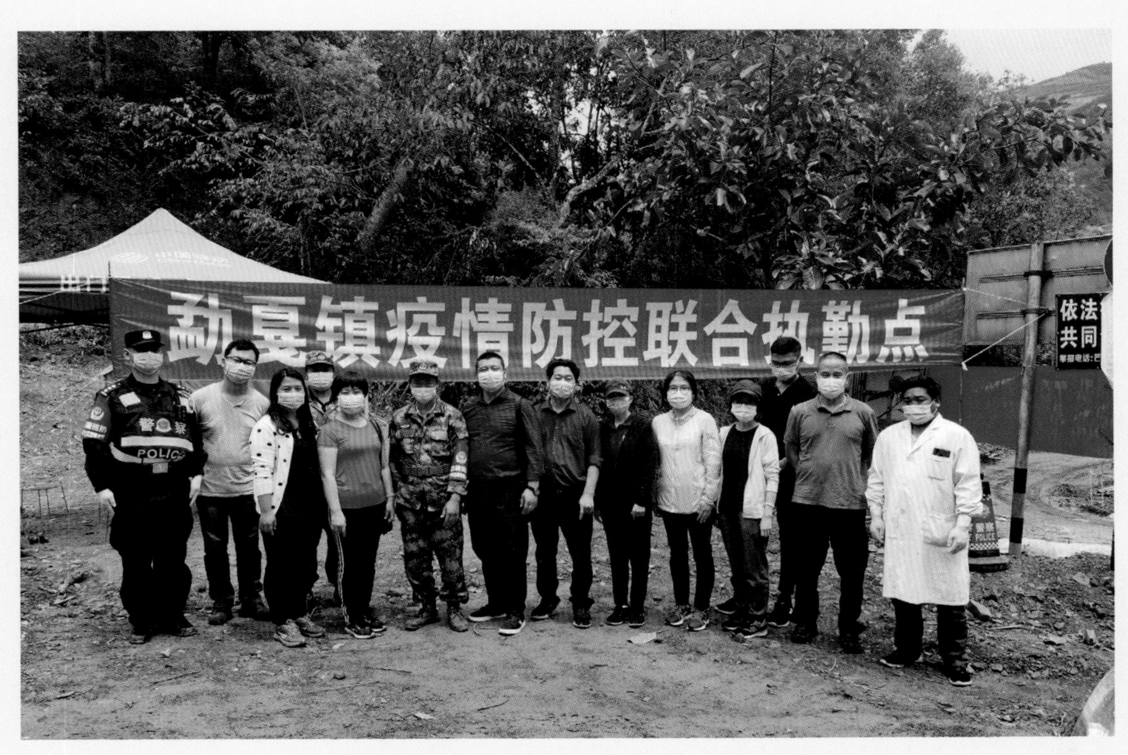

5 月 3 日，中心派驻芒市疫情防控队队员在边境乡镇勐戛镇与防控人员合影（唐婷婷提供）

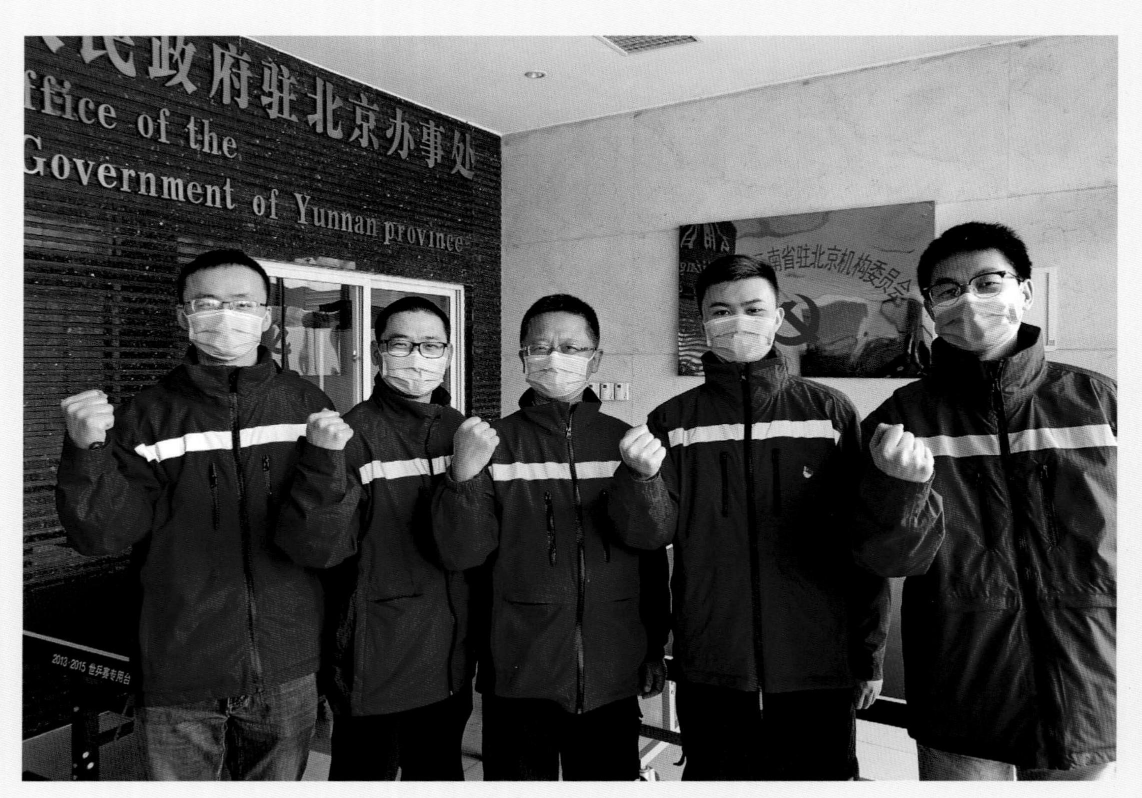

6 月 11 日，中心派驻首都国际机场防疫人员合影

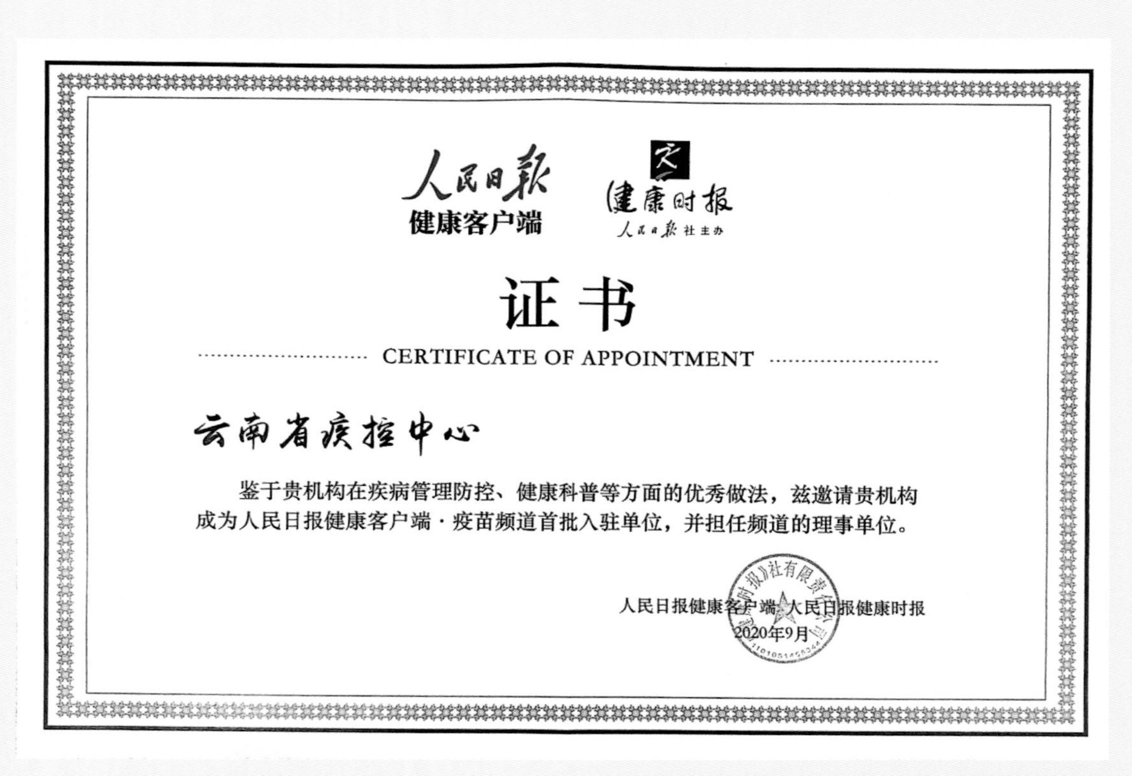

人民日报
健康客户端
健康时报
人民日报社主办

证书

CERTIFICATE OF APPOINTMENT

云南省疾控中心

鉴于贵机构在疾病管理防控、健康科普等方面的优秀做法，兹邀请贵机构成为人民日报健康客户端·疫苗频道首批入驻单位，并担任频道的理事单位。

人民日报健康客户端 人民日报健康时报

2020年9月

人民日报健康客户端邀请中心入驻人民日报健康客户端“人民日报健康号”证书

编辑说明

《云南省疾病预防控制中心年鉴（2020年）》（以下简称《年鉴》）主要记载2020年期间，云南省疾病预防控制中心（以下简称“中心”）所做的各项工作和取得的主要成绩。

《年鉴》编写过程中，坚持客观、准确和全面的原则，确保资料规范、权威，具备史料价值。

《年鉴》主要采用以文叙事，并选择部分代表性图片集中编排于卷首。所用表格精选，以增强表述内容的逻辑性和准确性。文中的“云南省疾病预防控制中心”简称“中心”；“×××疾病预防控制中心”简称为“×××疾控中心”；云南省省级政府部门，可省略“云南”，简称为“省×××”；“卫生健康委员会”可简称为“卫生健康委”“卫健委”；“世界卫生组织”与“WHO”同义；“中国疾控中心”与“国家疾控中心”同义。文中的医学术语，以全国自然科学名词审定委员会公布的医学术语为准。文中的计量单位，用法定计量单位，并用符号示之。文中数字，凡是可用阿拉伯数字的地方，均用阿拉伯数字；年代用阿拉伯数字，年、月、日、时刻用阿拉伯数字，年份用全称；年度内的日期表述，一般均省略年份；科学计量和具有统计意义的数字用阿拉伯数字；数字作为词素构成定型的词、词组、惯用语、缩略语用汉字。

编委会在主任委员和副主任委员的领导下，审定《年鉴》编制方案与编制计划，编委按照编制计划负责各自承担部分的资料收集、内容编撰和审核，主编负责《年鉴》编制的统筹与监督执行，执行副主编负责拟定编制计划、统稿、综合编审及修订后付印，其他副主编分别负责涉及行政和政工部分的统筹与编审，由主任委员和副主任委员终审。

健康促进与公共卫生信息中心为编委会事务机构，按照编制方案与编制计划的要求，配合编委会承担相关事务性工作，负责将审定后的付印稿交付出版社出版和发行。

《年鉴》在编制过程中，得到中心各部门的通力协作，经过编委会的辛勤工作，在有限时间内完成。为此，谨向为《年鉴》编修做出努力的编委们表示感谢。由于编者水平有限，错误和疏漏之处在所难免，敬请广大读者批评指正。

云南省疾病预防控制中心年鉴编制委员会

2021年7月10日

目 录

中心简介

云南省疾病预防控制中心成立于2001年，是政府实施疾病预防控制与公共卫生技术管理和服务的公益事业单位，是云南省疾病预防控制及公共卫生技术管理指导中心，承担全省疾病预防与控制、突发公共卫生事件应急处置、疫情报告及健康相关因素信息管理、健康危害因素监测与干预、实验室检测分析与评价、健康教育与健康促进、技术管理与应用研究指导。

在职人员480人，其中专业技术人员占91.3%，高、中级职称占66.9%；本科及以上学历占86.7%。中心内设机构30个，其中业务机构20个，职能机构10个。拥有百级、万级和十万级净化实验室50余间，生物安全三级实验室（P3实验室）和动物房。拥有高精尖仪器的检测检验设备5387台（件），总价值1.9亿元。可开展新冠肺炎、高致病性禽流感、埃博拉出血热等病原微生物检测和理化、毒理学、微生物、临床等检验项目，25大类1103项检验能力通过国家实验室认可和资质认定。通过"ISO9001质量管理体系"认证。

具有省（部）级以上资质31项。包括世界卫生组织认证或认可的合格脊髓灰质炎实验室、流感检测实验室、麻疹检测实验室；国家"两认"实验室、生物安全三级实验室、高致病性病原微生物实验室、食品安全定点检测机构、职业卫生技术服务机构甲级资质等国家认证实验室及资质。建设有国家级"博士后工作站"，现为昆明医科大学、大理大学等高校的实践教学基地。中心艾滋病防控创新团队入选省级研究创新团队；获批5个云南省医疗卫生单位内设研究机构，分别为云南省艾滋病研究所、云南省食品安全与营养研究中心、云南省麻风病研究中心、云南省肠道病毒研究中心和云南省结核病研究中心。先后承担"十五"国家科技攻关项目，"十一五""十二五""十三五"国家科技重大专项项目，主持国家自然科学基金、云南省科技计划项目等95项；累计获得各级各类科技成果奖励71项。

在国家卫生健康委、省委省政府和省卫生健康委的领导下，中心秉承"特别能吃苦、特别能战斗、特别守纪律、特别讲奉献"的疾控精神，坚定不移地贯彻"预防为主"的卫生健康工作方针，坚持以人民为中心，紧密团结和依靠全省疾控力量，以精湛的技术和高品质的服务，实现了传染病报告发病率连续17年低于全国平均水平、防控境外疾病输入等公共卫生目标；有效处置新冠肺炎多起影响较大的突发公共卫生事件；艾滋病、结核病等重点传染病防控持续取得新成效，为全省疾病防控，保障人民健康，维护社会稳定发挥了积极作用。

组织机构

一、机构设置

中心人员编制 513 人，实有在编 480 人，离退休人员 357 人。

（一）内设部门与编制

云南省疾病预防控制中心人员编制分布

部门	编制	部门	编制
中心领导	8	性病艾滋病防制所	50
行政办公室	30	急性传染病防制所（加挂生物安全三级实验室）	27
党委办公室	5	结核病防治所	49
人力资源部	6	麻风病防制所	11
计划财务部	17	慢性非传染性疾病防制所	20
纪检监察审计办公室	5	免疫规划所	25
离退休人员服务办公室	5	消毒与病媒生物防制所	10
工会	3	卫生检验中心	47
综合保障部	11	营养与食品卫生所（加挂食品安全风险评估研究中心）	16
保卫部	8	学校卫生所	14
新中心建设办公室	3	环境卫生所	13
科研教育服务部	5	职业健康与放射卫生所	33
质量管理部	6	预防医学健康体检中心	20
健康促进与公共卫生信息中心	12	疫苗临床研究中心	7
技术开发服务中心	19	爱国卫生 / 基本公卫技术指导中心	5
疫情监测 / 突发公共卫生事件处置中心	20	预防医学会	1
其他	2		

（二）中心领导

中心领导信息

姓名	职务	任职时间
宋志忠	主任（副厅级）	2020 年 1 月 1 日—2020 年 12 月 31 日
杨军	党委书记（正处级）	2020 年 1 月 1 日—2020 年 12 月 23 日
左仕富	党委书记（正处级）	2020 年 12 月 24 日—2020 年 12 月 31 日
胡培	副主任（正处级）	2020 年 1 月 1 日—2020 年 12 月 31 日
查舜	副主任（正处级）	2020 年 1 月 1 日—2020 年 12 月 31 日
赵世文	副主任（正处级）	2020 年 1 月 1 日—2020 年 12 月 31 日

续表

姓名	职务	任职时间
闵向东	副主任（正处级）	2020年1月1日—2020年12月31日
马燕	党委副书记、纪委书记、工会主席（副处级）	2020年1月1日—2020年7月20日
	党委副书记	2020年1月1日—2020年12月31日
马敬百	纪委书记（副处级）	2020年7月21日—2020年12月31日
贾曼红	工会主席（副处级）	2020年7月21日—2020年12月31日

（三）中层干部

中层干部信息

部门	姓名	职务	任职时间
行政办公室	贾曼红	主任助理	2020年1月1日—2020年7月20日
	尹洁	主任	2020年1月1日—2020年12月31日
	顾英琦	副主任	2020年1月1日—2020年12月31日
	赵智娴	副主任	2020年1月1日—2020年12月31日
	刁冬根	副主任	2020年1月3日—2020年12月31日
党委办公室	李雄	主任	2020年1月1日—2020年12月31日
	罗娟	副主任	2020年1月3日—2020年12月31日
	沈永春	疾控党总支书记	2020年1月1日—2020年12月31日
人力资源部	樊蓉	部长	2020年1月1日—2020年12月31日
	李虹	副部长	2020年1月1日—2020年12月31日
	张丽琴	团委书记（副科）	2020年1月1日—2020年12月31日
计划财务部	陈琳	部长	2020年1月1日—2020年12月31日
	马琼	副部长	2020年1月1日—2020年12月31日
	康晓璇	副部长	2020年1月3日—2020年12月31日
纪检监察审计办公室	张天华	主任	2020年1月1日—2020年12月31日
	王有林	副主任	2020年1月1日—2020年12月31日
离退休人员服务办公室	刘学科	主任	2020年1月1日—2020年12月31日
	梁军	副主任	2020年1月1日—2020年12月31日
	伍友山	老干党总支书记	2020年1月1日—2020年12月31日
工会	谌振宇	副主席（正科）	2020年1月1日—2020年12月31日
	叶欣	女工委主任（副科）	2020年1月1日—2020年12月31日
综合保障部	苏卫华	部长	2020年1月1日—2020年12月31日
	张毓瑜	副部长	2020年1月1日—2020年12月31日
保卫部	汤卫华	部长	2020年1月1日—2020年12月31日
	李元富	副部长	2020年1月1日—2020年12月31日
	郭永民	机关党总支书记	2020年1月1日—2020年12月31日
新中心建设办公室	陈明光	主任	2020年1月1日—2020年12月31日
科研教育服务部	李瑛	部长	2020年1月1日—2020年12月31日
质量管理部	王建华	部长	2020年1月1日—2020年12月31日
	乔恩发	卫生党总支书记	2020年1月1日—2020年12月31日

续表

部门	姓名	职务	任职时间
健康促进与公共卫生信息中心	向昆	主任	2020年1月1日—2020年12月31日
	张健	副主任	2020年1月1日—2020年12月31日
	董坚	副主任	2020年1月1日—2020年12月31日
技术开发服务中心	张皓明	经理	2020年1月1日—2020年12月31日
	秦志宇	副经理	2020年1月1日—2020年12月31日
疫情管理/突发公共卫生事件处置中心	彭霞	主任	2020年1月1日—2020年12月31日
	何继波	副主任	2020年1月1日—2020年12月31日
	卢冉	副主任	2020年1月1日—2020年12月31日
性病艾滋病防制所	马艳玲	所长	2020年1月1日—2020年12月31日
	罗红兵	副所长	2020年1月1日—2020年12月31日
	施玉华	副所长	2020年1月1日—2020年12月31日
	张琬悦	副所长	2020年1月1日—2020年12月31日
	陈敏	副所长	2020年1月1日—2020年12月31日
急性传染病防制所（加挂生物安全三级实验室）	伏晓庆	所长	2020年1月1日—2020年12月31日
	周永明	副所长	2020年1月1日—2020年12月31日
	张勇	副主任（正科）	2020年1月1日—2020年12月31日
	罗春蕊	副所长	2020年1月3日—2020年12月31日
结核病防治所	许琳	所长	2020年1月1日—2020年12月31日
	郭亚男	副所长	2020年1月1日—2020年12月31日
	毛晓云	副所长	2020年1月1日—2020年12月31日
	侯景龙	副所长	2020年1月1日—2020年12月31日
	殷昆付	结防党总支书记	2020年1月1日—2020年12月31日
麻风病防制所	熊立	所长	2020年1月1日—2020年12月31日
	税铁军	副所长	2020年1月1日—2020年12月31日
慢性非传染性疾病防制所	秦明芳	所长	2020年1月1日—2020年12月23日
	陈杨	副所长	2020年1月1日—2020年12月31日
	石青萍	副所长	2020年1月3日—2020年12月31日
免疫规划所	李江嵘	所长	2020年1月1日—2020年12月31日
	李凯	副所长	2020年1月1日—2020年12月31日
	唐婷婷	副所长	2020年1月3日—2020年12月31日
消毒与病媒生物防制所	周晓梅	所长	2020年1月1日—2020年12月31日
	向以斌	副所长	2020年1月3日—2020年12月31日
卫生检验中心	王瑾	主任	2020年1月1日—2020年12月23日
	刘敏	副主任	2020年1月1日—2020年12月31日
	杨萍	副主任	2020年1月1日—2020年12月31日
	杨祖顺	副主任	2020年1月1日—2020年12月31日
	刘阳	副主任	2020年1月1日—2020年12月31日
营养与食品卫生所（加挂食品安全风险评估研究中心）	刘志涛	所长	2020年1月1日—2020年12月31日
	李娟娟	副所长	2020年1月1日—2020年12月31日
	董海燕	副所长	2020年1月1日—2020年12月31日

续表

部门	姓名	职务	任职时间
学校卫生所	常利涛	所长	2020年1月1日—2020年12月31日
	黄达峰	副所长	2020年1月1日—2020年12月31日
环境卫生所	李建云	所长	2020年1月1日—2020年12月31日
	张旭辉	副所长	2020年1月1日—2020年12月31日
职业健康与放射卫生所	张永昌	所长	2020年1月1日—2020年12月31日
	樊芳	副所长	2020年1月1日—2020年12月31日
	邢漪	副所长	2020年1月1日—2020年12月31日
	漆骏	副所长	2020年1月3日—2020年12月31日
预防医学健康体检中心	蒋康	主任	2020年1月1日—2020年12月31日
	高云	副主任	2020年1月1日—2020年12月31日
疫苗临床研究中心	刘晓强	主任	2020年1月1日—2020年12月31日
	郑艳	副主任	2020年1月3日—2020年12月31日
爱国卫生/基本公卫技术指导中心	冯琳	副主任（正科）	2020年1月1日—2020年12月31日

（四）首席专家

首席专家信息

姓名	专业领域	任职时间
王昕	环境卫生领域	2020年1月1日—2020年12月31日
丁峥嵘	免疫规划领域	2020年1月1日—2020年12月31日
罗山	生物安全领域	2020年1月1日—2020年12月31日
王荣华	疾病监测领域	2020年1月1日—2020年12月31日
林佶	卫生检验（理化）领域	2020年1月1日—2020年12月31日
李琼芬	流行病学领域	2020年9月17日—2020年12月31日

二、人员情况

（一）人员增减

人员增加情况统计表

合计	来源					学历					
	调入	毕业生分配	军转干部安置	复转士兵安置	招工	博士	硕士	大本	大专	中专	高中及以下
10	2	8	—	—	—	1	7	2	—	—	—

人员减少情况统计表

合计	原因					学历					
	调出	考研、考博、考公	退休	辞职	其他	博士	硕士	大本	大专	中专	高中及以下
13	—	—	12	0	1	1	—	7	3	1	1

（二）人员结构

2020年中心人员基本情况（截至12月31日）

项目			序号	合计	学历						年龄						
					博士	硕士	大学本科	大学专科	中专	高中及以下	35岁及以下	36岁至40岁	41岁至45岁	46岁至50岁	51岁至54岁	55岁至59岁	60岁及以上
总计			1	592	13	181	245	80	20	53	176	105	97	84	57	67	6
管理人员	小计		2	29	1	1	20	7	—	—	—	2	6	6	9	5	1
	一级职员（部级正职）		3	—	—	—	—	—	—	—	—	—	—	—	—	—	—
	二级职员（部级副职）		4	—	—	—	—	—	—	—	—	—	—	—	—	—	—
	三级职员（厅级正职）		5	—	—	—	—	—	—	—	—	—	—	—	—	—	—
	四级职员（厅级副职）		6	1	1	—	—	—	—	—	—	—	—	—	1	—	—
	五级职员（处级正职）		7	5	—	1	4	—	—	—	—	—	—	—	2	2	1
	六级职员（处级副职）		8	4	—	—	3	1	—	—	—	—	—	1	2	1	—
	七级职员（科级正职）		9	11	—	—	7	4	—	—	—	1	3	4	1	2	—
	八级职员（科级副职）		10	6	—	—	4	2	—	—	—	1	2	1	2	—	—
	九级职员（科员）		11	2	—	—	2	—	—	—	—	—	1	—	1	—	—
	十级职员（办事员）		12	—	—	—	—	—	—	—	—	—	—	—	—	—	—
专业技术人员	小计		13	434	12	180	201	34	4	3	137	85	68	50	41	52	1
	高级岗位	一级	14	—	—	—	—	—	—	—	—	—	—	—	—	—	—
		二级	15	3	2	—	1	—	—	—	—	—	—	—	1	1	1
		三级	16	12	1	2	9	—	—	—	—	—	—	—	4	8	—
		四级	17	30	2	4	23	1	—	—	—	—	1	6	11	12	—
		五级	18	15	—	1	12	2	—	—	—	—	—	2	5	8	—
		六级	19	18	—	5	9	4	—	—	—	—	3	8	1	6	—
		七级	20	37	3	15	17	2	—	—	—	3	22	6	2	4	—
	中级岗位	八级	21	47	1	5	28	11	2	—	—	1	13	17	8	8	—
		九级	22	32	—	9	22	1	—	—	—	17	12	2	1	—	—
		十级	23	66	3	40	21	2	—	—	10	45	5	4	1	1	—
	初级岗位	十一级	24	93	—	48	33	7	2	3	56	16	7	3	7	4	—
		十二级	25	69	—	44	25	—	—	—	63	3	3	—	—	—	—
		十三级	26	12	—	7	1	4	—	—	8	—	2	2	—	—	—

续表

项目		序号	合计	学历						年龄						
				博士	硕士	大学本科	大学专科	中专	高中及以下	35岁及以下	36岁至40岁	41岁至45岁	46岁至50岁	51岁至54岁	55岁至59岁	60岁及以上
工勤技能人员	小计	27	24	—	—	8	11	1	4	—	6	7	8	2	1	—
	一级岗位（高级技师）	28	—	—	—	—	—	—	—	—	—	—	—	—	—	—
	二级岗位（技师）	29	—	—	—	—	—	—	—	—	—	—	—	—	—	—
	三级岗位（高级工）	30	14	—	—	3	9	1	1	—	1	5	5	2	1	—
	四级岗位（中级工）	31	7	—	—	3	2	—	2	—	4	1	2	—	—	—
	五级岗位（初级工）	32	3	—	—	2	—	—	1	—	1	1	1	—	—	—
	普通工	33	—	—	—	—	—	—	—	—	—	—	—	—	—	—
特设岗位人员		34	—	—	—	—	—	—	—	—	—	—	—	—	—	—
编外聘用人员		35	58	1	—	4	8	7	38	7	6	9	16	7	8	5
劳务派遣人员		36	54	—	1	17	20	8	8	32	6	7	4	2	3	—

（三）高级职称人员

中心副高职以上人员共155人。

1. 主任医师（30人）

宋志忠、杨军、查舜、王荣华、黄玉芬、肖义泽、丁峥嵘、李琼芬、贾曼红、杨志芳、高莉、万蓉、王昕、彭霞、李庆生、李刚、闵向东、向昆、张洪英、许琳（结防所）、文卫华、伏晓庆、杨艳萍、牟胜、常利涛、罗红兵、李佑芳、成会荣、李建云、王树坤。

2. 主任技师（27人）

胡培、杨莉、林佶、罗山、周晓梅、王建华、杨萍、李晓琍、武国亮、田炳均、杨庆文、万玉萍、段志敏、马艳玲、胡嘉想、杨朝军、王瑾、李奕、张勇、陶洪、田云屏、徐丹先、陈连勇、栗旸、尹建雯、秦光和、陈敏。

3. 副主任医师（52人）

王珊珊、许雯、郑克勤、张炳祥、蒋康、高云、杨沧江、苗雅、洪业秀、李建云、秦明芳、王伟（检验中心）、周永明、刘晓强、刘志涛、罗春蕊、张丽芬、何继波、杨云娟、陈杨、黄国斐、杨彦玲、税铁军、郑艳、王珏、段婧、唐丽、熊庆、黄达峰、张旭辉、赵江、向以斌、寸建萍、石青萍、郝林会、卢冉、张琬悦、李亚娟、邢漪、付丽茹、张永昌、侯景龙、邱玉冰、冯琳、张强、漆骏、李娟娟、黄甜、张瑞仙、王晓雯、胡筱莛、刘建辉。

4. 副主任技师（32人）

王宏平、杨永芳、王会珍、曹国林、白斌、张健、蒋笃强、刘淑波、李瑛、张柱明、安晓静、尹建雯、秦光和、普兴福、李凯、陈敏、赵智娴、康文玉、乔恩发、杨祖顺、许燕、刘敏、施玉华、李立群、何丽芳、曹亿会、汤晶晶、万青青、国译丹、李姿、张皓明、段毅宏。

5. 副主任护师（1 人）

苏兴芳。

6. 正高级工程师（1 人）

赵世文。

7. 高级工程师（1 人）

王攀。

8. 副研究馆员（3 人）

曾兵、徐文萍、李虹。

9. 副译审（1 人）

周延。

10. 高级审计师（2 人）

王有林、邓晓娅。

11. 高级政工师（1 人）

马燕。

12. 高级会计师（4 人）

王云川、陈琳、王春云、董泽艳。

三、党　建

（一）党委组成

中心党委委员：杨军、宋志忠、马燕、胡培、查舜、闵向东、李雄、王瑾、许琳。

党委书记：杨军。

党委副书记：宋志忠、马燕。

（二）党组织构成

中心党委由机关党总支、疾控党总支、卫生党总支、结防党总支、离退休党总支共 5 个党总支和 23 个党支部组成。

党员领导干部编入支部情况：杨军：机关 1 支部；宋志忠：疾控 1 支部；马燕：退 1 支部；胡培：疾控 5 支部；查舜：结防 1 支部；闵向东：卫生 1 支部。

党支部划分情况

机关党总支	机关 1 支部（党办、团委、人事、纪审）
	机关 2 支部（工会、保卫）
	机关 3 支部（计财）
	机关 4 支部（行政办、新建办）
	机关 5 支部（综保、技服）
疾控党总支	疾控 1 支部（性艾）
	疾控 2 支部（急传）
	疾控 3 支部（处突）
	疾控 4 支部（消毒病媒、麻防）
	疾控 5 支部（免规、苗研）
	疾控 6 支部（慢病）

续表

卫生党总支	卫生 1 支部（检验）
	卫生 2 支部（科教、信息、质管）
	卫生 3 支部（营卫）
	卫生 4 支部（学卫）
	卫生 5 支部（环卫、爱卫）
	卫生 6 支部（职放）
	卫生 7 支部（体检）
结防党总支	结防 1 支部（防制室）
	结防 2 支部（临床部）
离退党总支	离休支部
	退休 1 支部
	退休 2 支部

各党总支、党支部书记、委员名单

总支名称	支部名称	支部书记	委员			
机关党总支： 书记：郭永民 委员：陈琳、樊蓉、苏卫华、汤卫华	机关 1 支部	樊蓉	李雄	王有林	祝乐意	丁丹
	机关 2 支部	汤卫华	叶欣	万伟	尹菲	郭永民
	机关 3 支部	陈琳	马琼	康晓璇	王春云	刘睿林
	机关 4 支部	尹洁	石亚男	王治刚	李玉洁	王明聪
	机关 5 支部	苏卫华	张贵国	李秀琳	周小又	高胡兴
疾控党总支： 书记：沈永春 委员：李江嵘、施玉华、卢冉、伏晓庆	疾控 1 支部	施玉华	张琬悦	陈敏	蔡永年	戴洁
	疾控 2 支部	伏晓庆	李楠	寸建萍	张美玲	周洁楠
	疾控 3 支部	卢冉	林燕	沈秀莲	何继波	李真晖
	疾控 4 支部	熊立	杨晶晶	税铁军	周晓梅	向以斌
	疾控 5 支部	李江嵘	杨海涛	李颖	刘晓强	柏扬
	疾控 6 支部	秦明芳	朱云芳	杨沧江	陈杨	唐娴
卫生党总支： 书记：乔恩发 委员：刘志涛、刘敏、李建云、张永昌	卫生 1 支部	刘敏	飞志欣	李承蹊	杨昆玲	杨菁
	卫生 2 支部	李瑛	张力敏	张竞文	叶江惠	赵楠
	卫生 3 支部	刘志涛	赵江	苏玮玮	彭敏	胡文敏
	卫生 4 支部	常立涛	刘宏	谭敏	邓淑珍	黄鑫
	卫生 5 支部	李建云	狄娟	马琳	田子颖	余军
	卫生 6 支部	张永昌	漆骏	唐丽	康世娟	秦启凤
	卫生 7 支部	蒋康	丁文立	朱虹	张娟	徐仕菊
结防党总支： 书记：殷昆付 委员：侯景龙、李玲、郭亚男、费瑜	结防 1 支部	侯景龙	杨星	陈金瓯	李玲	杨云斌
	结防 2 支部	郭亚男	费瑜	黄洁玉	邵小山	袁颖
离退党总支： 书记：伍友山 委员：王英杰、阎明明、刘学科、张永富	离休支部	蔡任斌	程铃迤	田松	张效文	—
	退休 1 支部	王英杰	王朝兴	沈其萍	许家元	—
	退休 2 支部	阎明明	袁本智	张永富	陈世惠	—

2020 年中心党员数量变化及构成情况

党员人数（人）	总人数	437
	在职党员	290
	离退休党员	147
本年增加人数（人）	总人数	12
	发展党员	2
	转入组织关系	10
本年减少人数（人）	总人数	12
	死亡	2
	转出组织关系	10
	出党	0
性别构成（%）	男	43.94
	女	56.06
民族构成（%）	汉族	86
	少数民族	14
学历构成（%）	研究生	27
	本科	43
	大专	13
	中专	12
	高中	1
	初中及以下	5

四、纪　委

中心纪委设书记 1 名，委员 6 名。

纪委书记：马燕（1—8 月）、马敬百（9—12 月）。

纪委委员：张天华、陈琳、杨天秀、伍友山、周晓梅、沈永春。

组织委员：杨天秀，伍友山；宣传委员：周晓梅、沈永春；案审委员：张天华、陈琳。

工作职责：

1. 全面贯彻上级党委和纪委关于党风廉政建设和反腐败工作的有关规定，并结合中心实际认真抓好落实。

2. 认真执行党内监督各项制度，推动领导干部作风建设。认真实行“三重一大”决策制度。

3. 建立健全党风廉政建设相关工作制度，配合中心党委做好党员干部廉洁自律的宣传、教育、管理工作。

4. 认真落实政务公开、行风评议等各项工作，抓好中心党员干部作风建设及行政效能建设。

5. 按照干部管理权限，负责检查并处理中心党员干部违反党的章程及其他党内法规的案件；受理中心党员的控告和申诉；按规定对党员干部的违纪行为进行调查，提出处理意见。

6. 加强对纪检信访举报工作的领导，认真受理、及时解决来信来访、举报投诉问题。调查处理中心职工违反国家政策、法律、法规以及违反政纪的行为；受理中心职工不服政纪处分的申诉。

7. 开展中心各项规章制度执行情况进行监督检查，认真履行监察职能；组织开展《党风廉政责任目标》完成情况考核，对部门和职工提出党风廉政考核意见。

五、民主党派

中心共有6个民主党派，合计总人数54名（在职24名，离退休30名）。

其中：农工民主党15名（在职7名，离退休8名），九三学社13名（在职3名，离退休10名），民主同盟2名（在职1名，离退休1名），民主建国会11名（在职6名，离退休5名），国民革命委员会2名（在职1名，离退休1名），致公党1名（在职）。

在中心单独成立总支（支部、社）的党派有：农工民主党云南省疾控中心总支委员会、九三学社云南省疾控中心支社、民建云南省疾控中心支部。

六、群团组织

（一）共青团

团委书记：张丽琴。

团委委员：张丽琴、施柯妤、杨蕊、宁忻、李梦宇。

组织委员：施柯妤；宣传委员：杨蕊；体育委员：宁忻；文艺委员：李梦宇。

（二）工　会

第三届工会委员会委员（1月1日—9月27日）：马燕、谌振宇、刘志涛、贺华、方清艳、习冬根。

工会主席：马燕（专职）。

工会副主席：谌振宇（专职）。

工会经费审查委员会委员：邓晓娅、王云川。

工会财务：马琼。

工会出纳：陈俊文、刘睿林。

女职工委员会委员：叶欣（主任）、刘芳、徐文萍、熊庆。

第四届工会委员会委员（9月27日起）：贾曼红、伏晓庆、习冬根、狄娟、杨星、谌振宇、叶欣。

工会主席：贾曼红（专职）。

工会副主席：谌振宇（专职）、伏晓庆（兼职）。

工会经费审查委员会委员：王有林（主任）、邓晓娅、董泽艳。

工会财务：施柯妤。

工会出纳：马榕潞。

女职工委员会委员：叶欣（主任）、胡建英、刘芳、张祖样、董海燕。

七、其　他

（一）新型冠状病毒感染的肺炎防控工作领导小组及工作组

1. 领导小组

组长：宋志忠、杨军。

副组长：胡培、查舜、赵世文、闵向东、马燕。

成员：尹洁、李雄、彭霞、伏晓庆、周晓梅、王建华、向昆、苏卫华、陈琳、张皓明。

2. 工作组

①综合组

组长：杨军。

副组长：尹洁。

成员：行政办等部门有关人员。

②信息监测组

组长：赵世文。

副组长：卢冉。

成员：处突中心等部门有关人员。

③处置组

组长：闵向东。

副组长：彭霞。

成员：国家卫生应急队队员，中心有关专业人员。

④实验室检测组

组长：闵向东。

副组长：伏晓庆。

成员：急传所，中心各部门实验室检测有关人员。

⑤消毒组

组长：闵向东。

副组长：周晓梅。

成员：消毒病媒所有关技术人员。

⑥生物安全组

组长：查舜。

副组长：王建华。

成员：质管部等部门有关人员。

⑦宣传组

组长：马燕。

副组长：向昆。

成员：健促信息中心、党办、行政办等部门有关人员。

⑧保障组

组长：胡培。

副组长：苏卫华。

成员：综合保障部等部门有关人员。

3. 专家组

组长：宋志忠。

副组长：董兴齐（云南省传染病医院院长）、韦嘉（云南省第二人民医院院长）、赵世文、闵向东。

技术方案：李琼芬、彭霞、刘晓强、何继波。

流行病学：徐闻、李琼芬、王荣华、彭霞、刘晓强、何继波、卢冉。

实验室检测：罗山、伏晓庆、张勇、罗春蕊。

消毒：周晓梅。

生物安全：王建华。

（二）“十四五”规划编制工作机构

1. 领导小组

组长：宋志忠、杨军。

副组长：胡培、查舜、赵世文、闵向东、马燕、马敬百、贾曼红。

2. 办公室

主任：贾曼红。

副主任：尹洁。

成员：樊蓉、李瑛、王建华、向昆、张皓明、彭霞、马艳玲、伏晓庆、许琳、熊立、秦明芳、李江嵘、周晓梅、王瑾、刘志涛、常利涛、李建云、张永昌、蒋康、刘晓强、冯琳、赵智娴。

3. 专家组

组长：李琼芬。

成员：罗山、丁峥嵘、王荣华、王昕、林佶、肖义泽、王树坤。

（三）全省疾控机构核心能力提升工程技术专家组

1. 领导机构

组长：宋志忠。

副组长：胡培、赵世文、闵向东。

2. 工作分工

①综合组

组长：宋志忠。

组员：尹洁。

②实验室改造组

组长：胡培。

组员：陈明光。

质管部：乔恩发。

③实验室设备配置组

组长：闵向东。

组员：王建华、伏晓庆、王瑾、张永昌、李建云。

④卫生应急队伍建设组

组长：赵世文。

组员：彭霞、苏卫华。

（四）省职业病诊断鉴定委员会办公室

1. 省职业病诊断鉴定委员会办公室

主任：宋志忠。

副主任：查舜。

成员：张永昌、蒋康、尹洁、陈琳、汤卫华。

2. 工作组

①业务组

组长：张永昌。

副组长：蒋康。

成员：职防所、体检中心有关人员。

②法律组

组长：尹洁。

成员：行政办公室有关人员。

③财务组

组长：陈琳。

成员：计财部有关人员。

④安保组

组长：汤卫华。

成员：保卫部有关人员。

（五）生物安全管理委员会

1. 生物安全管理委员会

主任：宋志忠。

副主任：闵向东。

成员：胡培、赵世文、查舜、王建华、张勇。

2. 生物安全管理委员会办公室

主任：闵向东（兼）。

成员：罗山、王建华、张勇、王瑾、徐闻、李琼芬、许琳、马艳玲、周晓梅、秦明芳、熊立、许燕、李洪、蒋康、何芳、武国亮、李建云、常利涛、刘志涛、汤卫华、彭霞、苏卫华、陈明光、张皓明。

（六）内部控制工作领导小组

1. 内部控制工作领导小组

组长：宋志忠。

副组长：杨军、赵世文。

组员：胡培、查舜、闵向东、马燕、贾曼红。

2. 内部控制工作领导小组办公室

办公室主任：陈琳。

办公室副主任：王瑾、李雄、樊蓉、谌振宇、向昆、苏卫华、刘晓强、陈明光、彭霞、张天华、刘学科、王建华、张皓明、汤卫华、李洪、段智泉、李瑛、刘志涛、常利涛、武国亮、何芳、徐闻、秦明芳、许琳、许燕、张勇、田虹、马艳玲、李琼芬、周晓梅、熊立、蒋康。

办公室成员（内控联络员）：王海燕、马琼、王有林、罗红兵、杨双敏、李楠、李建云、郑楠、李承蹊、彭敏、邬志薇、杨帆、代丽梅、陈杨、李鸿运、伏晓庆、邢漪、梅静远、李玉洁、张金翠、董泽艳、周立波、杨建斌、乔恩发、郑敏、张丽琴、张泽尧、张丽芬、和星宇、旷景莹、邱玉冰、宁忻。

（七）实验动物管理委员会

主任委员：宋志忠。

副主任委员：闵向东。

委员：王建华、许燕、刘敏、周晓梅。

（八）实验动物伦理审查委员会

主任委员：宋志忠。
副主任委员：闵向东。
委员：王建华、许燕、刘敏、周晓梅。

（九）新中心整体迁建工作筹备组

1. 筹备组
组长：宋志忠、杨军。
副组长：胡培。
成员：查舜、赵世文、闵向东、马燕、贾曼红。
2. 筹备组办公室
主任：胡培。
副主任：王瑾、陈明光。
成员：陈琳、樊蓉、张天华、王建华、张皓明、向昆、苏卫华。

（十）辐射安全领导小组

组长：宋志忠。
副组长：胡培、查舜。
成员：王瑾、蒋康、郭亚男、张皓民、武国亮、汤卫华、樊芳。

（十一）健康扶贫工作领导小组

1. 领导小组
组长：杨军、宋志忠。
副组长：胡培、查舜、赵世文、闵向东、马燕、贾曼红。
成员：王瑾、李雄、张天华、陈琳、马艳玲、许琳、李琼芬、徐闻、彭霞、熊立、周晓梅、秦明芳、许燕、常利涛、刘志涛、武国亮、何芳、张旭辉、李瑛、冯琳、蒋康、张勇、向昆、王建华、田虹、李洪、苏卫华、刘晓强。
2. 领导小组办公室
主任：闵向东。
副主任：王瑾、李雄。
成员：尹洁、李玉洁、程晓娟、梅静远。

（十二）卫生计生资金监管工作领导小组

1. 卫生计生资金监管工作领导小组
组长：宋志忠。
副组长：杨军、赵世文。
成员：胡培、查舜、闵向东、马燕、贾曼红。
2. 卫生计生资金监管工作领导小组办公室
主任：陈琳。

副主任：谌振宇、王瑾。

成员：李雄、樊蓉、汤卫华、刘学科、张天华、张皓明、陈明光、王建华、苏卫华、田虹、彭霞、马艳玲、徐闻、李琼芬、许琳、熊立、秦明芳、周晓梅、许燕、张勇、向昆、刘志涛、常利涛、武国亮、段智泉、何芳、蒋康、刘晓强。

（十三）信访处置工作组

组长：杨军。

副组长：宋志忠、马燕。

成员：李雄、谌振宇、王瑾、张天华、樊蓉、刘学科、汤卫华。

（十四）消防安全工作机构

1. 消防安全工作机构领导小组

组长：宋志忠。

副组长：杨军、闵向东。

成员：胡培、赵世文、查舜、马燕、贾曼红。

2. 消防安全工作机构领导小组办公室

主任：汤卫华。

副主任 ：王瑾。

成员：李雄、樊蓉、谌振宇、陈琳、刘学科、张天华、张皓明、陈明光、李洪、王建华、苏卫华、田虹、彭霞、马艳玲、徐闻、李琼芬、许琳、熊立、秦明芳、周晓梅、许燕、张勇、向昆、刘志涛、常利涛、武国亮、段智泉、何芳、蒋康、刘晓强、李瑛。

（十五）安全生产工作机构

1. 安全生产工作机构领导小组

组长：宋志忠。

副组长：杨军、闵向东。

成员：胡培、赵世文、查舜、马燕、贾曼红。

2. 安全生产工作机构领导小组办公室

成员：王瑾、汤卫华、李雄、谌振宇、陈琳、刘学科、张天华、张皓明、陈明光、王建华、彭霞、苏卫华、许琳、向昆、武国亮、刘志涛、蒋康。

（十六）社会治安综合治理委员会

1. 社会治安综合治理委员会

主任：宋志忠。

副主任：杨军、闵向东。

委员：胡培、赵世文、查舜、马燕、贾曼红。

2. 社会治安综合治理委员会办公室

主任：汤卫华。

成员：王瑾、李雄、樊蓉、谌振宇、陈琳、刘学科、张天华、张皓明、陈明光、王建华、苏卫华、田虹、向昆。

（十七）卫生应急工作机构

1. 卫生应急工作领导小组

组长：宋志忠。

副组长：赵世文。

成员：胡培、查舜、闵向东。

2. 卫生应急工作领导小组办公室

领导小组下设卫生应急工作办公室，设在处突中心。

主任：赵世文。

副主任：彭霞。

成员：尹洁、陈琳、向昆、周晓梅、苏卫华、王瑾、伏晓庆。

（十八）“扫黑除恶专项斗争”工作领导小组

1. “扫黑除恶专项斗争”工作领导小组

组长：中心党委书记。

副组长：中心主任、中心纪委书记、党委副书记、中心副主任。

2. “扫黑除恶专项斗争”工作领导小组办公室

领导小组下设办公室，办公室主任由中心分管保卫部副主任兼任，办公室副主任由中心行政办主任、保卫部部长兼任，保卫部副部长（或保卫干事）列为专干。

成员由中心各部门负责人组成：党办、人资部、计财部、纪审办、工会、处突中心、信息中心、后服部、技服中心、苗研中心、离退办、科教部、质管部、健促所、性艾所、急传所、结防所、麻风所、慢病所、免规所、消毒病媒所、检验中心、P3实验室、营卫所、学卫所、辐射所、环卫所、职卫所、体检中心、风评中心、爱卫办。

（十九）云南省防痨协会

设专职副秘书长1人。

理事长：查舜（中心副主任）。

秘书长：许琳（结核病防治所所长）。

副秘书长：郭亚男（结核病防治所副所长）、姚舜坤（昆明市第三人民医院）。

协会职责：学术交流，防痨研究，培训咨询。

在云南省预防医学杂志编辑部的帮助和支持下，自2012年1月起在《云南省预防医学杂志》中增设了“结核病防治”专栏，提供全省基层会员撰写并刊登学术论文，同时免交论文审稿费。

网址：http：//www.yncdc.cn——“省防痨协会”。

QQ群：226171283。

会员总数1403人；新增5个理事单位，共有68个理事单位，83位理事。

（二十）云南省麻风病防治协会

理事长：胡守敬（省卫生健康委副巡视员）。

秘书长：杨军（中心党委书记）。

副秘书长：熊立（麻风病防制所所长）。

QQ群：118019364。

会员总数910人，理事83人，常务理事27人。

重点工作

一、坚决打赢“外防输入、内防反弹”疫情阻击战

1. 党委倡议、迅速集结积极响应。云南省启动云南省重大突发公共事件一级响应。中心党委积极响应，向全体党员发出《关于做好新型冠状病毒感染的肺炎防控工作倡议书》，5个党总支书记、23个党支部书记代表党员在倡议书上签名，表达了奋力投身疫情防控阻击战的决心。

2. 主动报名、奔赴一线，充分发挥党组织战斗堡垒作用。选派4批防疫工作队员共计27人分赴湖北黄冈、咸宁、武汉黄陂援助当地开展新冠肺炎疫情防控工作，其中，23人为中共党员，均为主动报名请战。在湖北战场开展防疫工作中，各临时党支部充分发挥党组织战斗堡垒作用，2名防疫工作队员主动提交入党申请书，在抗疫一线火线入党。

3. 发布战时令，成立机关志愿者服务队，关心、关爱一线防疫队员及家属。向全体干部职工发出5条纪律要求。成立机关志愿服务队，为一线部门及人员做好后勤保障。制定出台《联系关心支援湖北防疫工作队队员及队员家属机制》。看望慰问支援湖北防疫队和支援缅甸、老挝专家组等抗疫一线职工家属116人次；落实湖北医疗队员子女2020年入园入学优待政策。

4. 积极开展推优推先，激励基层党支部、党员积极投入战“疫”。新冠肺炎疫情防控及时奖励121人次，其中记功9人次，嘉奖112人次。组织推优推先53人次。

5. 加强舆论宣传。发布信息100余条，上报《抗击新型冠状病毒感染工作简报》57期，编辑出版《云南省疾控中心抗击新冠肺炎疫情纪实》，通过云报、云南网、省教卫科工会、中国政促会疾控分会、中心微信公众号等方式积极宣传报告先进事迹。发布疫情防控信息、视频6651条。向公众推送信息1886条。新浪官方微博推送信息835条。“云南疾控”微信号发布疫情信息268期794篇，79人次接受云南省电视台等媒体采访。

6. 捐款抗击疫情，凝心聚力共克时艰。号召全体党员开展自愿捐款支持疫情防控工作。5个党总支、23个党支部、420名党员捐款40996元。

7. 以模范为榜样，继续发扬疾控精神。组织中心全体干部职工观看《全国抗击新冠肺炎疫情表彰大会》，认真听取中共中央总书记、国家主席、中央军委主席习近平发表的重要讲话，组织4个在职党总支代表分别以《只争朝夕 不负韶华》《从伟大抗疫精神中汲取力量不断前行》《弘扬抗疫精神，疾控人在行动》《不怕苦，不畏难，做好青年结防人》为题交流自己的学习心得。

二、底武村脱贫攻坚

1. 疫情防控与脱贫攻坚两手抓、两不误，组织中心领导、30个部门开展了彝良县荞山镇底武村贫困户三次回访工作，帮扶责任人分别深入对口帮扶的贫困户以及易地搬迁安置点回访看望。

2. 确保彝良县脱贫摘帽第三方评估顺利通过，中心领导及部门负责人再次分别对帮扶贫困户进行电话回访，问候了解情况，切实做到政策“一口清”、户情“一口清”。

3. 携爱心企业云南博晖创新生物有限公司、中国医学科学院医学生物学研究所及荞山镇党委来到底武小学，为底武小学捐赠校服和鞋212套，同时为底武村委会捐赠6万元用于村民活动场所地面硬化和体育器材购置。

4. 中心党委书记杨军带领相关职能部门及驻村扶贫队员家属到底武村看望慰问驻村扶贫工作队，在春节、中秋节期间，中心党政工团对驻守在底武村的6名扶贫工作队员及选派怒江州的2名脱贫攻坚人才及其家属进行了慰问。

5. 按照省委组织部、省卫生健康委的统一部署安排，中心第四批谌振宇、张天华、李元富、刘阳4名扶贫队员圆满完成近3年的驻村扶贫任务，由第五批汤卫华、王攀、高胡兴、黄津4名轮换队员进行接替。

三、健康扶贫工作

按照省委、省政府的统一部署，在省卫生健康委的领导下，中心在做好新冠肺炎疫情防控工作的同时，继续贯彻落实《云南省健康扶贫30条措施》中“加强疾病预防控制，让建档立卡贫困人口尽量少生病”的要求，按照工作指标，聚焦88个贫困县，特别是“三区三州”，各部门突出专业优势，有序推进健康扶贫工作。

（一）工作目标完成情况

1. 重点疾病防控

（1）传染病疫情报告及处置

全省88个贫困县传染病疫情报告率均不低于95%，突发传染病疫情及时报告和及时处置率均达100%，均达到了指标要求。

（2）适龄儿童国家免疫规划疫苗接种

全省88个贫困县适龄儿童国家免疫规划疫苗报告接种率均达到95%以上，达到了指标要求。

（3）肺结核规范管理

全省88个贫困县肺结核规范管理率96.75%，接近全省平均水平（97.07%），达到指标要求（90%），其中85个县达标，泸水（80.94%）、梁河（85.25%）、勐海（88.52%）3个县未达标；建档立卡贫困户肺结核规范管理率99.62%，接近全省平均水平（99.64%），88个县均达到指标要求（90%）。

（4）高血压、糖尿病患者规范管理

全省建档立卡贫困人口高血压、糖尿病患者的规范管理率分别达到了95.76%、97.35%，88个贫困县均达到指标要求（60%）。

（5）死因监测

全省全人群死因监测县区覆盖率100%，覆盖所有贫困县，达到指标要求。

（6）艾滋病防治

88个贫困县监测检测占人口比例为73.9%（全省平均74.8%）、符合治疗条件的感染者和病人接受抗病毒治疗比例为92.2%（全省平均92.0%）、“暗娼”干预覆盖率为96.5%（全省平均96.9%）、MSM干预覆盖率为95.3%（全省平均97.3%）；全省建档立卡贫困感染者救助比例为100%。

2. 农村饮用水水质监测

88个贫困县农村饮用水监测任务完成率为100%，水质达标率为70.57%（全省平均71.12%）。较2019年（65.56%）上升5.01%。

（二）具体工作措施进展

1. 一手抓新冠肺炎疫情防控，一手抓健康扶贫

（1）印发《云南省疾病预防控制中心关于进一步强化责任落实“两手抓”措施的通知》，要求各部门要在做好疫情防控工作的同时，统筹兼顾，合理安排日常业务工作，有序推进工作开展，要一手抓疫情防控，一手抓日常业务工作，做到“两手抓、两不误、两促进”。

（2）中心先后派出 25 批共 177 名专家对 16 个州（市）120 个县（区）新冠肺炎疫情防控措施落实情况开展巡回督导和驻点指导，其中贫困县覆盖率 92.0%（81/88）。对口指导昆明市、玉溪市、曲靖市、楚雄州、红河州、文山州、昭通市 7 个州（市）及所辖的 74 个县（区）完成了新冠肺炎疫情防控“一县一策”的制定，覆盖贫困县 40 个。

（3）2 月 12 日—3 月 19 日，协助省卫生健康委健康扶贫办核实核准新冠肺炎患者建档立卡贫困户信息，并按要求报送“云南省 129 个县（市、区）新冠肺炎疫情情况统计表”。

（4）印发《云南省疾病预防控制中心关于组建防疫队开展新冠肺炎疫情精准防控工作技术指导的通知》，要求各州（市）、县（区）成立防疫队，对辖区内精准防控措施落实开展技术指导及巡回督导，88 个贫困县共成立 480 个防疫队，队员 1619 人。

2. 加强重视，确保健康扶贫措施落实到位

（1）制定“云南省疾病预防控制中心 2020 年健康扶贫工作任务清单”，确定各部门工作任务，明确责任分工。

（2）组织有关部门按照任务清单，制订本部门 2020 年健康扶贫工作计划，明确年度工作指标，细化工作措施。

（3）12 月 14 日，召开 2020 年度健康扶贫工作会，通报了健康扶贫工作指标完成情况，要求各部门进一步提高认识，压实责任，以更坚定的决心、更精准的措施、更扎实的工作，确保 2020 年健康扶贫各项工作指标圆满完成。

3. 结合职能，有序推进

各有关部门对照中心健康扶贫工作计划，结合本部门实际，细化工作措施，按计划持续开展健康扶贫工作，确保年度目标顺利完成。

（1）开展现场技术指导，加大对贫困地区疾控机构的技术支持力度。1—12 月，有关部门分别到贫困县开展业务督导和技术指导 462 次，88 个贫困县全覆盖。

（2）对专业技术人员进行培训，在各项培训中，对贫困地区给予专门名额。有关部门举办视频或面授培训班 41 期向贫困地区倾斜，88 个贫困县全覆盖。

（3）安排工作项目和资金经费、设备及物资上，优先考虑贫困地区。

为落实《云南省国民营养计划（2018—2030 年）》，促进云南人口较少民族群众营养与健康水平的不断提高，2020 年争取省级经费在西双版纳州开展基诺族、布朗族和在怒江州兰坪县开展普米族居民营养与健康状况调查。先后派出营卫所、检验中心共 15 名专业技术人员赴西双版纳州、怒江州开展现场培训及技术指导，西双版纳州各项目点按计划完成现场调查任务（800 份），并完成调查数据的录入；兰坪县完成普米族现场调查任务（600 份），县疾控中心开始相关调查数据录入。

向贫困县发放艾滋病检测设备 / 仪器 1303 台（件），共计 922.146 万元；发放结核病管理台账及健康宣传挂图 17 余万份；中央结核病防治经费持续向迪庆州、怒江州倾斜，怒江 307.61 万元、迪庆 139.47 万元，占全省总经费的 7.7%；迪庆州、怒江州级及所辖 7 县结核病实验室快诊设备全覆盖。

4. 重点发力，助力“三区三州”健康扶贫

中心高度重视“三区三州”健康扶贫工作，在省卫生健康委的领导下，提高政治站位，强化责任意识，从人员、技术等方面不断加强对怒江州和迪庆州艾滋病、结核病等重点疾病防控提供技术支持。

（1）制订专项工作方案。结防所、性艾所针对怒江州和迪庆州结核病、艾滋病防控工作制订专项实施方案。

（2）持续加强技术支持。结防所、性艾所等重点业务部门建立专人对口联系制度，了解当地需求，及时帮助解决相关技术问题。定期开展疫情分析，掌握工作任务指标进度，分析薄弱环节，提出针对性指导建议并督促落实。

加强对怒江州、迪庆州（州、县）两级疾控中心慢性病防控能力建设，指导每个县完成死因监测分析报告。

派出专业技术人员驻点指导。6 月 8—20 日，性艾所 1 人到怒江州福贡县、贡山县进行艾滋病检测实验室管理技术驻点支持。

加大培训力度，深入迪庆州、怒江州级以及所辖县（市），按需开展针对性培训，共培训当地业务人员 370 余人。

根据省委组织部《关于印发〈迪庆州、怒江州脱贫攻坚人才支持专项方案〉的通知》和《云南省卫生健康委选派迪庆州、怒江州脱贫攻坚人才支持专项方案》有关要求，从 2019 年 4 月开始，中心选派 2 名技术骨干（处突中心 1 人，营卫所 1 人）分别到怒江州福贡县、兰坪县疾控中心，进行为期 2 年的脱贫攻坚对口帮扶。

（3）发放工作手册。向怒江州、迪庆州州级及所辖县（市）发放《疾控机构人员结核病防治培训教材》《结核菌素皮肤试验使用指导手册》《中国儿童结核病防治手册》《双感病人结核病化学预防手册》《抗结核病药品管理手册双感防治工作技术指导手册》，共 494 本。

（4）开展专项调查工作。在怒江州兰坪县开展普米族居民营养与健康现场调查工作。8 月 17—20 日，派出由营卫所及检验中心 5 人组成的技术指导组，对兰坪县疾控中心和通甸镇卫生院的 20 余名工作人员进行了技术培训和实操练习，并到调查地点进行实地考察，年内完成普米族现场调查任务（600 份）。

5. 为全省疾控机构核心能力提升工程提供技术支持

3 月，根据省委、省政府决策部署，为有效防控边境地区重大传染病跨境传播，启动了云南省重大传染病救治能力和疾控机构核心能力提升工程。中心先后印发《云南省疾病预防控制中心关于印发国门疾控中心实验室建设指南的通知》《云南省疾病预防控制中心关于成立全省疾控机构核心能力提升工程技术专家组的通知》《云南省疾控预防控制中心关于开展国门疾控中心新型冠状病毒核酸检测技术培训的通知》，并起草《景洪市等 5 个边境疾控中心核酸实验室改造方案（试行）》《云南省疾控机构核心能力提升工程实验室建设指导意见》《生物安全二级实验室改造指导意见》《负压生物安全二级实验室改造指导意见》《百级洁净实验室改造指导意见》，为疾控机构实验室改造、实验室设备配置、实验室检测及卫生应急队伍建设等提供技术指导与支持，确保实现全省疾控机构核心能力提升的目标。截至 12 月 31 日，40 个县级疾控中心具备核酸检测能力（其中贫困县 36 个），85 个县级疾控中心核酸实验室改造项目进场施工，（其中贫困县 50 个），完工 74 个（其中贫困县 42 个）。同时，中心积极推进全省各级疾控中心应急队伍建设，25 个边境县疾控中心卫生应急队队员应急装备已全部到位（其中贫困县 21 个）。为快速便捷应对境外疫情输入做好了卫生应急准备，实现了云南省县级核酸检测能力“从无到有”的跨越，切实提高了边境地区核酸检测能力，为边境地区筑起防疫长城，为健康扶贫保驾护航。

6. 挖掘亮点、突出重点，形成健康扶贫宣传素材

根据《云南省卫生健康委办公室关于转发建立健康扶贫宣传素材库并启动征集工作的通知》要求，收集、整理健康扶贫有关工作资料，挖掘亮点、突出重点，形成宣传素材，向省卫生健康委扶贫办报送宣传素材 19 篇。

四、精神文明建设

1. 配合昆明市落实新一轮创建全国文明城市及国家卫生城市复审工作，全年共组织党员、团员进社区志愿服务活动 100 余人次；评选表彰“精神文明道德风尚奖”，顺利通过昆明市文明单位复评审，并获昆明市委、市人民政府《关于授予 2019—2021 年昆明市文明单位称号》。

2. 组织专家赴曲靖市会泽县助力“三下乡”活动，向会泽县疾控中心提供了价值近 4 万元的应急储备消杀物资。

3. 根据《云南省推进爱国卫生专项行动领导小组办公室关于开展爱国卫生大扫除“众参与”活动的通知》，每月最后一个星期五上午组织各部门开展爱国卫生大扫除“众参与”活动。

五、职工健康

按省总工会要求，组织援鄂医疗队 29 人到腾冲疗休养和 21 人一线职工到安宁疗休养。

组织中心 812 名在职、退休和临聘职工体检，498 名女职工特检；为中心 664 名职工注射流感疫苗。

面向中心职工举办“新时代新心态”职工健康讲座，204 人完成 OA 开展健康网络知识竞赛。

组织 234 名职工完成 2020 昆明高原半程线上马拉松赛；组织 56 名职工参加第五届“万步有约”健走激励大奖赛 50 天赛程“精英赛”，170 名职工参加 21 天赛程“拓展赛”。

开展“健康部门”“健康达人”比赛，30 个部门参加“健康部门”的比赛，530 名职工报名参加“健康达人”比赛。经全年考核，对“健康部门”得分前 10 名的部门给予表彰，总分排名前 50 名的职工授予“健康达人”称号。

持续开展每天 10:00—10:30 的工间操活动和每月月末周五下午的工会活动，通过引导动员各部门和中心全体职工参与各项健康有益的活动，强化了广大职工追求文明健康、构建和谐社会的意识。

工作进展

一、行政管理

（一）部门建制

行政办公室（简称：行政办）定编 30 人，在编在职人员 27 人，编制外聘用人员 6 人。

主任助理：贾曼红。

部门负责人：主任尹洁，副主任顾英琦、赵智娴、习冬根。

成员（22 人）：曾兵、牛云平、石亚男、程晓娟、梅静远、胡建英、李玉洁、段婧、赵臣、邓建华、刘镕、石俊宇、孙浩、李建新、张永富、王治刚、王鑫、王明聪、毕启超、卫东、向进、尹晓萍。

编制外聘用人员：李志伟、李云涛、黄桂琼、李艳曦、雷济榕、付庭洁。

部门职责：

1. 负责上级部门和领导批示事项办理的督促检查，统筹协调各项督查和调研活动。

2. 协助、督促、检查业务机构完成业务工作情况，负责对全省各级疾控机构和中心各业务机构绩效考核工作的技术指导、组织实施、评估总结。

3. 负责行政公文处理、印章的管理、档案管理、报刊信件管理、规章制度管理工作。

4. 负责政务信息公开工作。

5. 负责中心与政府组织、社会机构或个人等订立的含有权利义务关系内容的协议、意向书、备忘录等合同性法律文件的管理工作。

6. 负责中心国际交流，出入境人员的办理和管理工作。

7. 安排和组织中心年度工作会议和其他重要会议，负责来访接待协调工作。

8. 负责中心公务用车的调度、保养及管理工作。

9. 负责云南 12320 健康热线管理工作。

10. 负责组织落实健康扶贫、对口帮扶工作。

11. 完成中国疾控中心、省卫生健康委和中心领导交办的临时任务。

（二）主要工作

1. 业务管理

（1）责任目标管理

完成委对中心行政工作目标责任书的签订。按时汇总上报了《2019 年度行政工作目标任务指标》自查自评报告、自评表和证明材料电子版。

完成中心科长责任目标书的编制和签订。经过中心领导和部门领导商定，制定 2020 年责任目标考核指标，5 月完成中心对部门责任目标的签订。

负责责任目标书的日常管理。综合管理部门每个季度提供常态考核情况，由行政办整理汇总后进行公布。

组织责任目标书的考核。组织考核专家组开展责任目标半年抽查工作，主要对人资部、麻防所、环卫所、苗研中心等 10 个部门的 2020 年《党建责任目标书》《党风廉政建设责任目标书》《行政工作责任目标书》完成情况进行了现场抽查。

（2）工作计划、总结，起草和撰写各类报告

整理汇总完成 2020 年中心半年、全年工作总结，并按时上报省卫生健康委。起草《云南省疾病预防控制中心 2020 年行政工作报告》；整理中心“十三五”完成情况；撰写《“十四五”重大传染病防控策略研究报告》《传染病防治法》访谈资料；整理完成《2019 年度省级疾病预防控制工作综合评价分析》《卫生健康事业发展统计数据》，开展云南省疾控体系改革调研，拟订调研方案、实地调研、撰写报告。

（3）新冠肺炎疫情防控相关工作

在新冠肺炎疫情防控期间，负责中心新冠肺炎疫情防控工作例会会议纪要、工作部署及进展情况整理及上报；中心工作任务部署传达，通知文件撰写，发布；各类防控工作会议组织、准备及任务推进、落实；各类综合性材料的撰写，为中心领导决策提供参考依据。国家、省卫健委督导材料准备上报、督导意见的反馈跟进。

援鄂人员、赴缅甸、老挝抗疫人员的总协调，信息收集、物资保障、欢送仪式资料准备、返昆后的欢迎仪式筹备。全省驻点、巡回督导人员的选派、协调、培训、应急物资保障及每日工作跟进、防控措施部署。

全省 16 个州（市）、129 个县（市、区）疾控系统物资使用情况、购入情况日报；中心接受媒体采访的协调、材料准备及媒体发布跟进。

（4）健康扶贫

健康扶贫工作目标分解到部门，组织各有关部门上报健康扶贫 2020 年工作计划，撰写中心健康扶贫 2020 年工作计划，于 4 月初在中心内网公告发布。

按工作计划及省卫生健康委工作安排组织各部门开展工作。有关部门分别到 86 个贫困县开展业务督导和技术指导 337 次，主办或协办培训班 31 期，向贫困地区倾斜，88 个贫困县全覆盖。收集、整理健康扶贫有关工作资料，挖掘亮点、突出重点形成宣传素材，向省卫生健康委扶贫办报送宣传素材 19 篇。

对口帮扶方面：组织协调有关部门开展对口帮扶工作，1—3 季度，完成现场短期指导 29 次、接收进修人员 5 人、举办或协助举办培训班 15 期，给予对口帮扶地区名额参加；深入对口帮扶地区，按需开展针对性培训，覆盖当地业务人员 140 余人。

2. 文秘工作

（1）政务、医改信息报送

共向省卫生健康委办公室报送信息 62 条，政务信息采用得分 95 分。共向省卫生健康委医改办公室报送信息 36 条。

制作印发《云南省疾病预防控制中心信息》6 期，并邮寄至全国 30 个省（自治区、直辖市）疾控中心。按照责任目标要求和中心信息报送工作要求，每 2 个月公布一次各部门信息报送情况和录用分数，明确每月、每季度信息报送的重点内容。完成 2020 年中心大事记的汇总报送。

（2）公文管理及督办

中心共发文 497 件，较 2019 年（428 件）增加 68 件，其中中心发文 313 件，中心发函 184 件，便函 422 件，发文审核 238.58 万字；中心共收文 3286 件，较 2019 年（2635 件）增加 651 件，其中收到秘密文件 18 个，均按要求传阅和妥善保管；所有收文均做到及时办理、及时督促，无工作延误。起草内网公告 47 条、审核内网公告 417 条，及时将中心重点工作、学习表彰情况和涉及中心内部工作的发文公告在内网上。收到秘密文件 18 个，均按要求办理，需要清退的文件

均完成清退。统筹完成中心信息公开内容的保密审查，组织参加了省级机关单位涉密人员保密教育轮训。

（3）档案整理、利用以及报纸、信件的订阅分发

共接收中心各部门归档纸质文件材料1973件，电子文件4855件7.54GB，数码图片档案文件4085个39.5GB。及时收集归档了新冠肺炎专题文件及援鄂医疗队的有关材料，共计898件。

根据新中心建设的进度已归档整理新中心建设前期材料42件（10卷）。为中心各项业务工作的开展提供档案利用服务，共接待140人次借阅中心档案940件，其中电子档案118件。

完成2020年省卫生健康委、省总工会、金碧社区等单位要求的报纸杂志的订阅工作，订阅报纸25种164份，杂志38种105份。分发报纸杂志64422份、信件3491件，邮寄信件等4809件。

（4）规章制度管理及其他

组织清理中心的所有规章制度，完成中心89个规章制度的修订工作，完成2次规章制度的梳理修订和汇编工作，在公告栏发布2次规章制度汇编，并编写印发到ISO9001体系文件中。完成《云南省卫生健康事业70年发展纪实（1949—2019）》《云南卫生工作70周年纪实疾控篇章》《云南年鉴（2019）》组稿、校对工作。

（5）12320健康热线管理

新冠肺炎疫情发生后，云南12320随即启动应急预案，全天24小时人工值班，解答群众疑问，坚决扛起疫情防控咨询责任。云南省应对新冠肺炎疫情指挥部将12320作为全省受理群众咨询、疫情线索热线公布。共接听解答群众咨询、办理投诉72726件。

疫情信息通报。云南12320微信公众号还承担云南省疫情通报工作，及时迅速传递权威信息，稳定民心。共发送微信1874条、微博1813条，阅读人次超过745万人次。开通至今，微信平台累计发送图文信息14324条，阅读人次超625万人次。微博平台累计发送图文信息7630条，阅读人次已经超过1067万人次。

市长热线工单处置。共办理12345转办工单2038件，转接成功率100%，及时签收办理省平台转办工单，除在办理中的工单外，其余工单全部办结。与云南省精神病院心理危机干预中心合作，通过12320-5心理援助服务，专业心理医生为来电者提供专业的心理咨询服务，共开展心理咨询1811件。

科普宣教。新冠肺炎疫情期间，多次通过云南省通信管理局向全省4400万手机用户发送健康宣传短信。利用自有短信平台共发送宣教短信60条，发送短信2845647条。在昆明市3000余辆公交车的七彩公交频道进行为期2个月的新冠肺炎疫情健康科普视频宣传、为期1个月的“控烟短视频征集活动”及戒烟健康知识有奖问答视频宣传、为期1个月的抑郁症科普宣传，累计覆盖2880万人次。与《春城晚报》合作，对云南12320专家热线及重要活动进行预告宣传，宣传覆盖50万读者。

专家热线。结合新冠肺炎疫情等社会关注的热点共开通专家热线坐席活动50期，其间共接听市民咨询电话835件。

热线戒烟项目。创新性开展微信团体戒烟干预，共招募志愿者185名，其中有64名戒烟志愿者进入微信戒烟干预。1个月以上持续戒断35名，3个月以上持续戒断32名，1个月持续戒烟率为54.7%，3个月持续戒烟率为50.0%。2020年世界无烟日期间，共接到1602件次戒烟咨询，向来电者提供“简短戒烟咨询服务”406件次。开展有奖“控烟短视频征集活动”及“控烟立法网上调查”，网友反应热烈，半天内微信平台收集到1万余份有效问卷。

肺结核患者依从性管理项目。符合入组条件的患者一共83人，因15人未同意入组，所以实际纳入患者68人，一组纳入患者23人，二组纳入患者23人，三组纳入患者22人，因药物

不良反应和外出打工等原因，7 人退组，项目最终共纳入患者 61 人。项目志愿者现均配合完成项目全部随访工作。

慢性病生活方式干预项目。一是科普宣教。全年发送 828 条慢病图文信息。二是加强培训，做好热线慢病解答。三是专家一对一热线服务每周不间断。本年度共接慢性病咨询电话 741 件次。四是个体化体重干预。本年度共招募干预 37 名体重管理志愿者，活动期间，以每周微课堂、在线答疑的呈现形式，向志愿者传递科学的体重管理知识和技能。

3. 综合管理

（1）车辆保障

车队根据疫情态势，迅速集结，无条件服从，从每天 2 人迅速增至 4 人 24 小时值守，保障全省疫情防控督导组快速就位；保障标本采集、物资运送、驻点督导、指挥部工作人员、中心参与各种疫情会议等用车，全年安全行驶约 251243 万公里，市内用车：1157 趟次，长途用车：215 趟次，一线值班 523 余天次，平时加班 199 人次，周末加班 235 人次，节假日加班 29 人次。中心车改率先落地。22 辆车安装北斗卫星定位装置，全部车辆加油实行一车一卡，实行 ETC 通行。强化驾驶员的安全意识，全年安全行车约 25 万公里。

（2）综合管理

按照中心印章管理程序提供使用和妥善保管公章，全年共安全使用印章 10000 余次；上传下达，保障各部门递交中心领导文件审批及时有序；接听各类咨询电话 20000 余次。

保障好领导、外单位、行办用车工作。保障中心值班和加班相关事宜；保障全体职工饮用水、箱装饮用水相关工作。对接好电信部门工作，注销 17 部电信手机，新办两张手机卡，交纳通信费，保障中心通信畅通。完成中心事业单位法人证书年检及“三证合一”工作。全年完成固定资产报废 5 批，其中报废设备 4 批 23 台 / 件，报废家具 1 批 1 台 / 件。

（3）中心合同、协议审批、存档管理

执行中心协议审批程序，为各部门与律师事务所搭好沟通桥梁。共完成合同（协议）备案 682 份。

（4）会务、公务接待

遵守中央八项规定，围绕“热情服务、细心工作”的宗旨承担中心重要接待任务，配合上、下级单位、中心各部门完成公务接待工作。全年公务接待共 17 次，170 人次，接待餐费共计 10100 元。走访友邻协议宾馆、酒店，避免价格差异化，力争服务灵活个性化需求。

（5）外事工作

按照中央及省委、省政府对新冠肺炎疫情防控的安排部署，中心分 4 批派出 15 名专业技术人员赴老挝、缅甸开展新冠肺炎疫情防控工作；一批 3 名专业技术人员赴柬埔寨执行援建核酸检测实验室任务。

继续开展对外合作项目“探索和验证一个在中国推广和维持暴露前预防服务的模式”。受新冠肺炎疫情影响，年度内项目开展的主要工作为与艾伦戴蒙德艾滋病研究中心共同讨论完善 SIC（Stage of Implementation Completion）提纲，观测和记录项目过程中的关键时间点，并运用其结果提升项目质量；共同讨论修改医护人员和服务对象的定性访谈提纲以及知情同意书，了解暴露前预防实施可能存在的障碍和服务对象的需求，更有针对性地提供服务，并提交定性访谈的伦理申请；与云南香农信息技术有限公司合作，开发暴露前预防系统，购买 12 台计算机，分发给 12 个社会组织工作人员，为后期项目追踪随访做准备。

二、党务工作

（一）部门建制

党委办公室（简称：党办）定编 5 人，实有正式人员 5 人。

部门负责人：主任李雄，副主任罗娟。

成员：沈永春、张静、祝乐意。

部门职责：

1. 做好党的路线、方针、政策和党委重要决策的宣传教育，组织实施党员和职工政治理论学习，办好各种宣传阵地。

2. 按照党委的决定，组织安排党委的各种会议和重要活动。

3. 协调和检查督促各部门贯彻执行党委决议的情况及进程，做好上情下达，下情上达工作。

4. 负责党委会的会议记录和会议纪要的整理，党委各类文件材料（工作计划、总结、报告、通知）、信函的起草工作。

5. 负责处理党委日常文书，审核以党委名义上报、下发的文件和印制工作，做好党委各类文件、杂志、简报以及机要文件的订阅、登记、分发、传阅、保管、催办和收集、整理、归档。

6. 负责党总支（党支部）责任目标管理。

7. 指导党总支（党支部）的党员发展、教育、管理和入党积极分子培训工作。

8. 受理群众来信、来访，保证党委与群众联系渠道的畅通。

9. 负责党委印鉴及党委介绍信的保管、使用，办理党员组织关系转移手续，负责党费的收缴、管理和党员统计工作。

10. 负责中心文明单位创建工作、政研会工作、统战工作、普法工作和红十字会工作。

11. 负责中心脱贫攻坚任务，制订计划，收集、上报驻村扶贫材料。

（二）主要工作

中心党委在省卫生健康委党组的领导下，在省卫生健康委机关党委的关心支持下，坚持以习近平新时代中国特色社会主义思想为指导，深入学习贯彻习近平总书记考察云南重要讲话精神及党的十九大和十九届二中、三中、四中、五中全会精神，增强“四个意识”、坚定“四个自信”、坚决做到“两个维护”，把 2020 年省级卫生健康系统全面从严治党和反腐败工作要点、2020 年省级卫生健康系统党建工作要点及对中心年度党建工作目标责任作为工作主线，以党的政治建设为统领，按照党要管党、全面从严治党的要求，坚持把不忘初心、牢记使命作为加强党的建设的永恒课题和全体党员干部的终身课题，着力健全和落实科学严密的组织制度，充分发挥各级党组织和广大党员干部在新冠肺炎疫情防控工作中的战斗堡垒作用和先锋模范作用，为推进全省疾控事业健康发展和底武村脱贫攻坚任务落实，为建设“健康云南”提供了坚强政治和组织保证。

1. 坚决打赢“外防输入、内防反弹”疫情阻击战

（1）党委倡议、迅速集结积极响应。1 月 23 日，中心接到全省卫生健康系统取消 2020 年春节放假的通知后，迅速集结，截至 1 月 24 日，中心 483 名职工，除休产假等特殊情况外，447 人全部到岗。1 月 24 日，云南省启动云南省重大突发公共事件一级响应。中心党委积极响应，向全体党员发出《关于做好新型冠状病毒感染的肺炎防控工作倡议书》，倡议书发出后，5 个党总支书记、23 个党支部书记代表中心全体党员在倡议书上签名，表达了所在总支、支部党员奋

力投身疫情防控阻击战的决心。

（2）主动报名、奔赴一线，充分发挥党组织战斗堡垒作用。按照云南省卫生健康委的统一部署安排，中心选派 4 批防疫工作队员共计 27 人分赴湖北黄冈、咸宁、武汉黄陂援助当地开展新冠肺炎疫情防控工作，其中，23 人为中共党员，均为主动报名请战。在湖北战场开展防疫工作中，各临时党支部充分发挥党组织战斗堡垒作用，定期召开党支部会议，组织党员集体学习，开展重温入党誓词等主题党日活动，坚定抗疫决心。在其他党员的示范引领下，2 名防疫工作队员主动提交入党申请书，在抗疫一线火线入党。

（3）发布战时令，成立机关志愿者服务队，关心、关爱一线防疫队员及家属。中心党委向全体干部职工发出 5 条纪律要求。同时，成立机关志愿服务队，为一线部门及人员做好后勤保障。制定出台《联系关心支援湖北防疫工作队队员及队员家属机制》。通过写慰问信、开展走访慰问、建立保护联络机制、发放联系卡、建立关爱台账、看望慰问支援湖北防疫队和支援缅甸、老挝专家组等抗疫一线职工家属 116 人次；落实湖北医疗队员子女 2020 年入园入学优待政策、组织开展新冠肺炎疫情防控一线专业技术人员岗位聘任等工作，把对一线防疫工作队员及队员家属的关心爱护落到实处。

（4）积极开展推优推先，激励基层党支部、党员积极投入战“疫”。新冠肺炎疫情防控及时奖励 121 人次，其中记功 9 人次，嘉奖 112 人次。组织推优推先 53 人次，其中，获全国表彰 5 人次；获省级表彰 4 人次；7 个先进基层党组织、10 名优秀共产党员，6 名优秀党务工作者获省级卫生健康系统表彰；省直机关工委示范党支部 1 个；省级卫生健康系统示范党支部 2 个，80 余名党员被省卫生健康委表彰。中心党委荣获云南省先进基层党组织，疾控 2 支部（急传所）荣获全国抗击新冠肺炎疫情先进基层党组织，急传所荣获全国抗击新冠肺炎疫情先进集体。

（5）加强舆论宣传。各党总支、支部、部门组织党员、职工学习贯彻落实《关于充分发挥各级党组织和广大党员作用切实做好新型冠状病毒感染的肺炎疫情防控工作的通知》及中共云南省卫生健康委党组《关于充分发挥各级党组织和广大党员作用切实做好新型冠状病毒感染的肺炎疫情防控工作的通知》，深入挖掘在抗疫工作中涌现出的好人好事。整理、撰写、发布信息 100 余条，上报《抗击新型冠状病毒感染工作简报》57 期，编辑出版《云南省疾控中心抗击新冠肺炎疫情纪实》，通过云报、云南网、省教卫科工会、中国政促会疾控分会、中心微信公众号等方式积极宣传报告先进事迹。中心领导及专家接受采访及发布疫情防控信息、视频 6651 条。云南疾控资讯网设“新冠肺炎”专题，向公众推送信息 1886 条。新浪官方微博推送信息 835 条。利用“云南疾控”微信号发布疫情信息 268 期 794 篇，累计阅读超 258 万余次，上线疫情服务平台，使用人次超过 18.4 万余次。79 人次接受云南省电视台等媒体采访，为此次新冠肺炎疫情的处置创造了良好的舆论氛围。

（6）捐款抗击疫情，凝心聚力共克时艰。按照《中共中央组织部关于组织党员自愿捐款支持新冠肺炎疫情防控工作的通知》要求，中心党委号召全体党员开展自愿捐款支持疫情防控工作。5 个党总支、23 个党支部、420 名党员捐款 40996 元；中心广大党员用无畏与坚强、团结与奉献，为打赢疫情防控全民战奉献自己的光和热。

（7）以模范为榜样，发扬疾控精神。组织中心全体干部职工观看《全国抗击新冠肺炎疫情表彰大会》，认真听取中共中央总书记、国家主席、中央军委主席习近平发表的重要讲话，中心急性传染病防制所党支部荣获全国先进基层党组织称号和全国抗击新冠肺炎疫情先进集体称号，急性传染病防制所赵晓南同志荣获全国抗击新冠肺炎疫情先进个人称号。组织全体职工开展学习传达“全国抗击新冠肺炎疫情表彰大会”精神报告会，再次学习《习近平在全国抗击新冠肺炎疫情表彰大会上的讲话》；4 个在职党总支代表分别以《只争朝夕 不负韶华》《从伟大抗疫精神中汲取力量不断前行》《弘扬抗疫精神，疾控人在行动》《不怕苦，不畏难，做好青年结防人》为题交流自己的学习心得。

2. 突出政治功能，全面巩固深化“战斗堡垒工程”

（1）菜单化定制党委对总支目标责任。对5个党总支目标责任进行菜单化定制，在规定动作的基础上，各党总支、支部结合自身业务工作制定年度党建工作目标责任“自选动作”，实现党建与业务充分融合；支部将目标责任逐级分解，并与每名党员签订承诺践诺书，还对无职党员进行设岗定责，建立无职党员自我教育、自我管理、自我提高、自我监督的有效机制，充分发挥无职党员先锋模范作用。

（2）深化党组织规范化达标创建，实现党组织建设整体提升。疾控2支部（急传所）、疾控3支部（处突中心）获省级卫生健康系统规范化建设示范党支部，疾控2支部（急传所）同时获得省直机关工委规范化建设示范党支部。在2019年18个党支部达到规范化建设标准的基础上，开展5个党总支、3个离退休支部及新成立的2个党支部完成规范化达标创建，至此，中心党组织规范化建设实现全覆盖。

（3）规范党员发展。根据《中国共产党发展党员工作细则》，严格制订中心党员发展计划，按照“坚持标准、保证质量、改善结构、慎重发展”的总要求，对中心党员的发展情况进行梳理，厘清发展程序、规范发展步骤，健全档案台账，严格党员发展工作。确定入党积极分子3名、确定为发展对象3名（其中1名火线入党）、接收预备党员2名（其中1名火线入党）、预备党员按期转正3名，壮大了中心党员队伍。

（4）抓好理论学习。制定年度《党委理论学习中心组学习计划》和《中心在职职工理论学习计划》，明确学习要求、内容和形式。党委组织以“新冠肺炎疫情防控”“落实‘两手抓’”“全国两会精神”“意识形态”“十九届五中全会”等为主题的8次中心组学习及安排部署4个季度的部门政治理论学习，邀请省卫生健康委党组成员、副主任陆林同志到中心做专题党课辅导，特邀云南省委党校经济学教研部主任陈辞教授作《党的十九届五中全会精神宣讲辅导》。购买下发了《党内法规选编》《在统筹推进新冠肺炎疫情防控和经济社会发展工作部署会议上的讲话》《在决战决胜脱贫攻坚座谈会上的讲话》《习近平谈治国理政（第三卷）》《中华人民共和国民法典》《党的十九届五中全会（建议）学习辅导百问》等学习书籍262册。

（5）组织党务干部、党员培训。根据“万名党员进党校”工作要求，加强《习近平谈治国理政》第三卷、党的十九届四中、五中全会精神和习近平总书记考察云南重要讲话精神的学习贯彻。11月2—3日，组织党务干部、党员培训，邀请中共云南省委党校公共管理教研部副主任/副教授王云强、教研部经济学副教授孙应丽、党建教研部副主任/副教授刘铁飚、经济学教研部主任陈辞教授授课，分别以《深入学习贯彻习近平总书记考察云南重要讲话精神》《基层党务实务》《谱写新时代中国特色社会主义新篇章》《开启全面建设社会主义现代化国家新征程》为中心领导、党务干部及200余名党员做专题辅导。

（6）抓基层党建工作述职评议。为深入贯彻落实习近平新时代中国特色社会主义思想和党的十九大精神，进一步推动全面从严治党向基层延伸，促进基层党建全面进步、全面过硬，充分发挥党组织的战斗堡垒和党员先锋模范作用，规范化达标创建的11个党支部书记从“履职情况、存在问题、下步工作打算”等方面进行了现场述职，其余党总支书记、党支部书记进行书面述职。

3. 庆祝建党99周年活动

（1）向典型学习，与榜样同行。以《云南疾控支援武汉黄陂区》《云南省援鄂防疫队黄冈工作》为题，与金碧社区党总支联合开展“庆七一”向典型学习，与榜样同行——“打赢疫情防控阻击战”故事分享主题党课。

（2）传递正能量、践行新使命。为弘扬在抗击新冠肺炎疫情战疫中，云南疾控人“舍小家为大家”，无私奉献，用行动诠释云南疾控“四个特别”的优良精神，传递新时代共产党员在抗疫第一线“践初心、履使命”的精神能量，中共云南省委政法委员会与云南省疾病预防控制中心一同开展了“传递正能量、践行新使命”主题党日活动。

（3）情系老党员、慰问暖人心。为建立健全党内激励关怀帮扶机制，充分体现中心党委对老党员的关心关爱，“七一”前夕，走访慰问了 90 岁以上高龄的离退休职工和困难党员，向他们致以节日的问候和祝福，送去党组织的关怀与温暖，进一步增强了党组织的凝聚力、向心力，增强了老党员对党组织的归属感。

4. 精准施策，以党建引领打赢脱贫攻坚战

（1）凝心聚力，坚决打赢脱贫攻坚战。做到疫情防控与脱贫攻坚两手抓、两不误，组织中心领导、30 个部门开展了彝良县荞山镇底武村贫困户三次回访工作，帮扶责任人分别深入对口帮扶的贫困户以及易地搬迁安置点回访看望。

（2）电话回访贫困户，确保“一口清”。根据彝良县《关于进一步统筹结对帮扶责任人履行帮扶责任的函》，为确保彝良县脱贫摘帽第三方评估顺利通过，中心领导及部门负责人再次分别对帮扶贫困户进行电话回访，问候了解情况，切实做到政策“一口清”、户情“一口清”。

（3）开展“六一”儿童节献爱心活动。中心党委携爱心企业云南博晖创新生物有限公司、中国医学科学院医学生物学研究所及荞山镇党委来到底武小学，为底武小学捐赠校服和鞋212套，同时为底武村委会捐赠 6 万元用于村民活动场所地面硬化和体育器材购置等，为底武村进一步开展好群众性体育活动提供支持。

（4）关心关爱队员及家属。中心党委书记杨军带领相关职能部门及驻村扶贫队员家属到底武村看望慰问驻村扶贫工作队，对他们取得的成果以及执着坚守、忘我付出给予了肯定。为了让队员安心工作，多为老百姓做实事、做好事，切实解决他们的后顾之忧，在春节、中秋节期间，中心党政工团对驻守在底武村的 6 名扶贫工作队员及选派怒江州的 2 名脱贫攻坚人才及其家属进行了慰问。

（5）完成驻村扶贫工作队员轮换工作。按照省委组织部、省卫生健康委的统一部署安排，中心第四批谌振宇、张天华、李元富、刘阳 4 名扶贫队员圆满完成近 3 年的驻村扶贫任务，由第五批汤卫华、王攀、高胡兴、黄津 4 名轮换队员进行接替。

5. 践行核心价值理念，切实加强精神文明建设

（1）加强精神文明建设。中心高度重视并积极配合昆明市落实新一轮创建全国文明城市及国家卫生城市复审工作，全年共组织党员、团员进社区志愿服务活动 100 余人次；积极开展文明单位创建活动，评选表彰“精神文明道德风尚奖”，顺利通过昆明市文明单位复评审，并获昆明市委、市人民政府《关于授予 2019—2021 年昆明市文明单位称号》，为创建省级文明单位打下良好的基础。

（2）助力文化科技卫生“三下乡”活动。由中心领导带队，党办、行办、检验、处突、免规专家组成疾控工作小分队赴曲靖市会泽县助力“三下乡”活动。开展“健康生活方式、结核病防治知识、健康膳食、儿童预防接种、防治艾滋病”等宣传，向会泽县疾控中心及会泽县街道卫生院工作人员开展了讲座，并进行实验室指导，提供了价值近 4 万元的应急储备消杀物资。

（3）开展爱国卫生大扫除“众参与”活动。根据《云南省推进爱国卫生专项行动领导小组办公室关于开展爱国卫生大扫除“众参与”活动的通知》，每月最后一个星期五上午组织各部门开展爱国卫生大扫除“众参与”活动，对中心办公区域周边、昙华寺、原结防临床部等进行大清扫。

6. 加强群团工作，凝聚职工力量

不断完善党建带工建工作机制，支持工会积极探索发挥职工民主管理作用、维护职工合法权益的长效机制，“沟通无处不在”平台更加通畅，群众性文体活动、疾控文化建设内涵更加丰富。

加强对共青团工作的领导，进一步加大推优力度，创新团组织活动方式。积极组织开展团员青年志愿活动，激发青年团员干事创业的激情与活力。

持续做好老干部服务工作，关心关爱离退休职工，不断丰富活动内容。

召开民主党派座谈会，中心领导班子主动听取各民主党派对中心改革、建设、发展等各项重大工作的意见和建议，达到了广纳群言、广集众智的目的。

7. 落实全面从严治党主体责任

（1）以习近平新时代中国特色社会主义思想为统领，深入推进全面从严治党。把学习贯彻习近平新时代中国特色社会主义思想及党的十九大和十九届二中、三中、四中、五中全会精神以及习近平总书记考察云南重要讲话精神作为首要政治任务，认真学习党章党规党纪、十九届中纪委四次全会、省纪委十届五次全会精神及省委省政府关于全面从严治党重大决策部署、重要会议精神，严守党的政治纪律和政治规矩，增强“四个意识”、坚定“四个自信”、坚决做到“两个维护”，确保党的路线方针政策、省委省政府重大决策部署和党委组重要工作安排得到贯彻落实。

（2）认真落实党组织对党风廉政建设工作的全面领导责任。召开党建暨党风廉政建设工作会议，各部门签订党风廉政建设责任书，落实党政班子对职责范围内党风廉政建设负全面领导责任的要求，强化各分管领导、各部门负责人是分管工作范围内和本部门党风廉政建设和反腐败工作第一责任人的责任意识和“一岗双责”要求。中心党委认真学习贯彻落实《党委（党组）落实全面从严治党主体责任规定》，做到定期听取和研究党风廉政建设和反腐败工作。建立了《干部任免事项投票表决的暂行规定》，不断健全完善集体决策议事规则、决策程序，落实重大决策、重要干部任免、重要项目安排和大额度资金使用“三重一大”集体讨论决策制度，不断提高领导班子的执政能力和领导水平。

（3）加强党内监督，认真落实“一岗双责”。严格执行《中国共产党党内监督条例》，落实党内监督主体责任，坚持党内谈话制度，加大监督执纪“四种形态”的运用。对中心班子成员和相关部门负责人分层次进行了廉政提醒谈话，层层压实责任，堵漏防渗；加强对分管部门干部的教育、监督和管理，督促落实党风廉政建设各项工作任务。

三、人事管理

（一）部门建制

人力资源部（简称：人资部）定编 6 人，实有正式人员 6 人。

部门负责人：部长樊蓉，副部长李虹。

成员：张丽琴、丁丹、戴琳纾、张杰。

部门设部长、副部长、调配与专业技术管理、档案与内勤、干部选拔、劳资与福利 6 个岗位。

部门职责：

1. 负责制定中心人才发展规划和专业技术人员管理办法及实施意见等规范性文件。

2. 负责中心内设机构设置，制定和实施中层干部选拔、考察、调配和任免等办法，承担后备干部培养、管理等工作。

3. 协同有关部门，研究、制定、监督、执行劳动纪律、工资制度和标准，负责中心的工资管理、人员编制管理等工作。

4. 办理学生分配、复退转军人安置及职工退休、辞离职等手续。

5. 负责中心人员日常管理、岗位聘任、奖惩、任免、调配等工作。

6. 负责中心在职及离退休职工的人事档案管理等工作。负责协调、指导中心专业技术职务评审和工人技术等级评定及年度考核等工作。

7. 负责高校毕业生就业见习安排等工作。

（二）主要工作

1. 干部队伍建设

干部选拔。完成行政办公室副主任、党委办公室副主任、计划财务部副部长、急性传染病防制所副所长、慢性非传染性疾病防制所副所长、免疫规划所副所长、消毒与病媒生物防制所副所长、职业健康与放射卫生所副所长、疫苗临床研究中心副主任 9 名副科空缺岗位的选拔任用。完成行政办公室主任、急性传染病防制所所长、免疫规划所所长、职业健康与放射卫生所所长试用期满考核，正式任职。毕启超任车队副队长。协助省卫生健康委完成 3 名副处级人选推荐选拔考察工作。

干部培养。选派 1 名委管后备干部到上海市疾控中心交流学习。选派 4 名中心骨干赴彝良县底武村开展驻村扶贫工作。

干部培训。10 月 21—23 日，和省地病所联合在中心举行浙江大学——2020 年中层干部管理能力提升培训班，中心领导、首席专家、中层干部（含总支书记、女工委主任、团委书记）、对口帮扶单位有关领导参加培训。

干部考核：组织开展委管干部一至四季度日常考核及民主测评。配合省卫生健康委完成 2019 年委管领导班子和领导干部考核。

2. 人员管理

（1）编内人员管理：通过省外高校招聘及公开招聘共招聘 8 人（省外高校招聘 4 人，专项招聘 3 人，定向招聘 1 人）；退休 12 人。

（2）编外聘用人员管理：按月更新编外聘用人员信息，办理人员流动手续，核对结算给云南惠民劳务派遣服务有限公司 1—12 月劳务派遣人员社会保险及管理费用，为中心不能购买社保的 17 名编外人员购买雇主责任险，督促聘用临聘人员部门及时与聘用人员签订合同并组织续签到期人员的劳动合同。

3. 干部人事档案管理

（1）按照《云南省卫生健康委关于省疾控中心结核病防治所人员划转至省传染病院的通知》，对涉及划转至省传染病院 21 人的干部人事档案进行逐份核对。

（2）在东寺街办公区 1 号楼 5 楼设立干部人事档案库房并投入使用。

（3）根据 9 月 1 日云南省卫生健康委人事处关于干部人事档案管理工作推进培训会会议通知要求，原本存放于省卫生健康人才交流中心的 278 份干部人事档案移交中心自行保管。

（4）制定《云南省疾病预防控制中心干部人事档案管理办法（试行）》。查阅、复印在职和退休职工档案 30 余份。接收整理新进及调入人员档案 9 份，转出个人档案 2 份（贾曼红、和懿泉）。协助办理出国人员的档案政审 18 人。

4. 职改及医师注册

组织完成 2020 年 55 名卫生专业技术初、中职报名考试工作，其中初职 14 人，中职 41 人。

完成 2020 年工人技术职业资格评定申报工作。技师申报 1 人，通过 1 人。

组织中心晋升卫生系列高职人员参加高级卫生专业技术实践能力报名考试23人。送审卫生系列高级职称23人，通过23人；送审图书系列高级职称评审1人，通过1人；送审会计系列高级职称1人，通过1人。

组织中心医师申领执业医师电子证照，在册医师178人，申领176人，未申领2人，申领率98.87%。

5. 医师定期考核及培训工作

按照省卫生健康委的要求及安排，组织应考核的医师报名参加考试，审核中心、省药物依赖防治研究所、省健康教育所报考人员信息。组织暂停执业的1人完成相应培训和继续医学教育。

6. 人才工作

人才的推荐和评审。推荐申报"2020年百千万人才工程国家级人选申报推荐"2人；"2020年享受国务院政府特殊津贴推荐选拔"1人；"万人计划"名医1人、产业技术领军人才1人、青年拔尖人才1人；"省享受政府特殊津贴专家"1人；"省有突出贡献优秀专业技术人才"2人；"第五届兴滇人才"1人；"三八红旗手"集体1个，个人1人；"第四届医师奖"1人。其中，1人获评"国贴"，1人获评"名医"，1人获评"省突"，1人获评"省贴"；申报2人均获"云南省优秀医疗卫生人员"奖励；申报8人获得"云南省抗击新冠肺炎疫情先进个人"表彰。

人才待遇落实和经费预算。按照省卫生健康委要求，完成对"1990—1994"年获国务院特殊津贴专家的2019年第一、二、三、四季度特殊津贴核拨工作。完成5位"名医"特殊生活补贴核发，以及三位"名医"的专项支持经费预算、核发工作。

人才培训教育。按要求选派1位处级后备干部赴上海疾控中心交流学习、选派1位人事分管领导赴厦门大学参加人事管理干部培训、选派1位名医参加湖南大学参加高层次人才培训、选派2名处突中心骨干赴青海、武汉参加突发公共卫生事件防控与处置高级研修班。

人才材料报送。8月，报送《云南省疾病预防控制中心关于贯彻落实〈干部教育培训工作条例〉和〈2018—2022年全国干部教育培训规划〉的情况报告》《云南省疾病预防控制中心关于落实以增加知识价值为导向分配政策的实施意见情况的自查报告》；10月，报送《云南省疾病预防控制中心关于落实卫生健康人才规划的工作总结》；11月，报送《云南省疾病预防控制中心人才队伍情况》和《云南省疾病预防控制中心关于人才队伍发展"十三五"规划总结和"十四五"计划的报告》。

7. 薪酬福利

在职人员：

（1）根据《关于事业单位工作人员正常增加薪级工资有关问题的通知》（云工改〔2007〕6号），2019年年度履职考核合格及以上的465人从1月起正常增加薪级工资，人均增资81元。

（2）根据《事业单位完成岗位设置聘用后工资及退休等问题处理办法》（云人社发〔2009〕207号），2020年健康扶贫队员岗位聘用1人、新冠肺炎疫情防控期间一线人员岗位聘用23人、工勤技能技师聘用1人，完成岗位工资和基础性绩效工资调整。

（3）完成委人事处核定2020年奖励性绩效工资总量要求的相关工作。经省人社厅批复，核增奖励性绩效工资总量1165万元，年人均2.42万元。

（4）根据《云南省人力资源和社会保障厅、中共云南省委组织部、云南省财政厅关于进一步完善机关事业单位工作人员带薪年休假制度的通知》（云人社通〔2019〕172号），3月经审核批准，对中心符合条件享受2019年年休假工资报酬的224名在职人员发放相关待遇，人均4097元。

（5）根据中心党委的决定，发放2020年市级文明单位奖励。在职人员人均7917元，离退休人员人均 6278 元，编外人员人均 3183 元。

（6）根据《云南省卫生健康委关于认真落实疫情防治一线医务人员有关薪酬待遇的通知》要求，完成援鄂人员和省内一线人员临时性工作补助统计上报，合计 90.8 万元。

（7）根据《云南省人力资源和社会保障厅、云南省财政厅转发〈人力资源和社会保障部、财政部关于新型冠状病毒肺炎疫情防控期间事业单位人员有关工资待遇问题的通知〉的通知》等文件精神，申请核增不纳入基数的一次性绩效工资总量。经批准，核增中心一次性绩效工资总量。发放 27 名援鄂人员双倍薪酬；发放 92 名边境和援外人员补助。

（8）根据《云南省人力资源和社会保障厅、云南省财政厅转发〈人力资源和社会保障部、财政部关于调整卫生防疫津贴标准的通知〉的通知》（云人社发〔2020〕16 号），申请调整卫生防疫津贴。

（9）在疫情防控期间卫生防疫津贴扩大到一线医务人员发放，中心 1—5 月一线医务人员 87 人（含援鄂防疫人员 27 人），经审核批准，按一类新标准每月 560 元调整其一线工作期间卫生防疫津贴，补发合计 84637 元。申请中心 7—12 月一线医务人员 23 人按一类新标准每月 560 元调整其一线工作期间卫生防疫津贴，补发合计 17850 元。

（10）根据《云南省财政厅关于下达新冠肺炎疫情防控省级第六批补助资金的通知》（云财社〔2020〕62 号）要求，发放中心省级防疫一线医务人员及援助湖北医疗队员一次性慰问金。

（11）根据《关于进一步加强驻村扶贫工作队员管理的通知》（云组通〔2017〕42 号）、《关于调整艰苦边远地区津贴标准的通知》（人社部规〔2018〕1 号），发放新选派的 4 名驻村扶贫工作队员生活补助和艰苦边远地区津贴。

（12）按照《中共云南省纪委办公厅关于印发〈推动建立贯彻落实中央八项规定精神正面、负面清单实施方案〉的通知》《中共云南省纪委办公厅关于协助提供建立贯彻落实中央八项规定精神正面、负面清单相关材料的函》和《云南省卫生健康委办公室关于提供发放津补贴或福利正面、负面清单等有关情况的通知》要求，认真梳理中心制定和执行的津补贴、福利规定，按时上报相关材料。

（13）根据《云南省卫生健康委办公室关于报送 2020 年清理整治“吃空饷”问题自查情况的通知》精神，认真开展“吃空饷”问题清理整治自查自纠工作，按时上报自查情况报告。

（14）根据《云南省卫生健康委关于进一步清理规范机关事业单位津贴补贴的通知》（云卫人发〔2020〕22 号）要求，认真开展津贴补贴清理工作，按时上报自查自纠情况报告。

离退休人员：

（1）及时核算到龄退休和申请提前退休 12 人的养老金，并按时报省社保局；办理退休人员信息变更 1 人；办理退休死亡人员基本信息报送 9 人，发放丧葬费和抚恤金。

（2）按月通知计财部发放离退休人员生活补贴，离休人员和退休人员每月生活补贴标准分别为 3300 元、1700 元。

（3）根据《云南省人力资源和社会保障厅 云南省财政厅关于 2020 年调整退休人员基本养老金的通知》（云人社发〔2020〕33 号），从 1 月起调整退休 334 人基本养老金，人均增资 209 元。

（4）根据《云南省人力资源和社会保障厅关于印发〈云南省领取社会保险待遇资格确认经办规程（试行）〉的通知》（云人社通〔2019〕112 号）规定，3 月完成 343 名退休人员领取机关事业单位养老保险待遇资格确认工作；11 月完成 344 名退休人员领取机关事业单位养老保险待遇资格确认工作。

（5）12 月，完成 2018—2020 年办理退休的 30 人待遇清算基本信息核对。

（6）发放 12 名离休干部 2020 年的“两费”待遇。

（7）完成 1 名离休干部 2020 年残疾抚恤金发放（因公受伤，残废等级为六级）。

（8）完成 1 名按 69 号文提前退休尚未到达法定退休年龄人员薪级工资正常晋升。

编制外聘用人员：

（1）根据部门上报的考勤情况，按月核算编制外聘用人员的工资待遇。

（2）制定印发《编制外聘用人员管理办法（试行）》（云疾控发〔2020〕180 号），从 4 月起调整编制外聘用人员工资。

（3）根据惠民公司及技服中心提供的保险缴纳数据，及时完成编外人员保险调整和扣缴工作。

（4）发放技服中心疫苗接种门诊编外人员 14 人解除聘用合同的补偿金。

8. 养老保险

（1）及时办理新进人员参保和退休、死亡人员停保，做好停保人员职业年金记实申报工作。全年停保 12 人，职业年金记实申报 12 人，新参保 8 人，续保 2 人。

（2）完成 2021 年在职在编人员基本养老保险缴费工资申报工作。

（3）按时上报 2021 年度职业年金记实资金预算。

（4）完成 2014 年 10 月—2020 年 3 月职业年金记实缴款核对。

（5）完成中心 2014 年 10 月后接收的 2 名退伍安置士兵养老保险和职业年金部队缴存部分转移接续。

9. 失业保险

及时办理新进 10 人参保和辞职 2 人、退休 12 人的停保，做好参保和停保人员的就业、失业登记工作。

四、财务管理

（一）部门建制

计划财务部（简称：计财部）定编 17 人，实有财务人员 18 人。其中，正式职工 14 人，临时用工 4 人。

部门负责人：部长陈琳，副部长马琼、康晓璇。

会计：王云川、王春云、董泽艳、武樱、李芸、杨涛、李梦宇、马榕潞、施柯妤。

出纳：官辉萍、陈俊文。

部门职责：

1. 草拟、执行中心财务管理规定。建立、健全中心内部会计管理制度，协助其他职能科室草拟、执行、监督、检查中心各项内部管理制度。

2. 按规定完成中心各账户会计核算。按规定审核原始凭证，填制、审核会计凭证，登记会计账簿，整理会计档案。

3. 按时按规定上报会计报表、财务报告，完成季度、年度财务报告。

4. 按照有关规定和制度，办理本单位的现金收付、银行结算等有关账务，保管库存现金、财务印章及有关票据工作。

5. 负责全中心职工公积金、医疗保险、各项税收等管理。

6. 对中心各部门进行财务监督。

（二）主要工作

1. 预算、决算

（1）预算

预算包括基本支出和项目支出，根据《云南省省级基本支出预算管理暂行办法》和《云南省省级项目支出预算管理暂行办法》执行。中心是省卫健委直属财政全供养单位，人员经费和公用经费由省财政供给，基本支出预算以审定的基础信息数据为依据，按定员定额标准进行编制。8 月，根据财政预算申报要求，由中心领导主持部门负责人会议布置下一年省级项目经费预算，各部门根据工作需要编制本部门下一年省级项目经费预算，报主管部门领导同意后报计财部审核汇总，计财部汇总再报中心领导审定；行政事业性收费成本补偿项目预算申报计财部负责编制。

预算编制按“二上二下”进行。“一上”阶段：9 月，上报省卫健委、省财政厅。“一下”阶段：省财政厅审核下达基本支出和项目支出预算控制数。“二上”阶段：12 月，根据下达的基本支出和项目支出预算控制数，调整基本支出和项目支出预算，按要求编制成预算文本逐级上报。“二下”阶级：省财政厅根据省人代会批准省级预算草案之日起 30 个工作日内批复各部门，省级各部门收到省财政批复之日起 15 个工作日内批复各预算单位。中心收到预算批复文件后，计财部及时将预算分解下达各部门，并按上级主管部门要求公开内容和格式，通过中心网站主动向社会公开部门预算有关情况。

省级财政拨款主要保证人员工资发放、机构正常运转及省级财力保障的专项业务工作，公用经费存在较大缺口，省疾控中心正常运转和职工奖励性绩效工资暂予保留部分对中心取得对外服务收入的依赖性较强。

（2）年终决算

12 月，计财部组织财务人员认真清理往来款项、各项收支，中心相关部门开展固定资产、材料的清理盘点工作，业务部门认真清理专项资金使用情况，出纳与银行核对存款，计财部抽调人员组成现金清点小组对收费员和出纳员经管的现金进行盘点，在此基础上进行年终财务决算工作。

年终决算按省财政厅、省卫健委统一的编制范围、填报口径、填报要求上报年度部门决算报表、卫生部年度决算报表。决算报表编制内容包括单位的全部收支情况，编报口径与单位预算衔接一致。

2. 日常工作

承担中心行政、中心技术开发服务中心及下属商务服务部、中心工会、云南省麻风防治协会、和“十一五”“十二五”“十三五”艾滋病和病毒性肝炎等重大传染病防治科技重大专项的财务管理和会计核算工作。

协助国家审计署、省审计厅、省财政厅、省卫健委、会计师事务所对中心的综合审计和专项资金审计。开展内部成本核算，努力增收节支。严格执行税法，依法缴纳企业所得税、个人所得税等，严格执行财政、物价的规章制度。按时办理职工住房公积金、医疗保险等相关手续。按季开展中心财务分析和专项资金绩效考核。按时发放工资，兑现职工奖励性绩效工资。

3. 专项资金、项目资金管理

中心的专项资金、项目资金来自中央转移支付、省财政厅、省卫健委、省科技厅、中国疾控中心和国际合作组织等，财政资金投入逐年增加，主要集中在计划免疫、艾滋病、结核病等方面。

管理依据：《云南省疾病预防控制中心关于印发财务管理办法的通知》（云疾控发〔2019〕297 号）、《云南省疾病预防控制中心关于印发财务管理办法的通知》（云疾控发〔2019〕310 号）。

日常管理：各部门根据项目实施方案开展业务工作并按资金使用计划用款，按季上报专项资金使用绩效，计财部按月通报专项资金执行情况，项目结束时按要求向省卫健委、省财政厅上报专项资金使用及绩效报告并接受财政等相关部门的检查。财政专项资金结余按财政相关要求办理。同时，随时接受省财政厅、省卫健委对专项资金使用情况督导检查。

4. 固定资产价值管理

固定资产是指单位价值达到规定标准，使用期限在一年以上，并在使用过程中保持原有物质形态的资产。单位价值虽未达到规定标准，但耐用时间在一年以上的大批同类物资，视同固定资产管理。中心固定资产分类：房屋及构筑物、通用设备、专用设备、文物和陈列品、图书、档案、家具、用具、装具及动植物。

自 2014 年 4 月 1 日起，按新《事业单位财务规则》，固定资产确认单位价值由原来一般设备单位价值在500元以上、专用设备价值在800元以上，调整为一般设备单位价值在1000元以上、专用设备价值在 1500 元以上，中心按此标准执行。

2020 年固定资产情况表 （单位：万元）

合计金额	房屋及构筑物	通用设备	专用设备	文物和陈列品	图书、档案	家具、用具、装具及动植物	累计折旧
27316.57	3757.74	13986.14	9076.59	2.80	21.63	471.67	19423.86

数据来源：2020 年财务报告

5. 内部控制信息系统建设

内部控制是保障组织权力规范有序、科学高效运行的有效手段，也是组织目标实现的长效保障机制。根据财政部印发的《行政事业单位内部控制规范（试行）》和《云南省财政厅关于全面推进行政事业单位内部控制建设实施意见》（云财社〔2016〕98 号）等文件要求，中心成立了中心主任担任组长的内部控制领导小组，计财部牵头负责，推进内部控制体系建设工作。2017 年 3 月，中心启动内部控制体系建设，11 月，中心《内部控制管理手册》正式运行；纪检审计办 2019 年牵头开展中心内部控制评价工作并落实整改，计财部按要求修订和完善了中心财务相关制度。

为进一步提高中心内部控制管理水平，加强廉政风险防控机制，确保内部控制体系健康稳定运行，切实提高内部控制与风险防范能力，计财部牵头，相关部门配合启动了中心内部控制信息系统建设工作，再次梳理内部控制有关规章制度和流程，采购预算管理、收支管理和合同管理 3 个模块，通过内部控制信息化的建设，把制度和流程嵌入信息系统中。年内完成内控信息系统建设单位招标和系统总体框架的构建。

（三）收支情况

中心收入包括人员经费和公用经费拨款、专项拨款、行政事业性收入、其他收入。预算支出分为基本支出和项目支出，基本支出包括人员支出、商品和服务支出、对个人和家庭的补助支出。人员支出包括：基本工资、津贴、奖金，社会保障缴费、其他；公用支出包括办公费、印刷费、水电费、邮电费、交通费、差旅费、会议费、培训费、招待费、福利费、劳务费、租赁费、物业管理费、维修费、专用材料费、办公设备购置费、专用设备购置费、交通工具购置费、图书资料购置费、其他；对个人和家庭的补助支出包括：离休费、退休费、退职（役）费、抚恤和生活补助、医疗费、住房补助、其他。

年度收入决算数77456.91万元，其中，一般公共预算财政拨款收入64025.26万元，占总收入的83%；其他收入9923.07万元，占总收入的13%；事业收入3508.58万元，占总收入的4%。年度收入决算数较上年增加了27001.10万元，增长54%，主要原因为：受新冠肺炎疫情影响，采购新冠疫苗等突发公共卫生事件应急处理财政专项经费增加28500.28万元。

年度支出决算数75526.79万元，其中，项目支出占总支出的82%，基本支出占总支出的18%。

中心正常运转的基本支出13308.82万元，其中人员经费占基本支出的79%，商品和服务支出占基本支出的18%，对个人和家庭补助占基本支出的3%。

中心开展业务工作的项目支出62217.97万元。其中，财政拨款项目支出56835.32万元，非财政合作项目5382.65万元。

2020年收支情况表　　（单位：万元）

上年结转		收入				支出				年末结转结余
上年结余	年初余额调整及结余弥补支出	财政拨款	事业收入	其他收入	合计	人员经费	公用经费	项目支出	合计	
16577.62	−3562.41	64025.26	3508.58	9923.07	77456.91	10925.55	2383.27	62217.97	75526.79	14945.33

五、纪检审计

（一）部门建制

纪检监察审计办公室（简称：纪审办）定编5人，实有正式人员5人。

部门负责人：主任张天华（昭通市彝良县荞山镇底武村驻村扶贫），副主任王有林（主持工作）。

成员：卢德富、邓晓娅、杨天秀。

部门职责：

1. 负责履行党的纪律检查和行政监察职能。

2. 负责中心纪检监察管理制度建设与宣传教育。

3. 负责中心党风廉政和行风职业道德建设。

4. 负责中心纪检信访举报的受理、调查、管理。

5. 负责建立健全中心内审工作规章制度和审计流程。

6. 按照年度内审工作计划，负责组织实施审计监督、整改措施监督和内审资料收集、整理、归档，按要求组织、协调完成外部审计。

（二）主要工作

1. 落实中心纪委对党风廉政建设工作的监督责任。在2020年行政、党建暨党风廉政建设工作会议上，中心党委书记和主任与各部门层层签订党风廉政建设责任书，压实党政班子对职责范围内党风廉政建设负全面领导责任的要求；进一步强化分管领导、部门负责人“一岗双责”要求，认真履行好自己分管工作范围内和本部门党风廉政建设及反腐败工作第一责任人的职责。不断推动中心健全完善集体决策议事规则、决策程序，落实重大决策、重要干部任免、重要项目安排和大额度资金使用集体讨论决策制度。

2. 做好新冠肺炎疫情防控纪律保障和监督检查工作。在抗击新冠肺炎疫情防控工作中，中心纪委主动深入各部门，了解掌握一线工作，帮助解决实际问题，确保疫情防控工作抓紧抓实。疫情期间，根据新下发的《新型冠状病毒感染的肺炎防控工作急需物资和设备采购内控管理要求的通知》《接受抗击新型冠状病毒感染肺炎疫情社会捐赠办法》《新冠肺炎防控工作五条纪律要求》制度，提高政治站位，督促各部门切实增强工作责任感和紧迫感，强化职责担当，细化工作措施，规范工作程序。加强对疫情防控款物使用管理情况监督，全程参与中心疫情防控物资紧急采购监督，针对重点环节、重点岗位、重点人员，中心纪委加强纪律作风监督，严查该在岗而未在岗的人，严查该落实而未落实的事，对发现的问题及时指出，严肃批评，发出整改通知 1 份，做到疫情防控工作部署到哪里，监督检查就跟进到哪里。为保证防疫资金使用的合理规范，聘请昆明亚太会计师事务所对中心新冠肺炎疫情防控财政专项资金进行审计，配合国家审计署驻昆特派办对云南省 2020 年贯彻落实国家重大政策措施情况、中心新冠肺炎疫情防控物资设备采购以及接受社会捐赠情况进行审计，对审计中指出的问题督促相关部门及时整改。

3. 加强党内监督，认真落实“一岗双责”。严格执行《中国共产党党内监督条例》，落实党内监督主体责任，坚持党内谈话制度，加大监督执纪“四种形态”的运用，落实党政领导班子“一把手”监督办法。针对新冠肺炎疫情防控工作期间上级和外部审计检查指出的问题，中心党委书记、中心主任、纪委书记对中心班子成员和相关部门负责人 19 名同志分层次进行了廉政提醒谈话，层层压实责任，堵漏防渗；加强干部的教育、监督和管理。开展干部任前廉政谈话 9 人次，领导班子成员对分管的中层干部及重点岗位职工开展提醒谈话 166 人次，建立处以下中层干部廉政档案 84 份，采集监督监察对象信息 639 份（其中在职人员 483 份，离退休人员 156 份），实现中心监督监察对象全覆盖。

4. 开展廉政教育，促进党风廉政建设良好氛围。征订“两报一刊”，为党员干部提供最新学习资料；组织干部职工观看《政治掮客苏洪波》《医者之鉴：折翼天使》《叩问初心》等警示教育片，以案为鉴，切实教育广大干部职工进一步强化廉洁自律意识，提高政治警觉，筑牢拒腐防变的思想道德防线和法纪防线，着力营造风清气正的政治生态环境；利用云南数字疾控信息平台“党风廉政”学习园地，刊登党纪法规、廉政教育、以案说法、工作动态、廉政文化、划重点相关学习材料 61 篇，不断丰富廉政教育内容，提高时效性和针对性；制定了中心开展警示教育和家风教育“三个一”系列活动方案，广泛开展“传家训、立家规、扬家风”活动，向中心全体职工发出《家庭助廉倡议书》，与全体中层以上干部签订了《家庭助廉承诺书》，召开了由中心党政班子及家属、部分中层干部及家属的“党员干部家属座谈会”，拍摄家风家教微视频《舍小家 战大疫》，引导干部加强家庭家教家风教育，切实让家庭家教家风在预防腐败、廉洁从政上发挥积极作用；举办廉政党课 2 次，中心党委书记杨军、党委副书记马燕分别以《重温勤俭节约 艰苦奋斗 弘扬继承优良传统》《如何填报好廉政档案》为题，为中心党员干部讲廉政党课。

5. 持之以恒贯彻落实中央八项规定精神及其实施细则。紧盯重要时间节点和“四风”易发高发期，早发现、早提醒，每逢节日期间，中心领导带队，不定时到各部门开展节日期间纪律作风建设检查，对问题苗头早发现、早处理。先后接受了驻省国资委纪检监察组、省纪委监委第二监督室、省纪委监委第五监督室、省卫生健康委第四检查组对中心的交叉式、推磨式监督检查，强化了中心干部职工的廉洁意识。自开展厉行节约，坚决制止餐饮浪费行动以来，中心食堂通过加强内部管理，正确引导、合理安排，制止餐饮浪费行为取得明显成效。与此同时，督促相关部门修订出台了《公务接待管理办法》《公务车辆管理办法》等文件，强化财务内控审批流程，推动纪律作风建设取得实效。

6. 加大重点领域专项监督。围绕中央、省委省政府重大决策部署和党委组重要工作安排，聚焦纪律作风问题，加强对“双提升工程”、健康云南行动、卫生健康人才队伍发展等重点工作的监督检查，确保各项工作落到实处。纪审办及时参加新中心建设项目例会，对新中心建设工程适时跟进，确保将新中心建设项目建成优质工程、精品工程、廉洁工程。在物资采购工作中，不断加强对采购工作的监管，纪审办参与到大额采购论证会、招标现场评审会、采购合同审核、采购货物验收等环节的监督，努力做到“公开、公平、公正”采购。

在 2020 年审计工作中，配合国家卫生健康委审计处对中央转移支付慢病防治项目进行了专项审计；聘请昆明亚太会计师事务所对中心开展新冠肺炎疫情防控财政专项资金审计和疫苗研究项目协议执行情况专项审计；现场跟踪参与了云南中立造价咨询有限公司和云南中立会计事务所有限公司开展新中心建设项目造价咨询跟踪审计项目。

六、工会工作

（一）部门建制

工会定编 3 人，实有正式人员 3 人。

部门负责人：工会副主席谌振宇，女工委主任叶欣。

成员：刘芳。

部门职责：

1. 执行会员代表大会的决议和上级工会、中心党委的决定，主持中心工会的日常工作。

2. 配合中心党委和行政，组织动员职工完成疾病预防控制工作各项任务。

3. 组织职工依照法律规定，通过职工代表大会、政务公开等形式，参加中心民主管理和民主监督。

4. 依法维护职工的合法权益，密切联系群众，听取反映职工的意见和要求，协助中心办好职工集体福利，关心职工的生活，帮助职工解决困难。

5. 对职工进行思想政治教育，鼓励支持职工学习文化科学技术和管理知识，开展健康的文化体育活动，促进中心疾控文化建设。

6. 搞好工会组织建设，做好会员的发展、接收、教育和会籍管理工作。

7. 维护女职工的特殊利益，做好计划生育工作。

8. 收好、管好、用好工会经费，管理好工会资产。

（二）主要工作

1. 加强学习，坚持正确的政治方向

中心工会“三委”坚持以习近平新时代中国特色社会主义思想为指导，认真贯彻学习党的十九大、十九届二中、三中、四中、五中全会精神，参加中心组学习 8 次。参加为期 3 天的中层干部综合管理能力提升培训班，学习了《从疫情角度看党风廉政建设的新形势新要求》《当前国际形势与中国外交战略》《公共卫生与预防医学重大疾病预防控制》等讲座。参加了省委党校教授到中心进行的《习近平谈治国理政（第三卷）》《党的十九届四中全会精神》《习近平总书记考察云南重要讲话精神》的学习讲座，进一步增强“四个意识”、坚定“四个自信”、做到“两个维护”；参加教卫科工会组织的女工委员培训班和领导干部专题培训班。举办双代会代表和工会干部培训班，传达学习了省教卫科工会七届一次全委会精神，解读了《中国工会章程》《云南省企事业单位职工代表大会工作规范》和《云南省基层工会经费收支管理实施细则》，提升了新当选双代会代表和工会干部的履职尽责能力；工会小组开展《中华人民共和国民法典》和习近平总书记全国劳模大会重要讲话精神学习。认真履行引导职工听党话、跟党走的政治责任，自觉在党和国家工作大局下思考和谋划工会工作，确保党的决策部署在工会工作中得到贯彻落实。

2.“当好主人翁、建功新时代”，加强文化建设，强化新时代职工建功立业

广泛开展“中国梦·劳动美”主题宣传教育。与健促信息中心联合举办了第二届职工“微·科普”技能大赛，为提高制作水平，邀请专业教师做赛前技术指导，开展《PPT设计能力提升》和《短视频拍摄与剪辑》2个专题讲座。在历时2个月的比赛中，收到参赛作品40个，内容涉及新冠肺炎疫情防控相关科普知识、流感、结核病、艾滋病、狂犬病、手足口病等传染病防治相关主题；营养与食品卫生、科学就医、无烟生活、合理膳食、心理健康、科学健身、三减三健等健康生活方式、健康素养66条、家庭健康教育处方等健康促进相关主题等，评选出3个优秀科普传播集体奖和10个优秀作品。

组织全体职工开展丰富多彩的文体活动，增强职工的身心健康。以“文化之旅健步走”为主题，组织470多名职工参加庆元旦迎新年活动；参观“云纺博物馆”；举办春节联欢会、新春趣味运动会和第九套广播操比赛，开展“春节随手拍”“书香三八”读书征文、“童心抗疫”、秋游和兴趣小组等活动。组织职工参加澄江县疾控2020年“文明讲堂”总堂第四期（疾控专场）活动，分享抗疫故事《同呼吸 共命运 我们一直在行动》，中心合唱团友情演出表演唱《守护生命》。组织职工参加“我们的节日——春节、我们的中国梦金碧社区迎新春·促和谐‘文化进万家’惠民活动暨第四届少数民族趣味运动会”活动。

推动爱国爱家、爱岗敬业的社会主义新风尚，评选和表彰了2018—2019年度发挥示范引领作用的33名先进女职工和26户“五好”文明家庭。推荐5户家庭获得省卫健委“最美家庭”表彰，推荐6户家庭获得西山区妇联“最美家庭”表彰，李凯家庭、张杰家庭获得西山区妇联的推荐参加昆明市“最美家庭”的评选。推荐寸建萍作品《言传身教 优良家风代代传》并制作家风家教视频，参加云南省总工会女职工委员会在全省广大女职工中开展和谐家庭建设系列活动——征集“好家规、好家训——书写家国情怀、弘扬时代新风”活动，获得了视频类作品三等奖。推荐6篇女职工家风家教优秀作品参加省教卫科工会“书香三八”读书征文活动，2篇作品入选。

为抗击新型疫情，中心全体职工从1月24日至4月底取消休假，全员在岗，在以习近平同志为核心的党中央领导下，坚决执行疫情就是命令，防控就是责任，义无反顾冲上疫情防控第一线，齐心协力、协同配合，把“一盘棋”思想落细落实，有效控制了疫情，涌现出一批劳动模范和先进工作者，160人次获得上级有关部门表彰。经党委和工会推荐，急传所伏晓庆所长参加云南省二十三届先进工作者评选，充分发扬了劳动模范的先进带领作用。

3. 维权帮扶，落实职工各项权益

（1）深化民主管理制度建设

召开第三届十四次职工代表大会暨工会会员代表大会，听取和审议中心《行政工作报告》《财务工作报告》，听取工会《工作报告》《财务工作报告》《经费审查工作报告》和本次提案工作报告，并围绕中心各项工作任务组织代表开展了讨论审议，充分听取了对中心改革发展的意见和建议。

在中心OA系统中设置调查问卷，开展会员评家活动，从工会的服务态度、服务能力、服务质量、服务效率和服务形象5个方面进行满意度调查，2020年服务质量测评为91.4分。

通过职代会和坚持了16年每季度一次的“沟通无处不在——职工交流座谈会”形式，尽可能征集会员的意见、建议，通过党政领导、相关部门负责人悉心解答或答复，并在OA系统对中

心意见、建议进行书面回复，督促相关部门落实，畅通了会员反映困难和建议的渠道，理顺了情绪，化解了矛盾，形成了领导和职工之间沟通思想、互相理解、互相尊重和互相支持的良性循环；2020 年共解决或答复职工意见和建议共 45 条。

（2）竭诚为职工做好服务

中心职工、非在编职工入会率 100%，春节、端午节、中秋节开展慰问。做好春节送温暖活动，中心党政班子看望慰问春节期间坚守岗位的一线值班人员、劳模工作室团队，送上节日的问候和省教卫科工会一线值班慰问金。看望生病住院职工 28 人、职工生日慰问 589 人，金额 117800 元。办理第十六期职工医疗互助报账 21 人次，补助互助金 12590 元。在中心行政的支持下，做好职工生活保障工作，每周提供两次牛奶、每月提供两次酸奶，为职工工作期间补充营养，组织职工注射流感疫苗 664 人，开展职工健康体检 812 人。

（3）开展女职工四期保护

关爱中心孕期、哺乳期女职工，新冠肺炎疫情期间，按照云南省总工会女职工委员会建议并报中心办公会同意，中心共有 18 名孕期、哺乳期女职工居家办公，通过中心办公自动化系统参与中心和部门工作。组织女职工特检 498 人，在健康体检的基础上增加液基细胞、乳房 B 超或乳房钼靶项目，保障女职工健康权益。设立“妈妈爱心小屋”为哺乳期女职工提供服务，办理计划生育一胎证 4 人，报销计划生育费 9 人。组织 7 名未婚女职工参加云南省总工会“云南汇缘”交友联谊活动。参加了新华网云南频道、云南网等媒体“妇女节，告白战疫一线的铿锵玫瑰！”征稿活动，宣传中心支援湖北防疫工作女队员的先进事迹，鼓舞了中心女职工的士气，展示了疾控女职工的形象。

开展关爱下一代活动，协助 5 名职工子女育红小学入学报名；子女参加中考、高考的职工可休假 2 天；子女在 14 岁以下的职工给予儿童节休假半天。承办由共青团西山区委、西山区关心下一代工作委员会、西山区妇联主办，“把爱带回家——青春自护·平安春节”青少年心理健康、自护教育活动，特邀昆明市心理协会副会长、昆明市 12355 青少年服务台核心义工冯楠老师主讲。组织职工子女参加金碧社区“多彩少年志愿者 助力共建文明城”活动。

（4）做好疫情防控一线职工关爱工作

疫情防控期间，云南省总工会党组书记、常务副主席孔贵华，云南省教卫科工会主席崔家周一行人到中心看望慰问一线干部职工，并支持抗击疫情专项慰问金 10 万元。中心领导和工会多次到新冠肺炎疫情防控指挥中心、急性传染病防治所、综合保障部、技服中心等部门，看望和慰问一线防控职工以及支援湖北防疫队、支援缅甸、老挝专家组等抗疫一线职工的家属 116 人次，送上慰问品和省总工会的慰问金；配合党委制定《联系关心支援湖北防疫工作队队员及队员家属机制》，开展志愿服务，党政工团协同配合，组成由党员、工会会员、青年团员为主力的志愿服务队，为队员家属提供“一对一”个性化服务，帮助解决生活必需品采购、老弱病残成员护理、小孩假期作业辅导、看护生育家属等实际困难，帮助队员解决后顾之忧。为 52 名一线职工举办了特殊的集体生日活动。“三八节”为援鄂女职工邮寄特别的节日礼物。组织援鄂医疗队到腾冲疗休养 29 人，一线职工到安宁疗休养 21 人。

4. 以改革创新精神加强工会自身建设

9 月 27 日，中心召开了第四届会员代表大会，完成了工会委员会、工会经费审查委员会和女职工委员会的换届选举工作，注重在一线劳模和优秀职工中选配工会干部，由全国三八红旗手贾曼红任工会主席、云南省第二十三届先进工作者伏晓庆任兼职副主席；在双代会代表的组成中，优化工会干部队伍结构，一线职工占 83%。同时，进一步加强“学习型、实干型、服务型、创新性、廉洁性”五型工会建设，健全完善了工会各项规章制度和操作流程，注重职工代表和工会干部的教育培训，积极开展了典型示范引领活动，在30个工会小组中开展评先活动，对其中完成中心工作任务好、开展互助互帮活动好和组织文体活动好的7个工会小组授予“先进工会小组”称号，对17名工会干部授予第三届优秀工会工作者称号。

严格按《基层工会经费收支管理办法》要求收好、管好、用好工会经费，管理使用好工会资产；严格执行中心工会财务管理要求，每笔开支通过审批程序，重大开支需经工会委员会讨论通过。经考核，工会经审工作规范化建设标准达标认定为A级。完满完成教卫科工会对工会经费使用和资产管理的审计。

七、安全保卫

（一）部门建制

保卫部定编8人，实有正式人员8人，外聘人员及保安公司派遣人员19人，合计工作人员27人。其中，中心聘用临时工作人员5人（东寺街158号家属区门卫2人、1号楼地下室自行车保管1人；春晖路4号结防所家属区门卫1人；学府路135号原皮防所门卫1人）。昆明市西山区保安服务有限公司派驻中心保安14人（东寺街158号办公区6人，景泰街155号应急车库、冷库8人）。

部门负责人：部长汤卫华（兼机关党总支第2党支部支部书记，12月15日赴昭通市彝良县荞山镇底武村驻村开展脱贫攻坚、乡村振兴工作队驻村工作）、副部长李元富（2018年3月—2020年12月15日，在昭通市彝良县荞山镇底武村驻村扶贫工作队工作）。

成员：郭永民（机关党总支书记）、姚忠和、万伟、李洪运、刘金鑫、尹菲。

部门职责：

1. 负责中心安全保卫工作，维护中心正常的工作、学习和生活秩序，业务上受公安机关和卫生厅综治办的指导。
2. 协助中心抓好社会治安综合治理工作，负责社会治安综合治理责任制的落实与考核。
3. 积极协调、主动开展矛盾纠纷与安全隐患排查整治，坚决堵塞安全漏洞。
4. 负责宣传教育职工提高警惕，增强法治观念，提高自我防范意识。
5. 负责协调中心监控设施和防盗警报装置的日常检测与维护。
6. 贯彻执行《中华人民共和国消防法》，维护中心的消防管网，负责中心火灾预防和防火器材的配备工作。
7. 负责对中心保卫人员和保安工作的监督与管理。
8. 负责中心户籍管理工作。
9. 负责中心各工作区、生活区及地下停车场、应急车库等场所及设施的安全管理。
10. 负责对中心各门卫点的管理。
11. 协助相关科室和部门处理信访、上访、投诉及民事纠纷的调处工作。
12. 配合公安机关对发生在中心的治安、盗窃、暴恐、刑事案件进行侦破与查处。

（二）主要工作

坚持“预防为主，综合治理，一岗双责、党政同责”的方针政策，紧紧围绕“抓业务必须先抓安全、抓安全必须先抓岗位、抓岗位必须抓个人”的要求，牢固树立“发展是第一要务，安全是第一责任”的理念，坚决扭住反恐防恐、扫黑除恶、消防安全、黄赌毒及出租、出售房屋管理的工作重点，不断凝聚职工智慧力量，积极开展隐患排查整治，努力夯实安全工作防线，各项工作成效得到进一步巩固和深化。

1. 立足统一思想认识，加大学习宣传与培训力度。一年来，始终注重用上级文件、通知和指示要求，统一思想、指导行动，对上级下发的有关安全生产、反恐防恐、防洪防汛、扫黑除恶、冬春火灾防控、应急处置、临时性工作任务等 40 余份文件通知认真学习落实，采取内网签阅的形式在中心安全生产领导小组成员中达成共识，全年组织职工及义务消防员召开 4 次安全生产综治分析暨消防安全知识培训、消防应急逃生、实战灭火演练，并再次学习上级文件精神，分析研判形势，统一思想行动。全年开展了 4 次消防知识学习培训，应急疏散、灭火实战演练 2 次，反恐防恐演练 2 次，中心 580 人次参加学习培训；制作“扫黑除恶专项斗争”宣传布标 8 条，分别悬挂在中心大门、侧门、院内等，利用大厅电子显示屏滚动播放宣传片 2 部，发放各部门“扫黑除恶专项斗争宣传手册”30 本、省卫健委制作“应知应会手册”37 本，各点张贴宣传画、海报图片 1200 份，制作反恐防恐台账 1 套，扫黑除恶专项斗争工作台账 1 套；制作消防安全、反恐防恐宣传展板 8 块，有效增强职工安全防范意识，提高应急处置能力。

每月由中心安全生产领导小组牵头，中心领导带队，保卫部、行政办、质管部、慢非传所、健促信息中心、综保部联合实施安全生产大检查 12 次，组织开展到各点巡查 52 次，各节假日前后巡查 20 余次，值班人员进行日常安全隐患巡查排查 800 余次，发出隐患整改 24 次（经保卫部督促全部整改完成），创建消防、安全生产综合治理公告 42 条，创建安全提示、通知 13 份并且打印张贴到各点 367 份。通报中心办公区职工停车情况 12 期，召开 28 次内部安全保卫周会、组织 8 次安保人员集中培训、12 次反恐防恐和消防骨干培训演练（含组织消防比武训练），撰写安全生产、反恐防恐、扫黑除恶工作简讯 13 期（疾控资讯刊登）；撰写 36 期安全工作旬报上报中心领导，收集掌握安全动态，提升突发情况处置能力，单位内部未发生火灾、偷、盗、抢等治安违法案件。

每月至少 2 次由消防维保公司对中心的消防设施及监控系统进行检测，同时对消防器材和设施实行挂牌管理，全年维护记录 60 余次，上报各类安全工作报告 8 份，表格 14 份，此外，结合单位实际情况，发布《关于做好“一节两会”期间安全防范工作的通知》《关于加强治安防范和隐患治理工作的通知》《文明交通安全提示》等，通过内网发布和各工作（生活）区张贴 216 份，对安全防范工作进行再教育、再部署、再落实，“发展是第一要务，安全是第一责任”的理念不断深入人心，“人人讲安全、事事讲安全、时时讲安全、处处讲安全”的氛围逐步形成。

2. 立足以安全工作为基础，加强日常隐患排查整治。围绕重点环节、重要时节、重点部位，坚决从堵塞漏洞、消除隐患入手，采取自查与督查、集中排查与日常监管、每月大检查与不定期抽查相结合的方式，利用科室每日下班前 5 分钟检查，中心办公区域每日 3 次巡查、每周 1 次隐患排查、每月 1 次安全联合大检查，紧急情况或特殊时期、节假日前后开展专项检查等举措，及时发现薄弱环节和安全隐患，并立即抓好整改落实。为了落实打通“生命通道”集中治理行动完成消防通道规划标识 310 米，中心建筑消防设施设备进行了年检并达到“合格”，更换填充消防灭火器及补充设施设备 814 只（件），中心办公区采购安装电动自行车智能充电桩 10 台（东寺街 158 号地下室 8 台，结防所办公区 2 台，每台同时可以供 10 辆电动自行车充电），东寺街 158 号家属区免费安装 1 台，学府路 137 号家属区免费安装 1 台，银隆巷 155 号（原职防所）免费安装 1 台。每天 17 点前按要求上报昆明市经文保分局、西山区消防救援大队、“云南智慧消防平台”治安安全及消防安全工作情况，全年未发生治安事件、消防事故、漏报和迟报现象。

3. 立足全面统筹协调，加大组织领导与管理力度。分别成立《云南省疾病预防控制中心危险化学品综合治理工作机构》《安全生产领导小组》《消防安全领导小组》《排查化解矛盾纠纷工作领导小组》《社会治安综合治理委员会》《生物安全管理委员会》《创平安单位领导小组》等机构，加强组织领导，全面贯彻落实各项工作职责。保卫部与“昆明丰盛科技有限公司”签订的2020年度《建筑消防设施维护保养合同》于2月28日24时到期；完成续签了2020年3月1日8:00至2021年2月28日24:00消防设施维护保养合同；与昆明西山区保安服务有限公司签署的保安服务合同于2月28日24:00到期，续签了2020年3月1日8:00至2021年2月28日24:00保安服务合同，保安人员共11名（其中驻中心东寺街158号6名，驻中心原职防所5名）。

4. 立足推进联防联动，加大内外沟通与协同力度。对内，坚持与30个部门加强协调沟通，由安全生产领导小组牵头，统一组建安全生产联合检查组，具体落实安全生产的各项检查工作。全中心外围、进出口、办公区通道安装配置的276头视频监控系统（东寺街158号办公区、家属区201头，医师技能鉴定考试点29头，景泰街155号“原职防所”46头）实施全程监控，视频内容存储时间90天以上，给安保工作提供了相关事实依据。对外，坚持与省卫健委综治办、昆明市经济文化保卫分局、金碧派出所、丰宁派出所、金沙派出所、莲花派出所、西山区消防救援大队、金碧街道办事处、金碧社区居民委员会定期开展联防联动，充实完善联防联治机制，派人参加联席会议4次，辖区派出所、西山区消防大队先后10次到中心检查指导工作，交换意见和建议，为中心补齐短板、维护安全、促进消防工作落实奠定了坚实的基础。保卫部在中心大门口配置空气压缩机1台，常年免费为职工及过往群众提供电动车充电、自行车充气服务。

5. 立足反恐维稳宣传，加大专业培训与宣讲力度。中心胡培、林佶2人被任命为云南省反恐工作领导小组办公室核与辐射及危险化学品专家，自2017年以来，分别在昆明市、曲靖市、迪庆州、西双版纳州、普洱市、红河州、玉溪市等地进行《核与辐射应急处置的基本知识》《化学恐怖袭击事件和突发性化学事故的应急处置》和《食品药品和环境中常见毒物及检测》等内容授课培训，主要内容涉及化学恐怖袭击事件及化学事故的概念、化学恐怖袭击事件及化学事故案例、化学恐怖袭击事件及化学事故的危害、化学恐怖袭击常用的化学毒物、化学恐怖袭击事件和化学事故应急预案的制订、化学恐怖袭击事件和化学事故的现场救治等，接受培训的人员超过2000余人。

6. 全年为职工办理身份证、户口证明、落户、销户、迁户等手续40余件次。

八、离退休人员管理

（一）部门建制

离退休人员服务办公室（简称：离退办）定编5人，实有人员5人。

部门负责人：主任刘学科，副主任梁军。

离退休党总支书记：伍友山。

成员：王云济、程铃迤。

部门职责：

1. 贯彻执行党和政府的离退休干部工作方针政策，并按照上级关于离退休干部工作的意见和规定，落实好离退休干部的各项政策待遇。

2. 加强和完善党的建设，支持老干部党总支、离退休支部开展各项活动，落实好离退休党员组织生活制度，做好思想政治工作。

3. 组织落实好离退休干部阅文、听报告、参加会议和一些重大活动等制度。

4. 坚持走访慰问制度，做好重大节日、生病住院、生活困难离退休老同志走访慰问工作。

5. 按照政策规定，协助做好离退休人员薪酬福利费用的足额发放，确保离退休人员生活福利和医疗保健等待遇的落实。

6. 负责离休干部特需经费和公用经费的申报手续；协助做好离退休人员伤残优抚和丧葬抚恤等工作。

7. 加强与异地离退休人员的联系，协助解决遇到的困难和问题。

8. 做好老干部活动室的管理与服务，组织开展有益于老同志身心健康的文体兴趣活动，为老年人协会开展工作提供服务保障。

9. 建立健全离退休人员信息数据库，做好信息的收集与整理，按时完成年度统计报表。

10. 加强服务老干部工作人才队伍建设，提高老干部工作水平和服务质量。

11. 做好离退休人员来信、来访和接待工作，解决老干部工作中出现的新情况、新问题，及时向中心领导汇报老干部工作情况。

（二）主要工作

1. 春节前走访慰问

春节前夕，中心党政领导开展2020年春节上门走访慰问离退休人员活动，对中心全体离休干部、老领导、90周岁以上老人和生活困难人员共计28人开展了上门走访慰问活动，慰问组与老同志们亲切交谈，真访实问，详细询问他们的身体状况和生活情况，认真听取他们对中心发展的意见和建议，并为老同志们送去了慰问信、慰问金和慰问品，送上新春的祝福和问候。

2. 新春座谈会

1月19日，在中心多功能厅召开2020年离退休老干部迎新春团拜会暨新春联谊活动，中心未外出的党政领导和220余名离退休老干部欢聚一堂，清茶一杯，喜迎新春。团拜会上，中心党委书记杨军同志作了热情洋溢的致词，中心副主任胡培同志通报了2019年中心工作情况和2020年工作打算，杨军书记还为亲临现场参加活动的中心90周岁以上老领导们敬献花篮、祈福贺寿，并邀请退休老领导代表、在职党总支书记和中心部分科室负责人代表，举行了《奋进足迹 真情记忆——云南疾控发展历程回忆录》（一、二册）的赠书仪式。会后，中心老年人协会和在职队员联合为大家表演了异彩纷呈、鲜活生动的文艺节目，展现了老同志们积极向上、老当益壮的精神风貌。

3. 抗疫捐款

按照《中共中央组织部关于组织党员自愿捐款支持新冠肺炎疫情防控工作的通知》要求，组织中心离退休老党员们开展自愿捐款支持疫情防控工作，力所能及地参与到这场战“疫”中来，经过精心组织，老同志们纷纷主动来中心捐款，不能到现场的也都通过电话和网络等渠道委托代理捐款，共收到捐款人民币13740元，充分体现了老党员、老同志们的政治自觉和社会责任。

4.“七一”前走访慰问老党员活动

“七一”前夕，为建立健全党内激励关怀帮扶机制，充分体现中心党委对老党员的关心关爱，由中心领导带队走访慰问年满90岁高龄及因病生活困难老党员7人，为他们送上慰问信和慰问金，向他们致以节日的问候和祝福，送去党组织的关怀与温暖。

5. 重阳节走访慰问活动

10月20日，由中心主任宋志忠、党委书记杨军、党委副书记马燕和纪委书记马敬百分别率队，分组登门走访慰问了中心90周岁以上的离退休老干部10人，送上党和政府的关怀和温暖，与大家共同欢度重阳节，向全体老年人致以节日的慰问和祝福，并为大家献上慰问品和慰问信，祝愿他们在各级组织的关心下，老有所养、老有所为。

6. 送健康系列活动

3月16日前，为离退休人员发放口罩2620个，助力离退休人员疫情防控；10月，组织退休人员在红会医院健康体检 219 人次；10 月，组织离退休人员接种季节性流感疫苗 271 人次；截至 12 月 31 日，共走访慰问离退休老干部 50 人次。

7. 医疗互助

为 252 位退休人员办理了职工医疗互助，报销医疗互助金 8217 元；为退休人员办理 2021 年医疗互助 249 人次。

8. 廉政活动

根据《云南省防范和处置非法集资工作领导小组办公室关于开展防范非法集资宣传月活动的通知》（云处非办〔2020〕21 号）要求，向离退休人员开展防范非法集资宣传活动。组织收看了云南卫视《清风云南》栏目播出的专题片《医者之鉴：折翼的“白衣天使”》《叩问初心》《政治掮客苏洪波》等警示教育片。根据中心纪审办的统一安排，完成 153 名离退休党员监督对象的信息采集工作。

9. 临终关怀

配合 9 名逝世退休人员家属办理丧葬、抚恤金申报领取服务。

10. 其他

根据省委老干部局和省卫生健康委离退办要求，完成中心“云南省离退休干部工作管理系统”和“2020 年离（退）休干部统计表”资料收集和录入工作。

九、共青团工作

（一）部门建制

中心共青团委书记：张丽琴（兼职）。

中心共青团委委员：张丽琴、施柯好、杨蕊、宁忻、李梦宇。

部门职责：

1. 抓好团委自身建设，把团委建设成团结的、充满战斗力的集体。

2. 贯彻执行中心党委、省卫计委团委的工作指示和决议，团结带领全体团员创造性地完成各项工作任务。

3. 组织好“两会”，即团员大会和团委会，传达贯彻党委和上级团委的指示和决议，研究和计划团委的工作，将工作中的重大问题及时提交团委会和团员大会讨论决定。

4. 了解、反映团员青年的思想、要求和呼声，维护他们的正当权益。关心他们的学习、工作、生活和休息，开展文化、娱乐、体育活动。

5. 经常向党委和上级团组织反映情况，请示工作，加强和各级党组织及其他科室的密切联系，积极争取他们对团委工作的帮助和支持。

（二）主要工作

12 月 11 日，举行青年理论学习小组暨读书兴趣小组活动，以传达学习党的十九届五中全会精神为主要任务，中心党委副书记马燕领学《中国共产党十九届中央委员会第五次全体会议公报》。邀请“援塞拉利昂固定生物安全实验室第二期技术援助项目”第六批赴塞专家团成员周永明副所长分享在塞拉利昂执行援助任务的故事；云南青年五四奖章集体处突中心的黄甜，作为中心支援湖北咸宁防疫工作队成员分享了感人的援鄂故事。

1. 加强政治引领，着力推动青年学习践行习近平新时代中国特色社会主义思想

（1）深入开展青年理论学习。认真贯彻共青团十八届三中全会关于“全团抓思想政治引领”

的要求，把学深悟透习近平新时代中国特色社会主义思想和习近平总书记考察云南重要讲话精神作为政治理论学习的重点，以“青年大学习”学习平台为载体，推动青年理论学习制度化、日常化，引导团员青年增强“四个意识”、坚定“四个自信”、做到“两个维护”，自觉在思想上政治上行动上同党中央保持高度一致。

认真组织团员青年完成每季每期的青年大学习；共青团十八届四中全会于 1 月 9 日—10 日在北京举行，1 月，组织团员青年学习会议精神。

5 月 4 日，组织团员青年学习习近平总书记五四寄语精神，请获得“云南五四青年集体”表彰的部门处突中心分享学习心得。为深入学习贯彻习近平总书记寄语精神，激励中心团员青年继承和发扬五四精神，结合疾控工作实际，组织开展“学习寄语精神 · 展现青春担当”主题宣传教育活动。

（2）积极组织参与青年培训宣讲活动。以青年理论学习小组、青年榜样宣讲活动为载体，进一步坚定理想信念，提升政治能力和工作本领，筑牢广大团员青年听党话、跟党走的思想根基。

1 月转发云南省卫生健康委机关团委的倡议书，号召团员青年以省二院血管病中心外科护士杨昆娥同志为榜样，学习她“敬佑生命、救死扶伤、甘于奉献、大爱无疆”的精神。

清明节期间，组织团员青年开展网上“清明祭英烈”活动，引导团员青年在缅怀先辈的情怀中向爱国革命烈士学习，铭记历史，传承民族精神，激发爱国热情。

5 月 26 日，参加委机关团委举行的“青春不负韶华 战疫彰显担当”青春故事分享会，中心一线青年林燕分享战“疫”青春故事。

7 月 30 日，参加省委省直机关团工委、省公安厅团委、省卫生健康委机关团委、云南日报报业集团直属机关团委、中国移动云南公司直属机关团委联合开展的“绽放战疫青春 坚定制度自信——战疫青春力量”青年理论学习交流活动。

12 月 11 日，组织青年理论学习小组活动，学习传达十九届五中全会精神。

2. 聚焦卫生健康中心工作，着力提升团员青年工作能力

（1）围绕中心、服务大局，引导青年干实事、争先进、创一流。牢固树立“大卫生、大健康”理念，大力弘扬“跨越发展、争创一流；比学赶超、奋勇争先”精神，深化“青年文明号”“青年岗位能手”“青年突击队”等品牌工作，结合疾控工作实际，组织青年立足岗位，积极投身疫情防控、健康扶贫等工作，促进青年成长成才，带领青年展现担当作为。

习近平总书记 3 月 15 日给北京大学援鄂医疗队全体“90 后”党员回信，3 月 16 日请中心援鄂防疫工作队“90 后”代表郑尔达和任翔分享读信后的感想，并在云南疾控公众号发布宣传稿《读了习近平总书记 3 月 15 日给北京大学援鄂医疗队全体“90 后”党员的回信 云南疾控的“90 后”他们这样说》。

疫情期间积极向委机关团委和国家疾控中心团委推送中心一线青年先进事迹。3 月，中心 3 名抗疫一线青年先进事迹刊登于《青年与社会》杂志。

根据《关于 2020 年青年文明号开放周活动的工作安排》的要求，按时报送 2020 年青年文明号开放周推荐成果，《弘扬和践行社会主义核心价值观——全国青年文明号疫情监测 / 突发公共卫生事件处置中心》。

（2）积极投身新冠肺炎疫情防控工作。把疫情防控工作作为重要工作来抓，当好党的助手和后备军，在疫情防控主战场发挥主力军和突击队作用。

2 月，组建中心“疫情防控青年突击队”，号召青年职工立足本职岗位、发挥专业特长，在做好自身防护的同时，积极主动、有序有力地参与防控工作。收到云南省卫生健康委机关团委划拨的 5000 元专项团费后，为直接参加疫情防控工作的青年突击队队员购买疫情防控必备生活

保障，做到专款专用，切实加强管理监督。

（3）大力选树青年先进典型。深入青年工作一线，积极发现、选树和宣传在奋战疫情防控、助力脱贫攻坚、岗位建功中的青年先进典型。在中心营造学习先进、赶超先进的良好氛围。

根据《共青团云南省委、云南省青年联合会关于申报“云南青年五四奖章”人选的通知》要求，推荐李多申报“云南青年五四奖章”个人，处突中心申报“云南青年五四奖章”集体。处突中心获2020年“云南青年五四奖章集体（新冠肺炎疫情防控专项）”。

根据团省委《关于深入开展“争做新时代向上向善好青年”主题活动的通知》要求，推荐周晓芳、李多申报“爱岗敬业好青年”，王晓雯申报“创新创业好青年”，郝林会申报“扶贫助困好青年”，宁忻申报“崇德守信好青年”。

根据《团中央全国青联关于申报第24届“中国青年五四奖章”人选的通知》要求，推荐3名一线青年申报“中国青年五四奖章”，处突中心申报“中国青年五四奖章集体”。

根据《关于开展省直机关“青年学习标兵”评选活动的实施方案》要求，推荐林燕申报“青年学习标兵”。

根据《共青团云南省委关于推报表彰抗击新冠肺炎疫情青年志愿服务先进集体和先进个人的通知》要求，推荐中心志愿服务队申报“抗击新冠肺炎疫情青年志愿服务先进集体”，郑尔达申报先进个人。

（4）关心关爱疫情防控、脱贫攻坚一线青年工作者。围绕青年在身心健康、婚恋交友、社会交往等方面的困难和问题，开展主题鲜明、富有特色的文体活动，不断提升服务青年的能力水平。

在中心党委的号召下，党总支、团委广泛动员行政职能部门，组建中心新冠肺炎疫情防控机关志愿者服务队，分为3组开展内容丰富、形式多样的志愿服务活动，主动服务一线部门和职工，全力做好后勤保障工作。

根据《关于开展援鄂医护人员“6+n”暖心行动的通知》要求，为中心27名援鄂人员家庭配备9名志愿服务联络员，做好志愿服务。用云南团省委、云南青基会划拨的继续关爱援鄂医护人员经费，购买爱心物资慰问援鄂人员。

扎实做好团干部直接联系服务青年工作，力所能及帮助解决青年在工作和生活中遇到的困难。

3. 大抓基层，着力推进基层团组织规范化建设

（1）加强党建带团建，推进全面从严治团。深入推进从严治团，把团的建设纳入党的建设总体部署和党建工作责任制的重要内容，每年向同级党组织专题汇报共青团工作，积极推动党群活动联办，党团阵地共建共享，扩大共青团组织覆盖面和工作覆盖面。

（2）深入推进基层团组织规范化建设。通过建设青年理论学习小组、疫情防控青年突击队和机关志愿者服务等方式，加强对青年的组织覆盖和工作覆盖。加强团籍日常管理，不断夯实基层基础。按要求完成智慧团建系统团员信息录入、对标定级、“学社衔接”工作。2020年，本地区外申请转入的团员数（非升学）4人，按时完成转接。

（3）抓好推优入党工作。严格落实《共青团推优入党工作实施办法（试行）》，加强与党组织的沟通，积极为党组织输送新鲜血液。

（4）加强团员队伍建设。持续增强团员队伍的先进性，提升团干部政治素养与业务能力。推荐团委申报2018—2019年度省级卫生健康系统五四红旗团组织、杨蕊申报优秀共青团干部、施柯妤申报优秀共青团员，均获表彰。做好团费收缴和管理工作，现有团费2210元。

（5）强化团干部队伍建设。持续加强团干部成长观教育，引导各级团干部树立正确的政

绩观、事业观，保持蓬勃朝气，展现清风正气，成为青年榜样。

4月10日，组织团委委员收看团中央以网络视频直播形式进行的2020年全团青年发展重点工作解读。

9月20日，组织观看团委委员第二届全国卫生健康行业青年志愿服务项目大赛全国赛培训班线上直播；9月30日，参加省卫生健康委机关团委组织召开的第二届全国卫生健康行业青年志愿服务项目大赛全国赛决赛视频会。

11月23—26日，参加省级卫生健康系统团组织书记暨优秀青年干部培训班，与其他单位的团委书记交流讨论，学习各单位团组织好的工作经验和方法。

12月8日，参加委机关团委组织的十九届五中全会精神宣讲会。

12月21日，参加网络直播的2020年全国卫生健康系统青年文明号创建工作培训班。

十、综合保障

（一）部门建制

综合保障部（简称“综保部”）定编11人，实有正式人员13人，临时聘用4人。

部门负责人：部长苏卫华，副部长张毓瑜。

成员：陈涛、张贵国、岂畏、刘峥、杨帆、张林宏、李慧、黄泽云、高胡兴、郑敏、普怡敏。

聘用临时人员：华利波、马汝斌、陈丽萍、张洁。

综合保障部内设后勤服务及物业管理组、招标采购组、资产管理组、物资储备管理组。

后勤服务及物业管理组：陈涛、岂畏、马汝斌、华利波、刘峥。

招标采购组：普怡敏。

资产管理组：郑敏、杨帆、黄泽云、高胡兴、陈丽萍。

物资储备管理组：张林宏、李慧、张贵国、张洁。

部门职责：

1. 负责中心基础设施的管理、维修维护。

2. 负责办公家具等固定资产的管理、维护及报废。

3. 负责中心物资、药品、设备的招标采购。按照中心各部门的工作需求，按程序组织专家论证、办理政府采购申报手续，协助完成招标采购工作。

4. 负责招标采购物资的供应发放。

5. 负责应急物资的仓储管理。

6. 负责国家应急队后勤保障车辆的维护保养。

7. 负责剧毒和易制毒化学品的仓储。

8. 负责艾滋病项目的试剂耗材，结核药品的仓储管理及发放。

9. 按要求完成与设备相关的项目工作，完成设备招标采购及下发、验收、调拨。

10. 组织对新进仪器设备进行开箱验收、建档等，对设备进行标识化管理。

11. 建立完善设备档案资料，动态掌握中心现有仪器设备的使用、运行状况，负责设备档案管理。

12. 拟订设备年度检定计划，组织开展设备检定、校准及比对，确保设备的量值溯源性。

13. 对各部门管理仪器设备的运行、保养、量值溯源等情况进行监督和检查，按规定开展日常维护保养，协调处理发现的问题。

14. 及时提出仪器设备的报修、报废或维修申请，协调办理相关手续。

15. 收集掌握仪器设备相关信息，为基层提供咨询。

（二）主要工作

1. 物资采购

组织大额物资采购论证会 4 次，组织论证和申报拟采购进口产品项目 10 个，组织论证和申报拟单一来源采购项目 18 个。

申报采购项目 728 个，总金额 3.8964 亿元。

其中：政府集中招标采购 82 个，金额 7600 万元；非财政资金委托招标 6 个，金额 230 万元；新冠肺炎疫情防控紧急采购项目 51 个，组织紧急采购评审会 18 次，采购金额 6900 万元；中心内部询价采购 75 个，金额 403 万元；从协议供货商处采购 144 个，254 万元；直接采购 280 个，金额 396 万元；科室签订协议服务采购 17 个，金额 115 万元；设备维修及其他维修、保养服务 57 个，金额 191 万元；从高值耗材阳光采购交易系统采购 8 次，金额 275 万元；代全省免规冷链项目招标采购项目 4 个，金额 5500 万元；国家一类疫苗采购批次 4 个，金额 1.71 亿元。

每周向中心领导和采购科室负责人报送项目实时进展情况。

2. 资产管理

（1）物资出入库管理

采购项目全部实现电子化出入库管理，采购项目按科室用途及经费来源更加细化。

完成招标物资试剂、电脑耗材及办公用品等出入库 1225 次，金额 4065.61 万元。

完成固定资产出入库 155 次，购入 551 件 / 台，金额 3435.13 万元。

完成办公家具出入库 38 次，金额 20.69 万元。

（2）仪器设备报废

4 月 30 日，中心行文《云南省疾病预防控制中心关于申请资产报废处置的请示》（云疾控发〔2020〕102 号），申请报废 2020 年 273 台 / 件（资产原值 8680416.17 元）的资产；5 月 8 日，上报省卫健委；11 月 4 日，经省卫健委专家组鉴定，拟报废 159 台 / 件（资产原值 684.25 万元）。

（3）上报资产月报

每月按照财政厅要求与计财部核对中心资产实物账和会计账，通过《财政部统一报表系统（云南）》按时上报《行政事业国有资产月报》。

（4）危化品管理，3 名部门职工进行培训获得安全生产知识和管理能力合格证。

（5）设备检定

开展设备的检定及量值溯源的自检定工作。按国家和中心的相关规定，拟订了中心 2020 年有关部门仪器设备的检定计划。截至 12 月底，组织开展设备计量检定工作涉及 13 个部门，检定的仪器设备及辅助器械共计 598 台 / 件。

3. 经费报账

完成试剂耗材、设备经费报账 507 次，金额 2.47 亿元；维修、基建工程报账 49.26 万元；办公家具报账 20.69 万元；临床药品经费报账 14 次，金额约 242.12 万元。

退还质保金 100 次、金额 280.74 万元；退还履约保证金 12 批次、金额 5212.41 万元。

4. 应急队伍后勤保障管理

做好应急队物资设备的维护保养，做好应急物资的及时供应发放。

验收应急物资 2572 件 / 台，发放应急物资 1220 件 / 台。

完成应急车辆车载设备维护、保养测试 35 车次。

5. 后勤管理

（1）每天早、晚对中心配电室做好巡视记录，做好中心各个办公点的日常水、电、气维护、保养工作，做到发现问题及时解决。做好与昆明市供电局、昆明市自来水公司的业务联系，及时了解停电和停水的情况，做好预防工作。

（2）按照昆明市自来水公司的要求，完成了半年一次地下水池和二次供水水池的清洗、消毒工作，水质检验符合饮用水标准。

清运中心办公区和家属区化粪池 15 个、20 车次，请搬家公司搬运科室物品 12 车。

按照昆明市供电局的规定，完成了中心 4 个办公点及家属区配电室变压器、高、低压配电柜两年一次的预防性试验报告，试验报告交昆明供电局检查组备案。

（3）按照省爱国卫生的部署，中心组织开展常态化爱国卫生活动，综合保障部参与人员 40 人次。

（4）完成每月一次办公室内务及环境卫生检查。参加保卫部组织的每月一次安全生产大检查，参与人员 24 人。参加消毒病媒所组织的每月一次环境卫生检查，参与人员 12 人。

（5）每季度完成 4 个家属区 283 户住户的水电费用查抄计算和汇总工作，报送计财部进行水、电费用收取。

（6）按照计财部的要求，全年预交中心电费 68.5 万元。

（7）聘请评估事务所协助对结防所临床部进行了固定资产和房屋不动产清查并出具评估报告，完成了结核病临床治疗中心移交至云南省传染病医院的固定资产移交工作，清查办公家具 1000 多件，参加人数 10 人次。

（8）7 月，完成中心裙楼的维修改造，按照要求交付性艾所使用，面积 200 多平方米。

（9）中心办公区公共维修 250 次，部门维修工时 320 多人次，结防所临床部维修 250 多次。

（10）生物垃圾回收：感染性生物垃圾 8670.30 千克，损伤性生物垃圾 943.00 千克，合计 9613.30 千克。向质管部上报季报 4 次，向西山区环保局上报季报 4 次，预计 2021 年 2 月上报年报表。

6. 能源机构建设工作

建立了中心能源计量台账，按月填报中心能源消耗，按季度完成能耗分析工作。保持中心“节约型公共机构建设”工作。完成 2019 年度中心能源审计工作。

7. 维修、维护及保养

（1）办公设备的维修：对中心办公设备（包括计算机、打印机、复印机、传真机、电话等）涉及费用的维修维护 90 余台 / 次，处理不涉及费用的办公设备小故障 120 余台 / 次。

仪器设备的维修：及时处理科室提出的仪器设备的报修，共计维修中心仪器设备 45 台 / 件 / 次。

纯水系统的维护和保养：每月对中心实验室纯水供应系统进行维护，监控系统运转情况，发现问题及时处理，共对纯水系统日常维护 12 次。

中央空调的开关机和维护：每个工作日正常开关 1 号楼中央空调，巡视系统工作情况并及时维护有关部件。

（2）做好每月使用耗材和每天工作次数的统计，并装订成册留存，全年使用各种耗材约 365 件（只），维修工作约 760 人次。

（3）确保安全生产，加强了对特种设备的检查和维护。根据国家特种设备安检要求，每年电梯必须通过年度安全检测才能使用。中心 4 部电梯于 7 月底到期，经更换 3 号楼电梯开门机同步电梯皮带轮和应急照片电源，以及 1 号楼应急照明电源整改后，委托电梯维护保养公司联系省特种设备安全检测研究院人员按期对中心 4 部电梯进行年度安全检测。于 8 月 3 日收到省特种设备安全检测研究院检验证书，4 部电梯全部合格，一次性通过年度安全检测。

8. 对基层服务

（1）完成性艾所采购的试剂耗材及印刷品等物资入库 132 次，金额 3533.04 万元；出库 200 次，金额 3686.51 万元。共有 20 余家供应商，发往全省 83 个疾控中心和相关检测单位。

（2）结核药入库 3 批次，金额 53.42 万元；出库 17 次，金额 53.42 万元，发往 16 个州（市）疾控中心。

（3）做好全省疾病预防控制中心设备咨询服务工作。

9. 完成中心交办的临时任务——新冠肺炎疫情防控工作

加强物资储备，做好后勤保障。建立组织体系，强化领导分工。分工明确、职责清晰、落实到人，对储备的应急物资进行认真的梳理，保障疫情处置的需要。

按照《云南省财政厅关于转发〈财政部办公厅关于疫情防控采购便利化的通知〉的通知》（云财采〔2020〕2 号）要求，完成新冠肺炎疫情防控紧急采购项目 51 个，组织紧急采购评审会 18 次，采购金额约 6900 万元。

全年新冠肺炎疫情物资入库 347 次，数量合计 304347 个 / 件，入库金额 5276.82 万元。

采购物资入库 235 批次，数量合计 166426 个 / 件，金额合计 4923.40 万元；调拨物资入库 63 批次，数量合计 104661 个 / 件；捐赠物资入库 49 批次，数量合计 33260 个 / 件，捐赠金额 353.42 万元。

新冠肺炎疫情物资出库 854 批次，数量合计 171911 个 / 件，出库金额 4724.73 万元。

采购物资出库 394 批次，数量合计 79380 个 / 件，金额合计 4405.21 万元；调拨物资出库 194 批次，数量合计 45399 个 / 件；捐赠物资出库 228 批次，数量合计 27384 个 / 件，金额合计 314.43 万元；综合出库 38 批次，结合出库存金额合计 5.08 万元。其中，采购物资出库数量 6595 件，调拨物资出库数量 7651 件，捐赠物资出库数量 5502 件。

1 月 28 日—3 月 20 日，负责接收中心各部门的物资需求、消耗数据，整理统计后形成《省级卫生健康系统调入、购入、接受捐赠疫情应急物资到位数量统计表》《疾控机构物资需求表》《云南省省级医疗卫生机构紧缺医用物资库存需求每日统计表》上报中心行政办，一共上报 52 天。

3 月 23 日至年底，由于疫情得到控制，调整为每周接收中心各部门的物资需求、消耗数据，整理统计后形成《云南省省级医疗卫生机构紧缺医用物资库存需求每周统计表》上报中心行政办，一共上报 32 次。

4 月 14 日至年底，根据中心工作需求，负责中心新型冠状病毒检测试剂耗材的接收、管理、发放工作：收到、管理核酸检测、提取试剂盒及相关试剂 115696 人份，发放 78886 人份；收到、管理核酸检测工作相关耗材 15144 支 / 瓶，发放 7095 支 / 瓶。

西山区环境监察中队在疫情期间要求每天上报单位废水污泥产生处理量，自 2 月 4 日每天上报《西山区医院疫情期间污染防治日报表》，至 4 月 26 日止，共计上报 83 天。

医疗废物暂存间自 2 月 1 日起每天消毒 3 次，至 4 月 30 日止，共计 3 个月；5 月 1 日起每天消毒 2 次，至 12 月 31 日止，共计 8 个月。

十一、科研教育

（一）部门建制

科研教育服务部（简称：科教部）编制 4 人，实有人员 5 人。

部门负责人：部长李瑛。

成员：莫玲鹤、张洪英、高莉、叶江惠。

部门职责：

1. 负责中心科研教育的管理、组织与协调。
2. 制定并组织实施科研管理办法和人才培养计划。
3. 组织中心各部门进行科研项目和课题的申报、立项。
4. 协调中心各部门科研工作，检查科研进度和完成情况。
5. 组织协调科研成果的鉴定和申报。
6. 参与中心内设研究机构及学会、协会的管理。
7. 负责中心院士工作站、博士后工作站的运行管理与协调。
8. 组织和实施中心继续医学教育项目的申报。
9. 负责中心专业技术人员学分验证。
10. 负责中心职工外出培训的备案和规范化管理。
11. 负责中心个人科技档案收集、整理、归档管理。
12. 负责医学院在中心教学实习基地的管理。
13. 负责中心职工发表论文的管理。
14. 制订中心年度学术讲座计划，协调并组织学术讲座。
15. 负责基层疾控人员及外单位进修人员的学习安排和管理。

（二）主要工作

1. 科研管理

（1）共组织申报各类科研项目 29 项

申报 2020 年度国家自然科学基金项目 14 项，全部通过基金委初审，获资助 3 项，获资助金额 105 万元。

获资助项目：

MiRNAs 对砷甲基化代谢关键酶调控机制及其遗传毒性（职放所：文卫华），获资助金额 34 万元。

云南省边境地区结核分枝杆菌基因多态性与跨境传播研究（结防所：许琳），获资助金额 35 万元。

circETS1/miR-1205/FoxP3 通过抑制 Treg 促进 SLE 活动性的分子机制研究（环卫所：张瑞仙），获资助金额 36 万元。

按时提交国家自然科学基金委“2019 年度项目进展报告、项目资金年度收支报告、资助项目年度管理报告”，经国家基金委审查全部获得通过。

申请中国营养学会——科学普及与传播研究基金项目立项 1 项：云南少数民族地区居民食物消费与营养相关慢性病关系的调查（营卫所：赵江），获资助 10 万元。

申请 2020 年中国乙肝防控科研基金项目立项 1 项：云南省乙肝母婴阻断后免疫成功及低无免疫应答儿童 8—10 年追踪研究（免规所：康文玉），获资助 10 万元。

申请云南省科技计划项目（科学技术普及专项）立项 1 项：IP 形象设计在云南省疾控健康科普知识传播中多维度衍生的推广与应用（健促信息中心：向昆），获资助 10 万元。

申报云南省基础研究计划项目 2 项（重点项目和面上项目各 1 项）；申报云南省社科规划科普项目 2 项；申报云南省科技计划项目 4 项（社会发展专项重点研发计划 1 项、科学技术普及专项 2 项）；重大科技专项生物医药专项 1 项，获资助 2 项。

（2）科学技术奖励管理

组织申报 4 项科研成果奖励。

申报云南省科技成果奖 3 项；申报云南省卫生科技成果奖 1 项。

申报云南省人民政府科技进步奖 3 项，获奖项目 3 项。

云南省人民政府科技进步奖获奖项目

序号	课题名称	课题负责人	结果
1	云南省突发公共卫生事件发生规律及处置核心技术体系构建及应用	何继波	三等奖
2	云南省 30 年麻风畸残防治与康复研究和应用效果评价	熊立	三等奖
3	1992—2017 年云南城乡居民膳食结构与营养相关慢性病变迁的研究	赵江	三等奖

7 月 29 日，对云南省科技计划项目青年项目 3 项组织了结题验收：《从分子水平上初步探讨云南省 H5N6 禽流感病毒感染人体的机制》（李多）；《在哨点监测男男性行为人群中使用限制性亲和力法和集合 RT-PCR 法评估 HIV 新发感染率》（金晓媚）；《云南阿昌族 2 型糖尿病的流行病学调查及 HLA 基因相关性研究》（文洪梅）。专家组一致同意 3 个项目均通过验收，相关验收材料已报省科技厅项目管理中心。

组织完成中心内设研究机构 2016 年、2017 年立项的 20 个项目验收工作，20 个项目全部通过验收。

（3）在研项目的管理

对 9 个在研项目（3 个国家自然科学基金项目、6 个云南省应用基础研究项目）进行跟踪管理，按任务书要求完成年度研究计划。并按省科技厅要求系统填报单位基础研究工作总结；按省卫计委要求完成 2020 年度科技成果登记数据报送及统计分析工作。

（4）人才培养

组织 2020 年云南省卫生健康高层次人才培养选拔申报。

组织 2020 年云南省高层次卫生健康人才申报（6 人），1 人入选卫生高层次人才——医学学科后备人才培养对象（陈金瓯）；做好省卫生健康委 2016 年度遴选云南省高层次卫生健康技术人才考核管理工作（陈敏），考核结果优秀。

每季度对省卫健委 2019 年度云南省医学领军人才 1 人、云南省医学学科带头人 1 人、云南省医学后备人才 2 人科研工作进行追踪服务管理。

（5）论文管理

强化科研诚信教育，全年推荐发表论文 158 篇；审核报销论文版面费 89 篇，其中 SCI 6 篇。

（6）科研伦理审查

2020 年，按照“省卫生健康委办公室关于国家医学研究登记备案系统启用的通知”要求，网上录入伦理委员会及学术委员会专家信息。1—12 月共受理科研伦理审查申请 20 项，均审查完毕，出示伦理审查批件 20 份；受理疫苗临床试验初始审查项目 7 个，16 项次初审、复审；跟踪审查 8 个项目，489 项次；接受并通过国家注册核查 1 次、稽查 3 次；开展现场检查 1 次。确保中心疫苗临床试验工作顺利开展。建立“云南省疾病预防控制中心科学研究伦理委员会”登记备案系统。

2. 教育培训

优化、整合科研院所、高等院校资源，做好全省公共卫生领域的人才培养；持续开展岗位技能培训和继续医学教育，提高学历教育的针对性、实效性，维持和提升专业人员技术水平。

（1）继续医学教育

继续医学教育项目的申报并获批 20 项：国家级 2 项，省级 18 项。

2020 年国家级、省级继续医学教育项目获批名称

序号	部门	类别	申报项目名称	备注
1	结防所	国家	新版《结核病预防控制工作技术规范》宣贯培训班	—
2	性艾所	国家	CD4+T 淋巴细胞和 HIV 病毒载量检测技术及艾滋病检测实验室质量管理培训	—
3	职放所	省级	云南省职业病危害因素放射防护检测能力培训班	—
4	职放所	省级	云南省工作场所职业病危害因素监测培训班	—
5	处突中心	省级	云南省突发公共卫生事件现场处置能力提升培训班	—
6	检验中心	省级	云南省卫生检验质量控制暨食品安全风险监测技术培训班	—
7	急传所	省级	2020 年度全省急性传染病监测与防控技术培训班	—
8	免规所	省级	免疫规划业务培训班	—
9	营养与食品卫生所	省级	云南省食源性疾病监测培训班	备案项目
10	苗研中心	省级	疫苗针对重点传染病监测培训班	备案项目
11	慢非传所	省级	慢病综合能力防控培训班	备案项目
12	慢非传所	省级	云南省死因监测培训班	备案项目
13	处突中心	省级	Excel 软件在全省传染病疫情分析中的应用	备案项目
14	结防所	省级	云南省结核病感染控制及生物安全培训班	—
15	性艾所	省级	云南省艾滋病咨询与感染者管理能力提升培训	—
16	性艾所	省级	2020 年云南省艾滋病高危行为干预网络州市级专家培训班	—
17	性艾所	省级	2020 年云南省性病监测管理及规范化诊疗培训班	—
18	性艾所	省级	云南省艾滋病疫情监测管理网络州市级专家培训班	—
19	性艾所	省级	艾滋病确证检测技术培训	备案项目
20	结防所	省级	云南省耐多药结核病防治培训班	备案项目

完成 2019 年度继续医学教育学分验证材料初验、复验工作；2019 年度学分验证应归 356 人，实归 355 人，合格率 99.71%，按计划和要求圆满完成学分验证工作。

（2）培养博士 1 人、硕士 1 人。

（3）完成外派学习人员 3 人的协议签订。

（4）外出培训管理

受新冠肺炎疫情影响，共外派 32 人次参加全国各类业务知识培训，投入经费 55416.00 元。国内外进修培训 11 人次。

（5）组织完成《新型冠状病毒感染肺炎防控知识》全员培训，全中心共 363 人参训；组织部分相关科室技术人员参加了《基孔肯雅热防治远程培训》。

（6）完成中心学术讲座 40 次的学分授予和管理工作。

（7）基层进修人员管理

完成全省 16 个州（市）疾控机构进修需求调查，制订、下发进修计划；安排管理进修人员 103 名，对口帮扶 5 人。

（8）个人专业技术档案管理

推进个人专业技术档案电子化管理工作，不断完善相关信息的版块设置；审核完成 366 人技术档案。

（9）教学实践基地管理

通过学科共建、公共卫生与预防医学专业课程设计、师资“双聘”、教学实践基地签约等多种途径有效推进合作深度和广度，大力支持院校公共卫生教育。

加强本科生教学实习基地建设：力求教学相长，根据疾控业务工作特点，结合理论知识，合理安排教学实践内容，努力培养适应公共卫生需求、学用结合的公共卫生专业学生。严格按照教学大纲要求对昆明医科大学、大理大学36名本科生进行实习协调安排和安全监管，按时完成论文、评语、鉴定、资料归档等工作。大理大学实习生共18人，其中预防医学专业14人，卫生检验4人；昆明医科大学实习生共20人，其中预防医学12人，公管4人，卫检4人；昆医海源学院2人（公管专业）个人自主实习5人。

规范研究生管理：完成10名导师、27名硕士研究生的管理工作。

加强大理大学校外班指导及管理：严格按照教学大纲要求对昆明医科大学、大理大学、海源学院、四川大学33名本科生进行实习协调安排和安全监管。参与大理大学公共卫生学院校外教学班管理，完成校外教师库的建立，遴选兼职教师50人；选派4名专家承担3门课程的教学任务。中心共有6人被评为2018—2019学年度昆明医科大学教学管理先进工作者、优秀带教教师。

积极做好新冠肺炎疫情期间学生的管理工作，主动与学校保持联系，指导、动态掌握学生居家时学习及健康情况，主动关心、询问高风险地区学生情况，各项要求及时全部落实到位。

3. 探索建立公共卫生实践技能考试长效机制

作为云南省公共卫生执业（助理）医师国家医师资格考试实践技能考试基地，中心坚持“尽早筹谋、认真组织、有序推进”，根据考试要求和新冠肺炎疫情防控要求，提前组织准备足量的各种考试所需用品，制订了考试期间的疫情防控方案与应急预案，遴选100名考官，建立了考官库。开展了教官培训和考务人员培训，全部签订了安全保密责任书。考试制度和教务流程不断完善优化，考官按国家标准规范执考，认真严谨，公平公正，圆满完成了全省685名考生的考试工作，无安全事故发生。

4. 启动中央抗疫国债疾控类项目基层疫情防控能力提升项目

会同中心急传所、健促信息中心、处突中心等部门，以国家方案确定的培训方向为重点，制订本省项目实施方案；遴选师资，共有109人，中心共有88人承担教学任务；制订培训计划、完成课程设置，实行绩效目标细化管理机制；组织实施，进行培训考核评价，确保项目顺利开展。

（1）总体目标：坚持理论与实操相结合、线上与线下相结合，以结果为导向，通过理论授课、案例研讨、模拟演练、实践操作等方式，重点提升专业技术骨干人才现场流行病学调查处置、实验室检验检测、信息技术等专业技术能力，以及指导基层开展基本公共卫生服务能力。基层医疗卫生人员开展突发公共卫生事件心理危机干预的基本技能。

（2）具体目标

现场流行病学培训：培养与当地实际工作需求相适应的应用型现场流行病学骨干，提升疾控机构传染病监测、暴发调查处置和重点传染病干预的技术能力。2期，每期6个月，32人。

实验室检测能力培训：通过理论授课、案例研讨、实践操作等方式，重点提升检验人员实验室检验检测专业技术能力。1期，1个月，32人。

信息技术骨干人才培训：提高各级疾病预防控制机构的信息技术骨干人员的业务素质、管理水平和实践能力；建立一支训练有素、技术过硬的信息技术骨干队伍；实现流行病学调查与数据录入的自动化和智能化，提高各级疾控机构流行病学调查工作效率。3期，每期1个月，290人。

（3）项目对象和范围

16 个州（市）、129 个县（市、区）疾病预防控制机构的专业技术骨干。共计培训 354 人。

（4）项目考核与评估

为确保培训质量和进度，实现培训目标，采取自查与督查，定量与定性相结合的方法，通过对培训实施过程和结果的综合评价，重点监督指导项目实施的关键环节，客观评定，科学反映培训的整体工作质量，及时改进存在的问题和不足。

通过对学员的理论考核、技能测试，检查培训合格率。

通过访谈和问卷了解学员的培训需求，及时调整培训内容。

通过动态评估，了解教学内容和教师质量，优化培训效果。

5. 其他

（1）组织开展中心实验室生物安全漏洞与风险排查，完成《实验室生物安全漏洞排查情况报告》报省卫健委。

（2）完成《“十三五”期间科技创新进口税收政策执行情况总结》报省科技厅。

（3）完成博士后工作站评估工作。

（4）完成新冠肺炎临床研究项目摸底调查。

（5）组织 2020 年“知识产权宣传周”活动，开展多渠道、多形式的知识产权相关知识的宣传活动。

（6）完成中心疫苗伦理委员换届工作。

（7）完成中国疾控中心组织的省级疾控机构科研能力调查。

（8）完成科技厅组织的人类遗传资源调研工作。

（9）完成中国疾控中心组织开展的新冠肺炎疫情防控培训评价及第二轮培训需求调查工作，共完成省、州（市）、县共 18 个疾控中心的培训评价和需求调查。

十二、质量管理与生物安全

（一）部门建制

质量管理部（简称：质管部）定编 6 人，实有正式人员 6 人。

部门负责人：部长王建华，副部长乔恩发（至 1 月 16 日）。

成员：黄玉芬、白斌、雷媛、杨慧娟。

部门职责：

1. 负责 ISO9001 质量管理体系和实验室管理体系的运行和管理。负责组织有关部门编写、修订质量管理体系文件。

2. 负责 ISO9001 质量体系外部审核的组织，检验检测机构资质认定和实验室认可评审工作，协助质量负责人 / 管理者代表进行质量体系管理，负责组织质量管理体系内审、管理评审的实施。

3. 负责组织检验检测部门制订年度质量控制计划，组织检验检测部门参加能力验证和实验室间比对，负责能力验证材料归档。

4. 负责中心各类检验检测报告和评价报告的终审盖章。

5. 负责组织检验质量事故的调查，提出处理意见，报质量负责人和中心管理层审批。

6. 负责受理客户有关检验质量的申诉与投诉，并组织调查处理。

7. 负责生物安全管理工作，组织开展中心内部的生物安全检查。

8. 负责中心菌毒种库的管理，负责实验室门禁系统的授权管理。

（二）主要工作

1. ISO9001 和 ISO/IEC17025 质量管理

（1）检验报告管理

中心 10 个部门发出检验检测及评价报告 4480 份，详见下表。

年度检验检测（评价）报告数

部门	检验检测（评价）报告数
检验中心	289
性艾所	416
急传所	2179
消毒与病媒所	115
免规所	5
结防所	972
环卫所	25
学卫所	4
职放所	466
麻防所	9
合计	4480

（2）实验室管理体系文件修订

3 月，根据 2019 年“双随机”监督抽查的要求，结合中心实际，质管部组织有关部门修订了实验室管理体系文件。

修订内容：《质量手册》前言（YNCDC/QM1-5-2019-1）增加检测部门联系方式。《分包控制程序》（YNCDC/QP1-5-2019-13）职责增加 3.4 分包部门对分包方进行评价，保存合格分包方名单；工作流程 4.2 增加定期对分包方进行评价的要求。《食品检验工作程序》（YNCDC/QP1-5-2019-48）增加 4.5 检验报告签发和发放。

修订《检验报告管理程序》（YNCDC/QP1-5-2019-25），检验报告不再区分正本、副本（国家对报告格式有统一要求的除外）。原来报告正本只有授权签字人签名，报告副本有报告编制人、校核人、授权签字人签名。修改后，报告不再标明正本或副本，发给客户的报告和存档的报告签名均一样，为检测人、校核人、授权签字人。

修订的文件发布实施并上传内网，全体员工可通过“云南省数字疾控信息平台—疾控资源管理系统—知识资源”查看。

（3）组织相关部门制订质量控制计划

组织中心各业务部门编制 2020 年检测结果质量控制计划，10 个部门制订了 208 项质量控制计划，检测领域覆盖疾病检测、食品、饮用水、化妆品、消毒产品、工作场所、一次性卫生用品，以及辐射、环卫、学卫、职卫现场检测项目。通过质控计划的实施，促进中心实验室的检测质量控制工作，对检测的有效性进行监控，保证检测结果准确可靠。

（4）组织业务部门参加能力验证和实验室间比对

检验中心、免规所 2 个部门参加认监委、认可委和能力验证提供者组织的能力验证（含测量审核）22 项 36 个参数，其中 33 个参数结果满意，3 个参数补测满意。急传所、检验中心、结防所、职放所、免规所、性艾所 6 个部门参加实验室间比对 21 项 52 参数，已反馈的 47 个参数结果均满意。中心参加能力验证和实验室间比对的领域包括食品、饮用水、化妆品、疾病检测、辐射、一次性卫生用品、雾霾、职业卫生等。

（5）加强质量体系日常监督

为保证质量管理体系的正常运行，加强对质量监督的管理，质量监督员每月开展质量监督工作并做记录，ISO17025 实验室管理体系共完成监督人次数 240 人次，覆盖 1980 个项目。通过监督，保证了质量管理体系的有效运行。

ISO9001 质量管理体系监督记录：按季度收集汇总中心 30 个部门的每月 ISO9001 质量管理体系运行情况的日常监督表，共完成监督人次数 329 人次，覆盖 2303 个监督项目。

（6）标准跟踪查新和卫生标准工作

主动开展卫生标准服务工作，为业务部门打开卫生标准工作局面创造条件，首次帮助职放所申请中国疾控中心 2020 年度公共卫生领域标准项目申报评估，职放所进行了答辩。

专人负责标准跟踪，定期在标准网查询标准信息，每季度发布新标准动态，在质量管理简报上共发布新标准信息 79 条，保证中心使用的标准现行有效。对中心在用的 485 个标准进行核查，申请扩项和标准变更的 41 个标准出具标准有效性核查报告。

（7）通过实验室认可复评审

6 月 12—14 日，中心接受国家检验检测机构资质认定扩项评审和实验室认可复评审，专家组分别采用现场察看和远程视频、拍照上传的方式查看了实验室，查阅了实验活动记录，审查了质量管理体系文件，对申报项目进行确认，采用远程视频会议的方式对中心全体授权签字人进行考核。

现场评审利用能力验证结果 46 项，安排现场试验 48 类 126 项 217 个参数，其中方法比对 2 项、人员比对 12 项、加标回收 13 项、留样再测 5 项、盲样测试 2 项。中心申请扩项 18 项，增加方法 32 项，标准变更 17 项，新增授权签字人 5 名，撤销授权签字人 1 名。现场评审全部通过。

12 月，申请标准变更，资质认定 16 项，实验室认可 20 项，全部通过。

（8）完成质量管理体系内部审核

9 月 15—18 日，完成 2020 年 ISO9001 质量管理体系和 ISO/IEC17025 实验室管理体系联合内审工作，本次内审以中心的质量管理体系文件为依据，覆盖质量管理体系所有要素和部门，6 个内审组根据分工，通过座谈交流、现场核查、查阅文件和记录等方式进行审核。

ISO9001 质量管理体系方面，中心各部门均按照中心体系文件的要求开展相关工作，紧扣中心和科室的责任目标考核，将质量管理体系融合到日常工作的各项内容中。ISO/IEC17025 实验室质量管理体系方面，各部门对新进人员进行培训和技能考核，保存了培训和评价记录；对设施和环境条件进行监控，对实验室使用的关键试剂和培养基开展了技术验收；开展标准方法的验证，按照计划开展了实验室质量控制工作。两套管理体系运行有效。

内审组也指出部分科室在设备管理、检测报告、原始记录规范性等方面仍需改进，相关科室积极配合在规定时限内完成整改。通过本次内审工作，对完善各科室质量管理工作，进一步整合两套质量管理体系，推动两套质量管理体系更有效地运行起到了关键作用。

（9）质量管理体系管理评审

11 月 23 日，开展 2020 年度管理评审。在新冠肺炎疫情防控重任的情况下，各部门仍按照 ISO9001 质量管理体系的要求规范开展工作，疫情防控和常规工作都取得了好成绩。管理评审会议认为管理体系的运行达到质量目标要求，管理体系运行有效。对部门提出的意见进行讨论，提出加快数字疾控建设，提升信息化水平，完善 ISO9001 管理体系文件管理，加强生物安全管理 3 项改进措施。

（10）ISO9001 质量体系监督审核

12 月 28 日，接受中国检验认证集团云南有限公司开展的 ISO9001 质量体系监督审核，审核组对中心 2020 年质量体系运行情况和业务工作给予高度评价，也指出了一个不符合项，中心认真进行原因分析，采取纠正措施，及时完成整改；1 月 12 日，通过质量体系监督审核。

2. 生物安全管理

（1）生物安全管理体系文件修订，根据中心工作需要新增 SARS–CoV–2 风险评估并进行 1 次修订，根据标准变化及时修订 SARS 冠状病毒、脊髓灰质炎病毒、艾滋病毒、结核分枝杆菌 4 个风险评估，满足中心需要，符合中心工作实际。

（2）中心新冠肺炎防控工作生物安全检查

在新型冠状病毒感染的肺炎疫情防控重要时期，实验室检测对整个防控疫情将起着至关重要的作用。1—4 月，为做好云南省新型冠状病毒防控工作，规范地开展实验室检测活动，确保检测质量和实验室生物安全，质管部每天开展新冠肺炎疫情防控工作生物安全检查，对样本运输、实验室人员防护、设施设备使用维护、生物垃圾处置等各环节进行监督，把好中心生物安全的每一道关卡，协同各部门切实做好中心实验室生物安全的各项工作，确保中心的生物安全和人员健康。

（3）开展生物安全检查

为了落实生物安全管理责任，完善生物安全管理制度，切实加强实验室生物安全管理工作，确保实验人员健康和实验室环境安全。依据《病原微生物实验室生物安全条例》和《实验室生物安全通用要求》，每季度开展实验室生物安全检查，检查覆盖涉及实验室生物安全的全部 10 个科室。4 个季度共发现 2 个部门的 3 条书面不符合整改项，相关科室已按要求和时限进行整改，中心各项工作基本符合生物安全要求，未发现违反生物安全规定的情况。

（4）2020 年“全民国家安全教育日”生物安全系列学习宣传活动

4 月 15 日是国家第 5 个“全民国家安全教育日”，中心高度重视国家安全宣传教育工作，充分认识到开展“全民国家安全教育日”宣传活动的重要性。由质量管理部牵头，结合本中心的工作性质和新冠肺炎疫情防控形势，组织全中心职工就实验室生物安全法律法规和相关知识开展了一系列丰富多彩的宣传学习活动，取得了良好的效果。

质量管理部制作了实验室生物安全的相关内容在中心大厅大屏幕循环播放，重点强调生物安全是国家安全的重要组成部分，在中心内部营造安全教育活动氛围，提高了职工的生物安全理念和意识。同时，要求各科室内部组织学习《中华人民共和国国家安全法》《中华人民共和国反间谍法》《中华人民共和国反恐怖法》《中华人民共和国保密法》和《病原微生物实验室生物安全管理条例》等法律法规，并认真记录学习情况。通过各科室内部集中学习讨论和交流，加深了职工对国家安全相关法律的认识，牢固树立了国家安全意识。此外，质量管理部还在中心办公系统开展了生物安全知识答题活动，中心职工参与热情极高，在整个答题周期内参与人数达 300 余人。通过答题活动，中心职工对原来工作中认识不到位的知识进行了查缺补漏，极大地丰富了职工生物安全的相关知识。

（5）新冠肺炎核酸检测实验室生物安全和质量控制管理专项检查

5 月 12—16 日，根据《云南省卫生健康委办公室关于开展新冠肺炎核酸检测实验室生物安全和质量控制管理专项检查的通知》要求，按照省卫生健康委的安排，中心成立 7 个检查组完成了对红河州、文山州、临沧市、德宏州、保山市 5 个边境地区疾控中心新冠肺炎核酸检测实验室生物安全和质量控制管理专项检查现场工作，并及时将检查总结上报省卫生健康委。

本次专项检查，现场共检查了 17 个疾控中心实验室，其中州（市）级疾控中心 3 个，边境县级疾控中心 14 个，检查内容覆盖实验室生物安全和质量控制的各个方面。生物安全检查内容包括实验室制度、个人防护、样本管理、感染控制、废弃物处置等；质量控制检查内容包括人员、设备、试剂、检测方法、环境等。通过检查及时发现了边境地区尤其是新建的边境县疾控中心新冠肺炎核酸检测实验室存在的问题和困难，并现场提出了要求、意见和建议，各地实验室及时进行了整改。

（6）生物安全三级实验室暂停后恢复认可

2019 年 11 月，因中心生物安全三级实验室进行设施维护维修，对高效过滤器、文丘里阀等设施设备维护更换，申请延期监督评审；2020 年 5 月又申请暂停。

实验室设施维护改造完成后，申请恢复认可，同时实验室工作范围申请增加新型冠状病毒。8 月 22—23 日，生物安全三级实验室接受 CNAS 定期监督和恢复暂停证书评审，评审组认为，中心建立了生物安全管理体系并编制了相应的管理体系文件，并能够在运行过程中持续完善，根据运行需要及时修订，现行的管理体系组织结构清晰，内部职责分配合理，实验室活动基本处于受控状态，实验室运行过程的安全控制与支持性要素基本有效，能满足实验室安全运行和生物安全的需要。生物安全三级实验室经改造后能满足认可准则，新型冠状病毒实验活动扩项予以通过；9 月 17 日，生物安全三级实验室恢复 CNAS 认可资格。

（7）生物安全三级实验室实验活动现场评估

组织相关部门填报高致病性病原微生物实验活动申请，实验活动涉及 SARS 冠状病毒、高致病性禽流感病毒、炭疽芽孢杆菌、中东呼吸综合征冠状病毒、埃博拉病毒、脊髓灰质炎病毒、艾滋病毒（Ⅰ型和Ⅱ型）、结核分枝杆菌、新型冠状病毒 9 种病原微生物。12 月 17—18 日，接受国家卫生健康委组织的实验活动现场评估论证。

3. 食品安全风险监测质量管理

（1）开展云南省风险监测机构质控考核

为加强疾控系统实验室质量管理工作，提高食品安全风险监测质量控制水平和检测技术能力，根据《云南省贯彻落实 2020 年国家食品安全风险监测计划实施方案》，质管部组织开展云南省食品安全风险监测机构质控考核。

中心和 16 个州（市）疾控中心参加微生物和理化指定项目的考核。根据国家食品安全风险监测计划及各地承担的项目确定考核项目为金黄色葡萄球菌（定量测试）、食品中镉含量、黄曲霉毒素 B1、克伦特罗、农药残留、兽药残留。考核结果：17 个单位微生物结果全部满意，理化项目 1 个不满意、4 个结果可疑，合格率 70.6%。

（2）举办 2020 年全省食品安全风险监测质量管理培训班

7 月 23—25 日，在大理市举办“2020 年全省食品安全风险监测质量管理培训班”，全省 16 个州（市）疾控中心的食品安全风险监测分管领导、质量管理、微生物检测和理化检测等人员，以及中心工作人员共 81 人参加了本次培训班。

内容涉及 2019 年食品安全风险监测质量管理工作总结及 2020 年工作要求，食品安全风险监测质量控制技术以及 2019 年食品安全风险监测质控结果通报及 2020 年质控考核计划，并现场进行考核结果的颁证。同时，本次培训班还邀请了开展食品风险监测质量管理工作突出的大理州疾控中心等 4 个州（市）的工作人员现场分享了本单位的食品安全风险监测质量管理工作的经验。

培训进一步明确了 2020 年食品风险监测的要求和考核内容，培训了全省的风险监测质量管理人员，提高了风险监测的管理能力，对食品安全风险监测工作起到积极的推动作用。

（3）组织各地疾控中心参加国家风评中心的质控考核

8 月，国家食品安全风险评估中心组织全国 10 个省（自治区、直辖市）30 个疾控中心开展食品微生物监测质控考核，中心及红河州、保山市疾控中心参加了本轮的测试考核。

本次质控考核的内容为食品中金黄色葡萄球菌定量检测、沙门氏菌定性检测和副溶血性弧菌定性检测，云南省3个疾控中心参加的考核项目均获得满意结果，并取得国家食品安全风险评估中心质控考核证书。

（三）服务基层

“双提升”工作。起草全省疾控机构仪器设备配置及实验室改建工程方案、云南省疾控机构核心能力提升工程实验室建设指导意见，完成全省疾控机构项目一览表和概况表汇总、审核。参与“双提升”二期方案制订，参与了“双提升”疾控机构改造项目的审核汇总工作；参与了中心双提升生物安全楼和国际交流中心项目的建设需求拟定和设计方案讨论工作；9—12月，抽调1人去“双提升”推进办工作，负责疾控机构改造类项目的技术咨询和实验室改造方案流程工艺平面图的审核工作，完成343个实验室改造方案平面图的审核。

参与完成了玉溪市、红河州9个改造项目的现场调研工作，并形成调研报告；协助完成了部分医院核酸检测实验室、负压病房及负压ICU改造方案流程工艺平面图的审核工作。支持帮助玉溪市、河口县、盘龙区、五华区、西山区疾控中心和省老年病院实验室改建工作。

（四）能力建设

1. 新增检验项目18项；8月14日，中心通过检验检测机构资质认定，通过资质认定的项目为25类1123项，其中食品6类539项；8月17日，通过实验室认可复评审。

2. 2月8日，通过国家卫生健康委高致病性病原微生物实验活动审批。中心生物安全三级实验室可开展新型冠状病毒、高致病性禽流感病毒、埃博拉病毒、艾滋病毒、脊髓灰质炎病毒、中东呼吸综合征冠状病毒、炭疽芽孢杆菌、结核分枝杆菌相关实验活动。

3. 9月，组织中心和州（市）疾控中心共17个单位参加中国疾控中心环境所举办的2020年全国疾控系统实验室间比对考核——水中铅的测定，12个疾控中心结果满意，满意率70.6%。

4. 10月，组织全省疾控中心参加云南省市场监督管理局举办的2020年省级检验检测机构能力验证工作，项目为水中铜、镉，全省123个疾控中心报名参加。126个疾控中心参加水中铜考核，112个结果满意，满意率88.9%。122个疾控中心参加水中镉考核，100个结果满意，满意率82.0%。

十三、健康促进

（一）部门建制

健康教育与健康促进工作内容由健康促进与公共卫生信息中心完成。

工作职责：

1. 在相关业务领域组织、协调开展健康教育与健康促进工作。
2. 制作、收集和编发卫生宣传文字、声像等健康教育材料。
3. 组织管理中心的新闻宣传工作。

（二）主要工作

年度采购舆情监测服务方新华睿思数据云图分析平台监测数据显示，截至10月31日，媒体上涉及云南省疾控中心的相关信息将近4000万条，以《人民日报》、新华社、中央广播电视总台为代表的中央媒体，以及《云南日报》、云南广播电视台、云岭先锋等云南本地主流媒体，刊载大量报道关注，部分稿件点击量超 13 万次，其中通过“云南疾控”微信公众号发布的《云南省疾控中心发布提示：如无必须近期不要前往喀什》文章被央视新闻采用，呈现出源发稿件数量多、来源广、影响力大、关注度高的特点。

1. 对外传统媒体健康教育宣传：配合完成媒体沟通采访 26 次，包含预防野生菌中毒、流感、食品安全、疫苗接种、新冠肺炎疫情防控等民生关注的热点内容。

2. 持续和云南网开展宣传合作

2019 年，中心和云南网立足于云南网网站、两微等发布平台，展开了新闻、海报、图解、问卷调查等新媒体产品的共建合作，内容涵盖了中心日常新闻、疾控知识、党建、扶贫等。

2 月，新冠肺炎疫情暴发之后，在整个疫情防控工作期间，云南网全力配合中心进行无休报道，传递疫情防控知识，讲述云南疾控人在疫情防控中的好故事，展现了云南省疾控队伍勇于担当、冲锋在前的奉献精神。

云南网全媒体共计发稿 223 篇（幅），其中设计制作图解海报一共 10 幅，问卷调查（网络问卷设计制作）一共 4 个，云南网 PC 端一共发稿 159 篇（其中中心新闻 110 篇，科普稿件 34 篇，党建主题教育稿件 6 篇，中华人民共和国 70 周年主题报道 4 篇，扶贫稿件 5 篇），双微（云南网微信、微博）发稿一共 50 条。发稿数量超过了合作原定数量，全方位、多角度地呈现了中心在指导全省人民预防疾病方面的专业和贡献。

在此前友好合作的基础上，中心和云南网决定继续推进内容攻坚和宣传合作，特签订 3 年的长期合作协议，今后将进一步合理利用双方资源和平台，进行宣传形式合理化调整，发挥各自优势，打通各自“筋脉”，使资源利用和平台价值最大化，从而达到更好的宣传效果。

3. 平面宣传品制作。设计、制作指示牌、宣传栏、宣传画共计 71 份。

4. 中心 VIS 形象使用管理，提供指导中心 VIS 形象使用涉及 4 个部门，共计 5 个项目。

5. 影像制作与管理

（1）宣传视频创作

5 月，撰写《宝宝未及时接种疫苗怎么办？》微视频创意方案、剧本；召开免疫规划所参与视频剧本、分镜头讨论会 4 次，5 月 28 日完成微频制作，并投送中国家庭报社主办预防接种短视频征集活动中获优秀奖。

4—6 月，撰写纪实视频《2020 云南战“疫”日志》策划及方案。8 月 25 日启动招标，2021 年 1 月 20 日项目完成。

6 月，为党委办公室制作微党课，9 分钟微视频《一直都在，我们从未离开》。

8 月，为纪审办进行关于警示教育和家风教育“三个一”系列活动短视频拍摄。

（2）摄影及照片整理、归档 30 多个项目，共计 5789 张照片。

（3）新冠肺炎疫情期间，采集原始视频素材 570 分钟、摄影照片 832 张。

6. 新冠肺炎疫情防控科普宣传材料创作

（1）2—6 月，新冠肺炎疫情防控期间，由健促信息中心牵头，各相关部门配合，与云南网、新华网及专业设计工作室共同设计制作新冠肺炎疫情防控科普长图文作品 42 期，首次将 IP 形象“摩巴”和“摩雅”运用于作品创作中，这一系列图文作品在中心官方微信公众号和官方微博上推送累计获得了 20 万 + 的阅读量，同时，IP 形象系列科普作品图解还屡次被云南省委宣传部公众号“云南发布”及多家权威媒体平台转载，取得了极高的关注度，中心科普 IP 形象也随之深入人心，受到了大众的认可与喜爱。

（2）设计制作 IP 形象表情包及抗疫招贴、宣传海报及科普册子

与专业设计工作室共同设计制作中心科普 IP 形象科普表情包 12 个，以便用于今后的科普宣传作品中。

抗疫纪念卡（姓名树）：

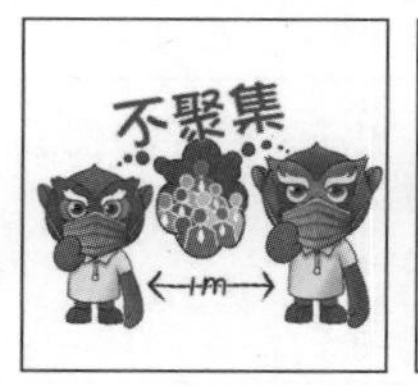

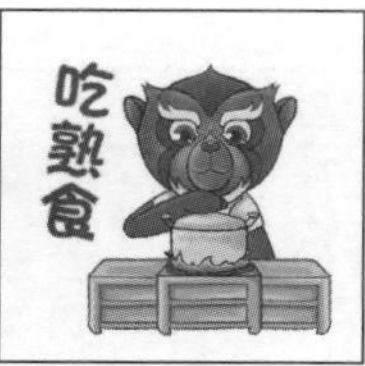

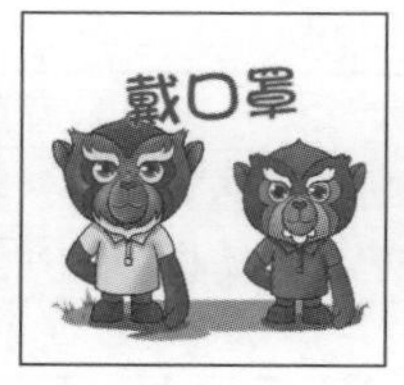

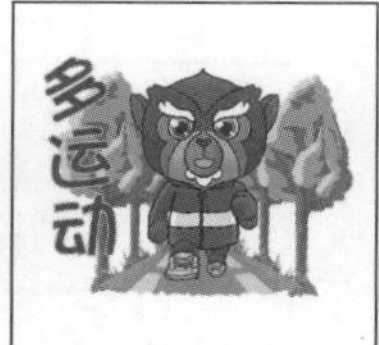

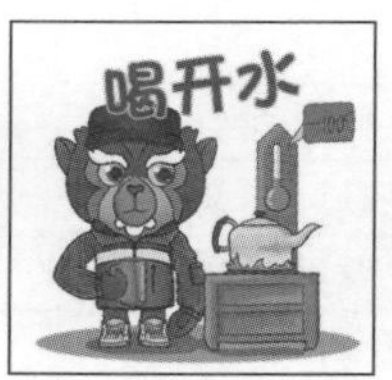

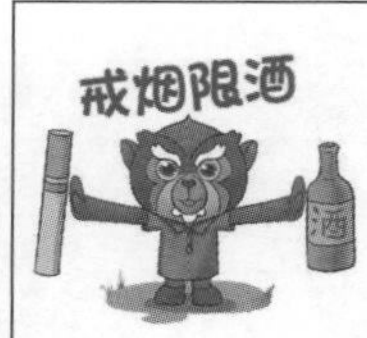

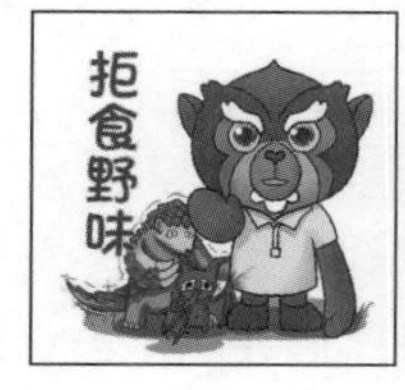

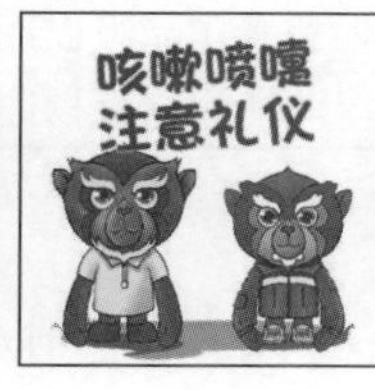

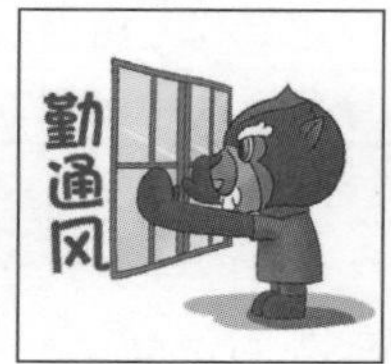

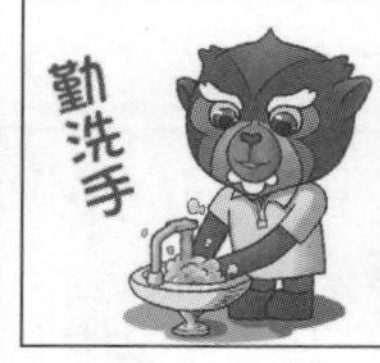

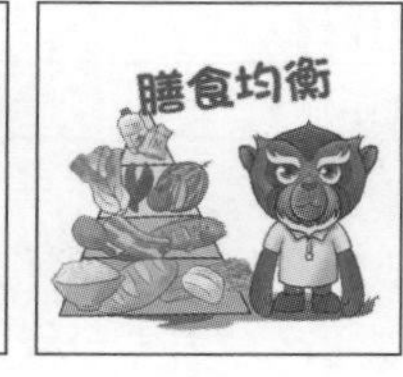

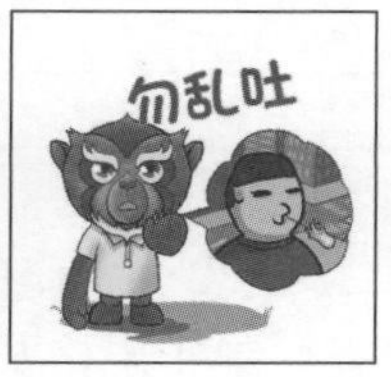

宣传海报：

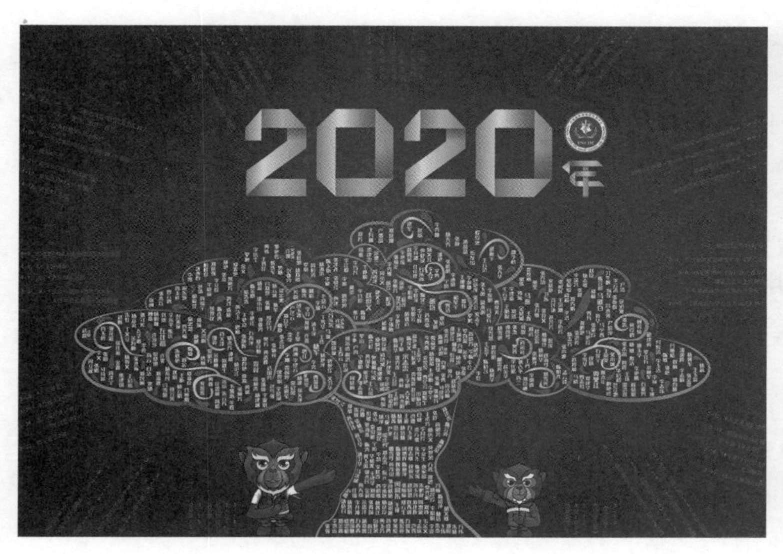

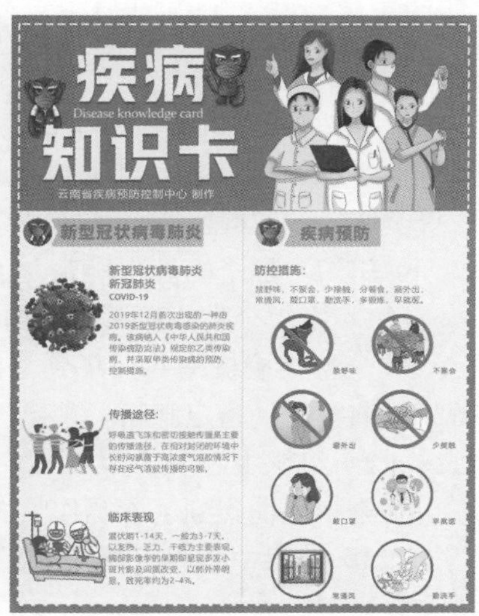

科普册子（校园行为对照 封面图）：

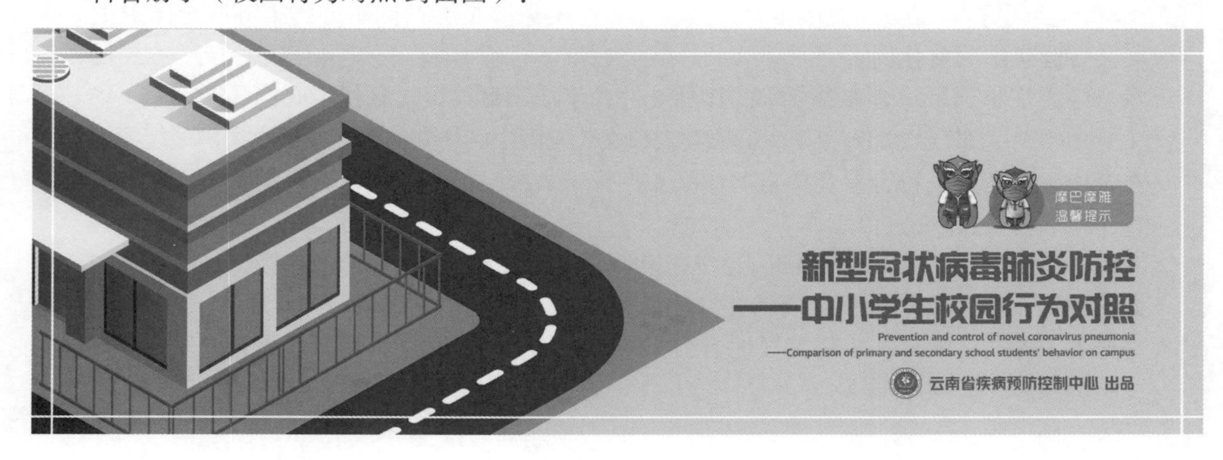

7. 中心 IP 形象知识产权保护

（1）中心 IP 形象自 1 月启用以来，在新冠肺炎疫情防控期间，已经广泛运用于各类科普宣传作品中，受到了大众的喜爱，并取得了良好的推广效果。为了更好地保护中心 IP 形象，6 月初对 12 件 IP 形象应用形式和 2 件形象原型申请了知识产权保护：

申请目录

专利类型	专利名称
外观设计专利	摩巴白色防护服系列 4 件（专利申请进行中）
外观设计专利	摩巴黄色防护服系列 4 件（专利申请进行中）
外观设计专利	摩巴应急马甲系列 4 件（专利申请进行中）
著作权	摩巴系列（10 月获得美术作品版权证）
著作权	摩雅系列（10 月获得美术作品版权证）

（2）制作中心 IP 形象软胶手办实物

制作规格及数量：摩巴（着装卫生应急服马甲造型）500 个，摩雅（着装卫生应急服外套造型）500 个。手办实物发放至各部门。

8. 举办中心 2020“微・科普”大赛活动

4 月，与中心工会一起联合承办中心第二届“微・科普”大赛活动，并在赛前举办了 PPT 制作技能培训，本届比赛历时 2 个月，共收到 PPT 作品参赛 40 个，经专家组初审，评选出 3 个优秀科普传播的部门和 10 个优秀作品。2020 年 6 月 19 日，中心举办第二届职工“微・科普”技能大赛现场展示活动，最终，入围的 10 个作品经过大众现场评审投票，评审出一等奖 1 个，二等奖 2 个，三等奖 3 个，四等奖 4 个。

9. 组织参加全国健康科普大赛及宣传作品征集活动

（1）组织全省疾控机构参加中国疾控中心举办的 2020 年中国健康科普大赛。

在全省疾控机构共征集到了参赛作品 77 件（23 个微视频类作品，54 个图文类作品），于截稿日前报送到指定邮箱。

（2）组织中心职工参加国家卫健委举办的 2020 年新时期健康科普大赛。

在全中心征集到了参赛作品 35 个，于截稿日前报送到指定网站。

（3）组织中心职工参加国家卫生健康委员会和清华大学共同举办的第十五届中国健康传播大会。

在全中心征集到了符合参赛要求的作品 12 件，于截稿日前报送到指定邮箱。

（4）组织中心职工参加健康报社、厦门市卫生健康委员会共同举办的第五届全国卫生健康影像大会暨健康中国文化周。

在全中心征集到了符合参赛要求的作品 2 件，于截稿日前报送到指定邮箱。

（5）组织中心职工参加国家卫生健康委人口文化发展中心举办的第五届健康中国微视频大赛。

在全中心征集到了符合参赛要求的作品 4 件，于截稿日前报送到指定邮箱。

10. 多形式推进中心宣传工作

（1）使用爱卫 / 基公卫中心部门经费，设计云南疾控 IP 形象 3D 宣传视频。

此次尝试采用三维动画技术展示并宣传云南疾控 IP 形象，该作品于 11 月 20 日作为视频材料提交至省卫健委，参加《生物多样性公约》第十五次缔约方大会云南特色展览。

视频场景及 3D 形象截图：

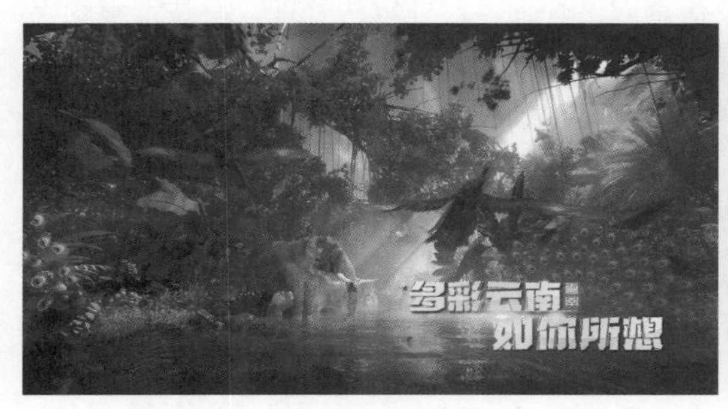

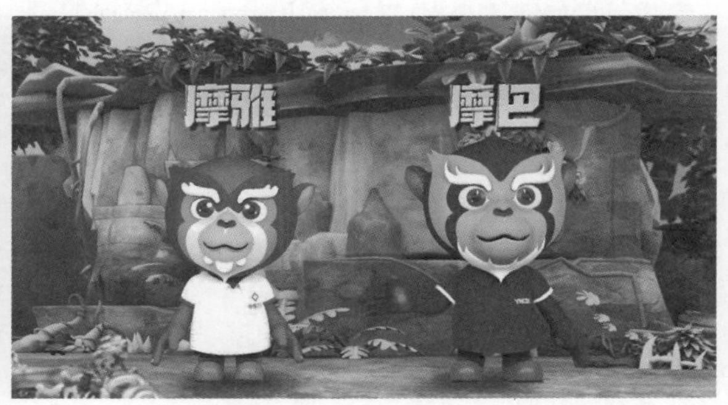

（2）与爱卫 / 基公卫中心合作，制作基本公共卫生项目科普宣传绘本。

绘本针对人群为青少年，内容为传染病知识宣传和居家儿童安全知识宣传，在设计过程中将云南疾控 IP 形象摩巴和摩雅运用到绘本创作中，并与绘本故事有机结合，绘本正在设计中，计划于明年年初完成设计并正式出版。

（3）与云南省科协开展科普小册子内容共建及宣传合作。

为了提高全民科学素质，普及疾病防控知识，使云南省公民进一步加强疾病防控意识，中心与省科协少数民族科普工作队合作，携手打造趣味科普小册子及流行性疾病防控趣味资料，以科普大篷车为载体，传播专业、权威、趣味的疾病防控科普知识及抗疫知识。

工作由健促信息中心牵头，相关部门配合，在规定时间内编写并设计完成科普小册子《抗击疫情——摩巴、摩雅告诉你》，并交付省科协少数民族科普工作队进行印刷发放。

（4）与新华网舆情研究中心合作编写制作《云南省疾病预防控制中心新冠肺炎疫情期间防控工作媒体报道集暨影响力评估》报告。

1—5 月，全国暴发了新型冠状病毒，在此期间，在配合云南省卫健委开展相关工作的同时，中心也通过中央媒体、云南地方媒体及国内主流媒体及时发声，传递好声音、讲好好故事，从发布云南新冠肺炎疫情防控、专家问答、公共卫生场所防护等多个视角进行播发，取得了良好的效果。

与新华网舆情研究中心合作，将此期间内媒体在各新媒体平台上对于中心工作的重点内容报道进行收集整理汇编，并合编了《云南省疾病预防控制中心新冠肺炎疫情期间防控工作媒体报道集暨影响力评估》报告。

（5）在云南教育出版社出版《云南省疾病预防控制中心新冠肺炎防控科普知识图册》电子出版物。

中心推出 IP 形象，以颇具云南特色的濒危野生动物白眉长臂猿为原型，制作发布摩巴、摩雅两个人物，用卡通 IP 形象为原型，设计创作了一系列图解科普，如全省重点场所技术指南的图解等相关科普文章，受到公众的一致好评，电子出版物整理了这一系列科普宣传材料，由云南教育出版社设计制作《云南省疾病预防控制中心新冠肺炎防控科普知识图册》电子出版物。

十四、信息管理

（一）部门建制

健康促进与公共卫生信息中心（简称：健促信息中心），定编 12 人，实有人员 12 人。

部门负责人：主任向昆，副主任张健、董坚。

成员：贺华、赵楠、张金翠、张肇玲、马少晋、郑楠、张竞文、张力敏、赵玲（病休）。

健促信息中心内设综合信息与新媒体管理、信息网络管理、对外宣传管理、科技情报图书管理4个业务室（组）。

综合信息与新媒体管理：向昆、贺华（网站）、张竞文（微信公众号）、张力敏（新浪微博）、张金翠（抖音号）。

信息网络管理：张健、赵楠、郑楠、马少晋。

对外宣传管理：董坚、张金翠。

科技情报图书管理：张肇玲。

《云南省疾病预防控制中心年鉴》编辑部：向昆、张肇玲。

部门职责：

1. 负责中国疾病预防控制信息系统在云南省的部署和运行管理。

2. 建设、运行维护中心计算机网络和数据中心。

3. 建设、运行维护全省疾控疫情视频会商系统。

4. 依照国家相关法律法规，构建云南省公共卫生信息数据库，整合并统一归口管理中心内部各类公共卫生信息；开发云南省公共卫生信息资源，为各级各地疾病预防与控制工作及相关科学研究提供信息及技术服务，为实现云南省公共卫生信息和资源的共享提供网络技术平台。

5. 中心新媒体平台“云南疾控资讯网”网站、“云南疾控”微信公众号、“云南省疾病预防控制中心”新浪官方微博、“云南疾控”抖音号的建设、运行管理。

6. 建设、运行维护全省疾控机构和中心的网络办公信息系统。

7. 购置、管理中心所需的图书、科技期刊库与内部资料，为公共卫生信息的查询、检索、综合应用提供技术支持。

8. 按年度编辑、出版《云南省疾病预防控制中心年鉴》。

9. 承担中心和全省各地疾控机构公共卫生信息技术的教育培训、技术咨询和技术指导，培养信息技术骨干。

10. 开展公共卫生信息化建设相关工作。

11. 组织开展全省疾病预防控制机构基本信息系统年度数据更新，并汇总、分析相关数据，编辑《云南省疾病预防控制机构基本信息统计分析报告》。

12. 在相关业务领域组织、协调开展健康教育与健康促进工作。

13. 制作、收集和编发卫生宣传文字、声像等健康教育材料。

（二）主要工作

1. 信息化建设

（1）云南省数字疾控建设

继续完善疾控资源管理系统。

新增工资条通知管理模板：完成财务工资批量导入，个人工资条推送。截至10月31日，计财部累计导入数据2844条。

推进实验室信息管理系统的应用：根据质管部要求，完成消毒病媒所、急传所检测报告模板修改，不再标明正本和副本，用户报告和存档的签名保持一致。截至10月31日，系统累计发放检验报告2121份。

配合中心应用防火墙进行安全改造，完成疾控资源管理系统和实验室信息管理系统共11个功能模块的改造：疾控资源管理系统（招标采购管理、招标清单入库、招标供货查询、疫苗耗材管理、设备家具管理、耗材明细账单）；实验室管理系统（检验中心样品受理、原始记录、检测结果管理、性艾所个体检测受理、检测结果管理、结防所业务受理、收样登记、急传所业务样品受理、质量管理部签章管理）。

数字疾控基础信息平台完成2020年信息系统安全等级保护三级测评。

（2）OA云系统实施进展

年内，根据全省卫生系统办公需要，承建与服务提供方对原有基础框架结构进行了大量更新整改，涉及PC端、移动端下几乎所有系统功能，包括新版的操作页面等。移动端的新版页面及部分功能完成更新。办公系统云架构完成了优化，业务功能持续改进和新增，进一步完善了OA云系统的功能。

功能模块的优化和新增：在系统原有功能基础上，为了使功能更完善、更人性化，通过大量的调研、测试以及吸取中心用户提出的意见反馈，进行了多处优化调整及模块新增，涉及多个功能体系、管理体系等内容。

新增用户21个，新增调整各类流程8个，启用了用印申请和用车申请功能。

新增资料管理模块，将知网、万方和外文数据库接入OA，方便职工查询。

为提高系统速度，将2019年1月1日以前所有数据迁移至历史数据中，开发历史数据查询功能供用户查阅。

继续推进全省疾控公文电子化流转功能，本年度共通过OA下发公文49次。

OA系统上线使用单位新增3个，分别为楚雄州中心血站、勐海县疾控中心和文山州疾控中心。其余上线使用单位与2019年相同，主要为中心和中心帮扶对象疾控中心，另外还有省药依所、楚雄州疾控中心、红河州疾控中心。拓展使用单位相对较少。

（3）推进多平台数据共享机制

协助省心理卫生中心，完成云南省精神卫生管理平台与国家疾控信息系统数据交换工作。

5月，开通云南省第一人民医院中国疾病预防控制中心全民健康信息化疾病预防控制信息系统数据交换网络，建立中国疾控中心、省疾控中心及医院数据交换的联调机制。

9月，云南省免疫规划信息管理系统整体迁移至云南省卫生健康云后，完成中国疾病预防控制信息系统虚拟专网升级及安全策略调整，实现VPN与云南省卫生专网连接，满足云南省免疫规划信息管理系统网络安全的需求。

2. 正常运维全省“中国疾病预防控制信息系统”虚拟专用网络（VPN）

截至10月31日，全省共建立138条IPSECVPN隧道应用于中国疾病预防控制中心全民健康信息化疾病预防控制信息系统数据交换及全省视频会议系统。目前，全省使用SSLVPN的单位共有3323家，用户11377名，SSLVPN已覆盖全部全民健康信息化疾病预防控制信息系统、云南省严重精神障碍信息系统等用户。

3. 全省“中国疾病预防控制信息系统”的基础编码维护及用户管理

按照国家疾控中心相关工作要求，下发了《关于开展2020年度中国疾病预防控制信息系统管理员备案工作的通知》《关于加强中国疾病预防控制信息系统访问及使用安全的通知》2个通知。

完成了省级系统管理员到中国疾控的备案，完成了州（市）级系统管理员到中心的备案。

新建了26个传染病网络直报系统的省级用户，对179个省级用户进行了延期，16个州（市）级系统管理员进行了延期。

对154个用户的CA证书进行了续费和证书更新。

日常新增报告单位59个。

10 月，开展 2020 年度中国疾病预防控制信息系统标准编码的维护工作，新增机构 25 个，修改机构属性 36 个，修改地区编码属性 5 个，对 112 个机构进行了删除和机构关联。

4. 全省疫情视频会商系统运行管理

保障视频会议 51 次，其中国家卫健委到省级 2 次、到县（市、区）级 1 次；中国疾控中心到省级 14 次、到县（市、区）级 20 次；中心到县（市、区）级 14 次。

完成《云南省疾病预防控制中心 2019 年疫情会商系统设备升级采购项目》的验收和投入使用。

按照省卫健委要求，对目前全省使用的疫情会商系统进行升级改造工作，全省疫情会商系统从标清升级到高清视频会议。3 月，对全省的视频设备进行了项目完工验收。

5. 指导全省完成“中国疾病预防控制中心综合管理系统”的填报工作

中国疾控中心全面改版了“国家疾控基本信息系统”，并启用“中国疾病预防控制中心综合管理系统”，该系统是一个覆盖全国的网络，通过省、市、县各级疾控机构填报各自的疾控资源情况并通过互联网将信息上报至国家疾控中心的数据中心，实现对全国疾控系统内人员情况、实验室建设、工作环境等方面信息的收集和汇总，并以年为单位对收集的数据进行分析，对了解当前全省疾控系统的资源现状、优化疾控资源配置及制定相应的卫生防病策略起着至关重要的作用。

7 月，将中国疾控中心针对新系统的培训课件下发到全省各州（市）、县（市、区）疾控机构，并指导完成在线填报，后续对 2019 年度的疾控基本信息进行汇总、整理和分析，并对信息报告质量做出科学客观的评价，为卫生行政部门合理规划疾控资源及制定相关的疾控策略提供支持。

6. 应急通信信息设备管理

配合处突中心完成相关建设和管理任务。

每月检查移动防疫中心设备情况，并向处突中心报送云南省国家卫生应急移动防疫中心设备装备运行维护月报表。

完成国家应急队伍能力提升项目——通信指挥车初步采购参数。

签订移动防疫中心无人机图传建模系统采购合同，实现应急队大疆无人机实时图传功能。

7. 云南省新冠肺炎核酸检测信息系统建设

9—10 月，在参加 9 月瑞丽疫情现场处置工作后，初步拟订了云南省新冠肺炎核酸检测信息管理技术方案，并组织力量（中科软公司）紧急开发了云南省新冠肺炎核酸检测信息管理平台试用版，确定了以扫描云南省电子健康卡或健康码录入基本信息，样本中转全程二维码监管，检测结果自动反馈健康码的工作模式，为云南省大规模新冠肺炎核酸检测做好了信息化管理的准备。

8. 中心计算机网络安全管理

中心计算机信息系统主要由网络系统和信息管理系统组成。网络系统主要由内部局域网与广域网的连接以及中国疾病预防控制信息系统虚拟专用网络（VPN）组成，设有 1 个网络机房。信息管理系统软件主要有：网络办公系统、用友 V8 财务管理软件、云南疾控资讯中心信息采编系统、医院信息管理系统、云南省免疫规划信息管理系统、云南省数字疾控基础信息平台、云南省严重精神障碍信息系统等。

2 月，向全省中国疾病预防信息系统用户和中心职工发出了《计算机查杀病毒防范 APT 攻击的通知》并提供了 APT 专杀工具，提醒职工防范攻击者利用新型冠状病毒肺炎疫情相关题材作为诱饵文档，对抗击疫情的医疗工作领域发动 APT 网络攻击，保障了中国疾病预防信息系统和中心网络的稳定运行。

9 月，完成 2020 年度云南省数字疾控基础信息平台第三级系统等级保护测评工作。

9月，配合免规所，完成云南省免疫规划信息管理系统整体迁移至云南省卫生健康云工作，并开始进行三级等保备案；同时，完成全省疾控系统网络安全策略调整，实现16个州（市）、111个县级疾控中心使用的疫苗扫码出入库设备（PDA）通过VPN访问云南省免疫规划信息管理系统。

10月，完成中心信息网络安全设备综合日志系统、WEB应用防火墙和数据库审计系统维保服务采购，实施完成了三套安全系统的软件版本升级，安全分析场景升级，解析规则库升级及自动化工具规则升级等，有效保障了中心信息网络的安全。

发布《云南省疾病预防控制中心网络安全运维报告》12期，评估每月的网络安全风险等级，通报信息网络安全风险点，对信息系统运维公司及系统管理部门提出整改建议。

中心机房整体运行稳定，未发生由于系统安全问题导致的网络安全重大事件。

9. 重要保障

（1）新型冠状病毒感染肺炎疫情防控期间，健促信息中心在保障中国疾病预防信息系统及虚拟专网有效运行的同时，组织网络安全厂商安恒信息及中心网络和信息安全支撑单位，对中心网络、信息系统关键基础设施、各业务应用系统、网站、全省疫情应急指挥视频会议系统等开展7×24小时安全监控。及时更新各网络安全设备规则库，确保边界防火墙安全策略的有效。利用新建设的AILPHA大数据智能安全态势感知平台和云端SAAS监测中心的监测服务，实时检测发现和分析中心信息安全事件数据。疫情期间，中心各系统共发现19.4万次安全威胁，通过Web应用防火墙等安全设备及时封阻了可能的安全攻击路径和可能造成的安全危害，做到关口前移，有效保障了中国疾病预防信息系统和中心网络的信息安全。

（2）2月，为落实省委、省政府疫情防控措施，避免系统运维公司技术人员进出中心办公区域，采用SSLVPN+堡垒机模式，为运维技术工程师提供远程运维环境。

（3）国庆节、中秋节放假期间（10月1—8日），按有关部门要求，安排专人值班，实行信息安全“零报告”制度并每日编写网络安全运维报告，其间未发生网页及系统信息被篡改等安全事件，有效保障了双节期间中心的信息安全。

10. 网络设备的运行

中心现有网络信息接入点1000余个、接入计算机800余台、服务器55台、网络设备33台、数据存储4台，广域网由1条500Mbps光纤（电信）、1条100Mbps光纤（移动）、1条8MbpsSDH（与中国疾病预防控制中心视频会议专线）及1条100Mbps卫生专网完成连接。

网络连接设备及服务器基本实现7×24小时的运行；广域网链路的接入（一条电信500Mbps光纤和一条移动100Mbps光纤），以及停电时60kV UPS电源提供中心网络机房设备不低于2小时的电源支持，基本保障了网络和信息管理系统相关设备的运行，为中心疾控业务信息管理提供保障。

中心计算机局域网络的管理采用划分VLAN及IP地址与计算机网卡MAC地址绑定的技术方式，接入中心计算机局域网络的计算机需向健促信息中心提出IP地址申请。

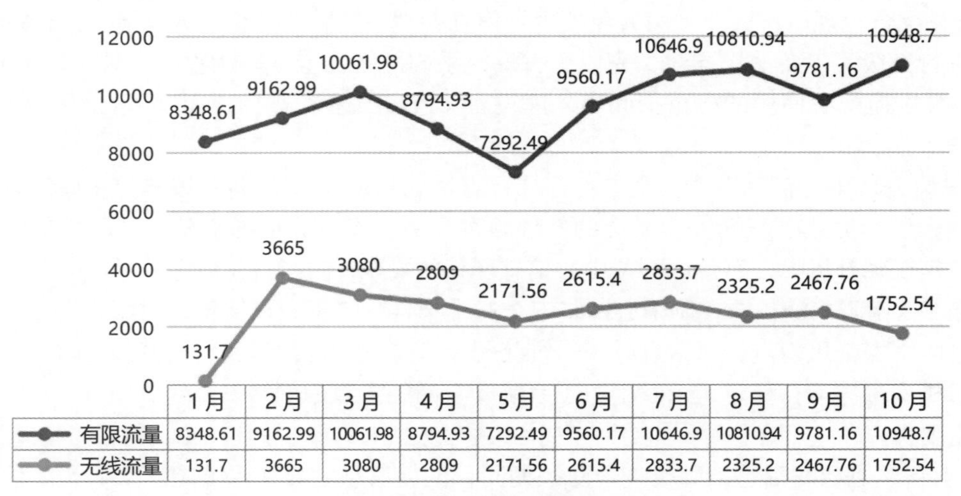

	1月	2月	3月	4月	5月	6月	7月	8月	9月	10月
有限流量	8348.61	9162.99	10061.98	8794.93	7292.49	9560.17	10646.9	10810.94	9781.16	10948.7
无线流量	131.7	3665	3080	2809	2171.56	2615.4	2833.7	2325.2	2467.76	1752.54

1—10 月中心网络流量使用情况

目前，中心采用用户名与密码许可接入方式，建设、启用了覆盖中心东寺街办公区的无线局域网络，以改善信息网络环境，方便各类应用。

网络安全保障由 5 台防火墙、1 台 WEB 应用防火墙及综合日志、数据库审计、大数据审计分析等安全系统完成。

防火墙实现中心内部局域网与 INTERNET 网的逻辑隔离。完成 VPN 系统用户认证、中心业务系统的外网连接、中心内部局域网与 INTERNET 网的 IP 地址转换及部分安全策略的运用。6 月，清理优化完成所有安全设备中的安全策略，按信息系统等级保护要求，实现端口级别的访问控制。

Web 应用防火墙部署于中心服务器区的 Web 应用系统出口，能有效地防止敏感信息泄露、防止各种应用攻击，并实现等级保护中应用系统安全的要求。Web 应用防火墙共对 16 个应用站点进行防护，全局综合风险等级为高。

数据库审计与风险控制系统采用旁路方式部署于数据库服务器交换机上，对中心核心数据库开展安全审计，加强数据安全管理，以实现对数据库非法行为的事前预防、实时告警、事后追查等功能，并满足等级保护中数据安全的相关要求。

通过大数据分析检测到中心已失陷的终端累计有 129 台，类型主要以渗透攻击、挖矿、远程控制为主。当计算机终端操作系统存在漏洞或未安装防病毒软件时，易被外网入侵并受攻击感染病毒，最终沦为“肉机”或“矿机”且向内网其他终端蔓延和发起攻击，形成失陷终端。8 月，针对失陷资产开展漏扫、安装防病毒软件、防护补丁修复等。

综合日志审计平台部署于核心交换机上，通过对网络设备、安全设备等系统日志进行全面的标准化处理，及时发现各种安全威胁、异常行为事件，为网络故障及安全事件提供全局的视角，确保网络业务的运营安全，并满足等级保护中安全审计的要求。

11.《中心年鉴（2019 年）》编印

3 月，经综保部，采购了承印、出版商；4 月，发布《年鉴编制计划》至年鉴编委会成员；5 月，各部门编委编撰各自负责的内容；11 月，完成编辑；2020 年 12 月—2021 年 1 月，印制、出版。

12. 新媒体运营管理

近年来，随着中心新媒体平台的不断完善，其在信息传播工作中扮演了关键角色，中心重要信息通过自有渠道第一时间发布，后经中央及地方媒体加工报道、商业媒体转载，引发社会关注，总体上形成了“中心自有媒体 + 中央、地方媒体 + 党政机关官微 + 境外媒体”的全媒体、全网络、跨区域的立体传播格局。

（1）“云南疾控资讯网”官方网站

共采编信息 3457 条，与去年 2162 条相比，采编信息数量同比上升 59.9%。其中，各州（市）采集信息 1268 条，中心各部门采集信息 2189 条。

今年以来，中心采编信息数量高于州（市）和县（市、区）疾控中心，州（市）和县（市、区）疾控中心因为人员调整等因素，有部分疾控中心停止了信息采编。其中，怒江州和西双版纳州州级以及所辖区内的疾控中心均未开展信息采编工作。开展情况较好的是保山市、玉溪市、普洱市和曲靖市，其辖区内均仅有一个县（区）级疾控中心未开展信息采编；信息采编数量最高的州（市）是普洱市，共采编信息 53 条，县（市、区）疾控中心采编信息最多的是澄江市，共采编信息 127 条。相较于 2019 年各州（市）采编 1250 条情况，2020 年信息采编数量略有上升。

中心除体检中心和技服中心外，其余部门都积极开展了此项工作，信息采编数量最多的是健促信息中心（226 条）和综保部（199 条）。

上半年完成了网站迁移至电信天翼云的工作，进行了数据库和网站服务器分开部署，增配堡垒机、防火墙、网页防篡改和日志审计等安全措施，有效提高了网站访问速度和安全性。

全年在网站运维商的支持配合下对网站系统和服务器进行了有效维护，完成备份检查 24 次、网站相关修改 11 次，漏洞修复 2 次，数据维护 5 次。

为保证云南疾控资讯网的网络安全，配合西山网监公安的检查，发现云南疾控资讯网存在 FTP 弱口令漏洞的网络安全隐患，通过整理账户和口令，删除了长期不用的账户，强制使用账户口令修改，加大了口令规则强制难度。

1 月，收到中国疾病预防控制中心关于 2018 年的省级及计划单列市疾控中心网站测评总报告，34 家参评单位，云南疾控资讯网位列 13 位。

总点击：238625 人。

（2）“云南疾控”微信公众号

今年月平均净增关注人数 10827 人，关注人数较 2019 年底增长了 445.93%。受新冠肺炎疫情影响，关注人数不断上涨，出现两个上涨高峰：一是 2 月微信公众号上线云南省新冠肺炎服务平台，关注人数增加近万人（9824 人）；二是与服务方合作上线 HPV 预约服务小程序，6 月关注人数增加 3 万余人（30270 人）。

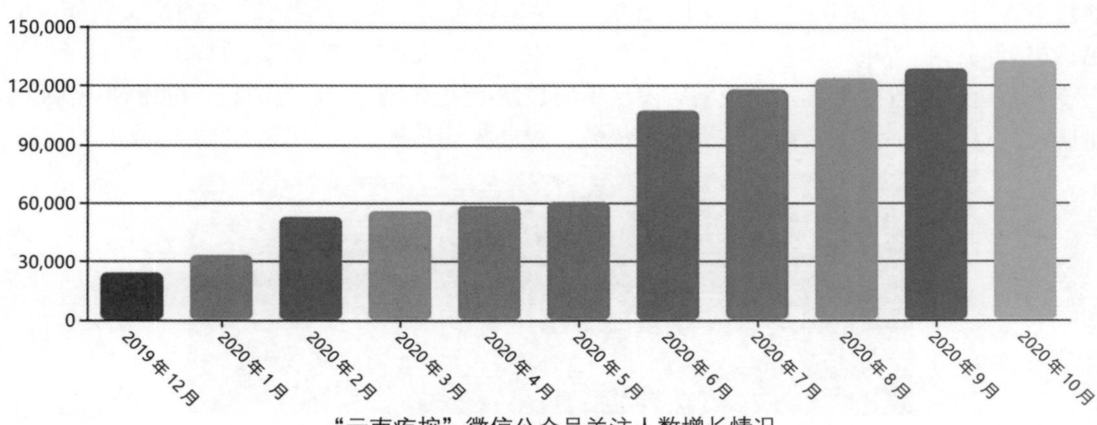

“云南疾控”微信公众号关注人数增长情况

1—10 月，共推送信息 504 次 1343 条，较 2019 年全年增加 90.19% 和 141.11%，总阅读量达到 396 万余次，较 2019 年全年增加了 790.86%。不论是信息推送数量还是阅读数量、粉丝数量，都较上一年有了显著的增长。

以下 10 篇文章的阅读数达到了 26 万余次：

序号	日期	标题	来源	撰稿人	审核人	被转载次数	类别	形式	阅读数	点赞数
1	2020 年 10 月 27 日	云南省疾控中心重要提示！	云南省疾控中心	—	—	—	科普	图文	37205	164
2	2020 年 5 月 27 日	又值一年食菌季 省疾控中心专家提醒：谨防食用野生菌中毒！	营卫所	刘志涛	刘志涛	59	科普	图文	34438	155
3	2020 年 6 月 5 日	关注丨人乳头瘤病毒（HPV）疫苗接种公告	健促信息中心、知苗易约	—	—	—	工作信息	图文	32158	143
4	2020 年 6 月 22 日	一图速读丨千万不要采摘误食！云南有毒野生菌种类最全识别	云南省疾控中心、云南网	刘志涛、彭霞、张金翠、张竞文	—	—	科普	图文	26022	125
5	2020 年 6 月 19 日	关注丨人乳头瘤病毒（HPV）疫苗接种公告	知苗易约功能提供方	—	—	—	工作信息	图文	24377	95
6	2020 年 4 月 26 日	开学啦！现在请把手机横过来！这张长图教你分辨校园里的错误行为和正确行为！	学卫所、健促信息中心	黄鑫、张竞文	黄达峰、向昆	—	科普	图文	24064	197
7	2020 年 7 月 23 日	关注丨四价宫颈癌疫苗（HPV）接种网上预约公告	知苗易约功能提供方	—	—	—	工作信息	图文	21983	39
8	2020 年 2 月 15 日	图解丨云南省新型冠状病毒肺炎流行期间托幼机构和学校疫情防控技术指南（十五）	云南疾控	常利涛、黄达峰、张丽芳、邓淑珍、刘春艳	胡守敬、宋志忠、越世文	—	科普	图文	20677	105
9	2020 年 7 月 27 日	云南今年已发生野生菌中毒事件 273 起，这份权威吃菌手册转给家人！	云南网、云南省疾控中心	刘志涛、彭霞	—	—	科普	图文	20347	66
10	2020 年 3 月 20 日	人人都是抗疫小战士——给即将开学的同学们的一封信！	学卫所	黄鑫	黄达峰	—	科普	图文	19039	222

编制云南疾控微信公众号供稿计划每月 1 次。

“云南疾控”微信公众号按月进入全国疾控机构微信影响力排行榜前 20 位（TOP20）4 次：6 月，第 12 位；7 月，第 13 位；8 月，第 12 位；9 月，第 13 位。（受疫情影响，中国疾控中心微信影响力排行榜 6 月开始恢复发布）

微信公众号不断完善服务功能，关注公众的实际需求。

2 月，上线“云南省新型冠状病毒肺炎服务平台”。服务平台由腾讯电子健康卡团队提供技术支持，平台包括“云南省疫情信息发布”“云南省疫情实时动态”“全国疫情实时动态”“发热症状自查”“云南省定点（发热）门诊导航”“主动申报与疫情线索提供”“确诊病例分布小区”“确诊患者同行程查询”“疫情智能问答”“疫情实时辟谣”“新冠肺炎科普”共 11 个实用功能。该平台运用大数据的方式，帮助居民足不出户掌握疫情动态、官方通报、健康知识等信息，强化居民的自我防护意识，落实综合防控措施，控制疾病传播。

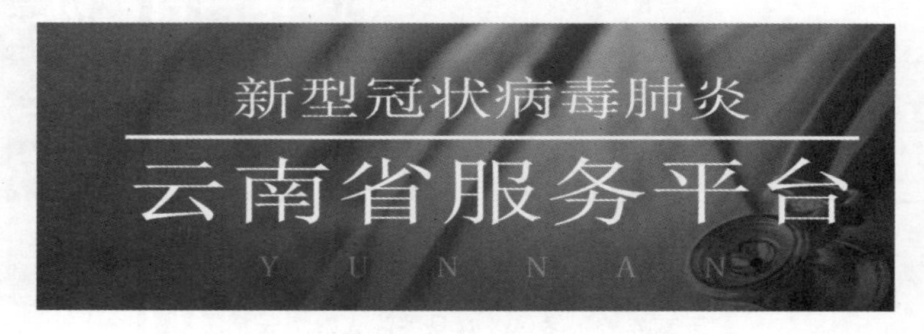

3 月，与第三方合作平台完善“免疫助手”服务功能，更新了“儿童接种”模块，方便大众在功能模块下完成省内与该第三方合作平台合作的 58 家接种点的门诊预约或门诊查询服务。

6 月，为提升云南省内各州（市）、县（市、区）已注册开通微信公众号的疾控中心整体的运行能力和扩大整体的影响力，在“云南疾控”微信公众号平台建立了云南“疾控机构”微信矩阵，实现联合展示、互相推广以增加关注度。

6月，与服务方合作上线“HPV疫苗接种预约功能”，向大众提供了更为全面的便民服务。

6月，特邀新华网舆情专家通过“云南疾控”微信公众号“疾控在线培训”模块，借助“听听专家说”平台，开展了主题为“新媒体时代的网络舆情辨别与应对”的线上培训课程，得到了一致好评。

鉴于中心公众号在疾病防控、健康科普、疾病管理等方面的优秀成就，人民日报健康客户端诚邀中心入驻（开通）人民日报健康客户端“人民日报健康号”，成为“人民日报健康号”首批定向邀请的相关机构，入驻后可以发布健康科普、医学知识、科研成果、机构信息动态等信息，进一步扩大中心公众号的宣传面和影响力。

（3）“云南省疾控中心”新浪官方微博

“云南省疾控中心”新浪官方微博自去年开通以来以发布中心动态工作信息和对外公告为主，并转发“云南疾控”微信公众号等其他媒体的相关信息；新冠肺炎疫情发生后，亦通过官方微博及时转发全国及云南疫情情况，回应民众关注问题，介绍云南防控情况，普及疾病及防控知识。同时，也通过官方微博接收并处理了很多受众提出的投诉或建议。

1—10月，共推送微博推文1136次。

（4）“云南疾控”官方抖音号

2月17日，“云南疾控”官方抖音号通过申请正式开通，年内发布作品24部，收获80名粉丝，28个单位和个人关注，作品获赞3729人次。

13. 直播间建设

受新冠肺炎疫情影响，线下集中式授课模式受到了一定的影响，为进一步推动新冠肺炎疫情防控期间全省相关人员业务能力的提升，利用图书阅览室部分空间筹建了一个小型直播间，直播间配置了专业照明设备和多种背景幕布，以满足各部门线上培训工作的开展。年内完成线上培训2次，媒体采访2次。

14. 网络舆情监测

2019年7月至2020年7月，与服务采购中标的新华网舆情研究中心合作，利用其自主研发的新华睿思数据云图分析平台，通过大规模数据检索和智能文本挖掘等先进技术，提高了中心对舆情的监测研判，及时、客观反映当下的舆情发展动态，有效地辅助中心管控对外舆论、提升正面宣传，为舆论引导提供了有效支持，中心网络舆情监测工作效果初显。

在服务期间，共设立5个专题监测，多维度进行信息的综合收集整理，累计更新热点信息近1000万条，及时预警敏感负面舆情逾3000条，其间，未出现全国性负面舆情事件，舆论场状况健康良好。

上半年，在新冠肺炎疫情高发期（1月23日—3月31日），以每日一小结的形式及时提供新冠肺炎网络舆情的传播信息和扩散情况，给中心在舆情点防控等方面提供信息支持，未出现任何重大报告遗漏、内容与事实不符、评估紊乱等情况。

1—10月，从当月舆情情况、热点舆情、行业动态、总结及下阶段工作建议4个方面完成常规舆情报告10份。

7月，舆情服务合同到期，根据中心实际的使用情况，采购在满足上一年度需求的基础上，新增了部分舆情软件及服务的采购需求，随着此项工作需求的进一步明确，以及舆情监测软件及服务的持续性的采购和使用，以期更好地做好监测工作。

15. 图书、期刊资料管理

完成图书、期刊资料管理的各项常规内容，确保图书室的正常有序运转；完成2018年中心年鉴的发行和2019年中心年鉴的合同签署流程；完成图书、统计年鉴的订购工作；完成2020年中心3种电子期刊库的合同续签，以保障电子期刊的使用。

16. 其他

（1）新冠肺炎疫情防控期间，健促信息中心共有7名人员加入云南省边境省级卫生应急队伍；并分别于4月、9月各派出4名边境应急人员至瑞丽参与疫情防控工作；参加防范新一轮新冠肺炎疫情输入一组督导1次。

（2）制定《云南省2020年公共卫生体系建设和重大疫情防控救治体系建设工作疾控类项目实施方案——现场流调移动信息采集终端及智能化分析云终端系统建设项目实施方案》，进行采购招标准备工作。

（3）为进一步做好美沙酮维持治疗及清洁针具交换工作，确保打赢云南省第四轮防艾人民战争，省防艾局决定在国家美沙酮信息系统停止使用并迟迟未能恢复的情况下，独立开发一套适合云南省实际的“云南省美沙酮维持治疗及清洁针具交换信息管理系统”。受省卫健委委托，由中心负责组织完成相关采购工作。

年内完成了政府采购工作，并与中标人签订了项目合同，年底完成项目验收。

（4）举办短视频制作技能培训暨2020年度信息员培训会

11月10日，为进一步做好中心信息发布及科普宣传工作，提升各部门人员相关专业技能和业务能力，适应新媒体时代对信息传播工作的要求，并为明年中心第三届“微·科普”短视频比赛打下基础，健促信息中心举办了短视频制作技能培训暨2020年度信息员培训会。会上特邀云南网资深编导郭凯老师进行现场授课。

（5）为做好全省公共卫生体系建设和重大疫情防控救治体系建设中的疾控类项目工作，健促信息中心和科教部联合委托云南大学于11月1日—12月19日分3期举办了云南省基层疫情防控能力提升项目信息技术骨干人才培训，学员来自16州（市）129县（市、区）的疾控中心，共290人。

（6）1月26日—4月30日，配合行政办，每日提供《云南省疾控中心关于新型冠状病毒感染的肺炎每日舆情监测及宣传情况》，及时反馈舆情热点、处置建议以及新媒体健康教育宣传情况，共计提供82份。并于5月、8月、9月、10月各提供一份此期间的舆情监测及媒体宣传小结。

（7）机房维护工作

约顿空调高压报警，完成维修并进行了一次维修和保养。

采购存储光纤交换机一台，更换存储硬盘5块，进一步提升虚拟集群存储性能。

部署免疫规划管理信息管理系统数据交换服务器2台，完成与国家疾控、国家药监协同平台的数据交换工作。

协同原厂授权售后工程师，对中心机房UPS系统进行了2次巡检维护。包括主机头、电池测试，输入输出电压检测，电池放电测试，机头环境温度检测等。

（8）完成中心500M电信专线的IP地址备案工作。

（9）完成2020年公安机关网络安全监督检查报告。

（10）协调电信公司，完成了一号楼电梯、楼梯和地下室的4G信号覆盖。

（11）完成了31次1号楼大厅电子屏的播放，并利用服务大厅电子屏播放了9次科普宣传信息。

（12）参与新中心档案航拍工作，共计4次。

十五、疫情报告管理与应急处置

（一）部门建制

疫情监测 / 突发公共卫生事件应急处置中心（简称：处突中心）定编 20 人，实有正式人员 18 人。

部门负责人：主任彭霞（负责科室总体工作的统筹管理），副主任何继波（负责分管突发公共卫生事件应急处置）、卢冉（负责分管疫情监测）。

首席专家：王荣华（2015 年 8 月被中心聘请为疫情监测领域首席专家）。

成员：郝林会、黄甜、沈秀莲、郭卉、戚艳波、林燕、邬志薇、贾豫晨、李真晖、杨静、郑尔达、赵红娟、陈莉华、付朝智。

部门内设疫情监测组、突发公共卫生事件应急处置组和综合组 3 个组。

疫情监测组：林燕（组长）、郭卉、戚艳波、李真晖。

突发公共卫生事件应急处置组：黄甜（组长）、郝林会、沈秀莲、郑尔达、陈莉华、付朝智。

综合组：邬志薇（组长）、贾豫晨、杨静、赵红娟。

部门职责：

1. 负责全省传染病疫情报告管理

（1）负责全省传染病疫情信息网络数据的管理，进行疫情日报、月报，季度、半年、年分析，年度疫情资料汇编，并按要求报省卫生健康委和相关部门。

（2）对全省传染病疫情报告质量进行督导、评估，将督导评估报告呈报中心有关领导、省卫生健康委，向中心有关部门通报。

（3）定期对全省疾控机构疫情报告管理人员开展培训。

（4）对全省传染病疫情监测能力进行考核与评估。

（5）对全省传染病疫情报告管理工作提供相关技术指导。

（6）对全省传染病自动预警信息系统进行管理。

（7）负责突发事件期间重点关注地区的传染病疫情监测、分析、报告，撰写疫情专报。

（8）开展提高传染病网络直报系统质量和疫情数据分析程序及软件的科学研究。

（9）开展境外传染病舆情监测，特别是对越南、缅甸、老挝等周边国家的传染病疫情监测工作，及时发布预警信息。

2. 负责全省突发公共卫生事件处置和管理

（1）负责全省突发公共卫生事件信息的收集、核实及报告工作。

（2）进行突发公共卫生事件日报、月报，季度、半年、年分析，年度资料汇编，并按要求报省卫生健康委和相关部门。

（3）组织制订、修改和完善业务范围内的专业应急预案。

（4）负责组织、协调中心专家和相关部门开展突发公共卫生事件现场调查、处置，并对调查报告进行审核。

（5）负责全省突发公共卫生事件的监测预警工作。

（6）对全省突发公共卫生事件报告、处置质量进行督导、评估，将督导评估分析报告呈报中心有关领导、省卫生健康委，向中心有关部门通报。

（7）负责突发公共卫生事件报告、应急处置人员的培训和业务技术指导。

（8）负责每月开展日常风险评估工作，形成《云南省突发公共卫生事件风险评估报告》；

对省内重大公共卫生事件、重大活动保障适时开展专题风险评估工作。评估报告及时上报省卫生健康委和国家疾控中心。

（9）负责对州（市）级、县（市、区）级卫生部门风险评估工作进行培训和指导。

（10）开展突发公共卫生事件预测预警、各级疾控机构应急处置能力、物资配置标准等的科学研究。

3. 应急队伍管理

（1）负责国家突发急性传染病防控队（云南）和国家卫生应急移动防疫中心（云南）两支国家级卫生防疫应急队伍的管理、调用。

（2）负责中心应急队伍管理、调用。

（3）制订中心应急物资储备计划，对物资的使用、调拨及补充进行管理。

（4）组织队伍培训和演练。

（二）主要工作

1. 传染病疫情报告管理

（1）全省传染病疫情概况

全省报告甲类传染病1例（腺鼠疫）。乙类传染病报告92116例，较2019年（104835例）减少12719例；发病率189.6033/100000，较2019年（217.0501/100000）下降12.65%。丙类传染病报告132496例，较2019年（209132例）减少76636例；发病率272.7179/100000，较2019年（432.9863/100000）下降37.01%。

甲、乙类传染病报告发病率189.6/100000，较2019年下降12.7%，连续17年低于全国平均水平。丙类传染病报告发病率272.7/100000，较2019年下降37%。

（2）传染病疫情监测与分析

全年执行24小时一线值班制度，每日开展全省传染病疫情及突发公共卫生事件监测。

实时监测新冠肺炎疫情，形成新冠肺炎防控工作专报207期、疫情进展信息611期，开展专题风险评估36次、绘制边境地区疫情输入风险地图15次，向全省发布新冠肺炎预警信息4期，提前做好疫情防控部署准备。

完成365期《云南省传染病与突发公共卫生事件监测信息日报》，12期《云南省传染病与突发公共卫生事件月监测月报》，32期境外及周边三国（缅甸、越南、老挝）的传染病舆情信息（4期季报），2019年全年、2020年1—3月、1—6月、1—9月传染病疫情及突发公共卫生事件分析。完成2015—2019年全省输入传染病分析、2015—2019年云南省88个贫困县疫情分析、境外输入高风险疫情分析等30余项专题疫情分析并上报。

按季度组织召开“全省传染病疫情及突发公共卫生事件分析视频会”，分析疫情趋势、重点疾病和重点地区，提出防控建议，全年共召开4次。

（3）传染病疫情预测、预警工作

根据全省各州（市）传染病疫情态势和突发公共卫生事件发生情况，2020年及时向全省各州（市）发布预警信息16期，包括加强人感染高致病性禽流感、流感、麻疹、手足口病、野生菌中毒、食源性疾病等防控工作的预警，指导各州（市）尽早发现突发公共卫生事件苗头，及时、有效地进行疫情处置，并对各州（市）的预警信息利用率开展评价。

（4）传染病报告质量管理

设专人每日对全省传染病报告卡报告和审核情况进行查阅审核，以发现未及时审核卡和重卡，并立即电话通知州（市）疾控中心，督促及时处理及记录。

按月对全省传染病网络直报质量进行分析评估，并在“传染病报告信息管理系统”和监测月报中向各州（市）、县（市、区）进行反馈。按季度发文《云南省传染病网络报告信息质量综合考评结果通报》。

全省在国家传染病疫情报告管理系统中注册的传染病诊疗机构总数2687个，机构正常运行率100.00%。全省报告传染病卡330441张，法定传染病网络报告质量综合率99.96%，其中直报机构网络正常运行率100.00%、传染病及时报告率99.94%、传染病报告卡及时审核率99.96%、有效证件号完整率99.93%。

指导各地规范开展传染病疫情信息网络直报，核实、处理预警系统发送的异常传染病报告信息16条。分析全省预警信号响应处置情况，形成分析报告，对工作开展较滞后的地区进行通报。全省共接收传染病自动预警信号26254条，响应率99.48%。

（5）疫情发布及通报

按省卫健委疾控局要求，每月报送云南省法定报告传染病疫情信息发布内容，共报送12期。

按省卫生健康委的要求，每月完成月度全省传染病疫情的通报，并向省教育厅、省科技厅等39家单位进行通报，共通报12次。

2. 卫生应急及突发公共卫生事件处置

（1）全省突发公共卫生事件报告和管理

全省共报告突发公共卫生事件（以下简称“突发事件”）237起，较2019年（243起）下降2.47%；发病4260人，较2019年（12742人）下降66.57%；死亡43人，较2019年（62人）下降30.65%。

237起事件中，Ⅲ级事件33起（均为食物中毒），占13.92%；Ⅳ级事件101起（传染病暴发疫情90起、食物中毒8起、其他中毒1起、其他公共卫生事件2起），占42.62%；未分级事件103起（传染病暴发疫情93起、食物中毒10起），占43.46%；无Ⅰ、Ⅱ级事件报告。

对全省报告的所有突发公共卫生事件进行全程管理，及时指导相关处置工作。派出561人次对丽江市、大理州鼠间鼠疫等173起事件开展现场处置。

（2）不明原因肺炎及人感染禽流感病例监测

全省共报告121例不明原因肺炎病例，其中9例确诊为新型冠状病毒肺炎，112例排除新型冠状病毒感染后订正为其他疾病。

全省无人感染禽流感病例报告。

（3）突发公共卫生事件采样率及实验室判明率

设专人对各地突发公共卫生事件采样及实验室检测情况及时进行指导和动态监督，对基层疾控机构因缺乏检测能力不能完成的检测项目，协调相关实验室协助开展检测。

（4）重点传染病和突发公共卫生事件风险评估

共完成日常评估12期，专题评估12期（新冠肺炎疫情输入风险评估、夏季洪涝灾害公共卫生风险评估等）。每月组织各部门参加国家疾控中心召开的全国月度风险评估会议。

（5）重要活动卫生保障

制定《云南省疾病预防控制中心卫生应急保障工作方案》，按照省卫生健康委的安排部署，累计派出专业技术人员90余人次对在云南省开展的重要活动、各类招生考试等进行新冠肺炎疫情防控保障。

3. 卫生应急队伍运行和管理

（1）制订年度培训演练计划

制订年度培训演练计划，并根据新冠肺炎防控要求调整，明确活动时间、主题、内容、地点、责任人等，按计划实施。

（2）加强队伍平急结合管理

①加强队员管理

按照《云南省国家突发急性传染病防控队伍管理办法（试行）》和《云南省国家卫生应急移动防疫中心管理工作手册》的规定，加强应急队员管理。通过“国家应急队伍（云南省疾控）”微信工作群实现线上“平急结合”管理，提高响应效率。积极响应新冠肺炎防控，协调安排应急队员开展应急值守、现场处置。

②加强应急设备及物资管理

按照《云南省国家卫生应急队伍应急物资管理办法》对应急设备及物资实行“定人、定物、定位”管理，完成应急物资仓库改造、维护。每月形成“国家卫生应急移动防疫中心设备 / 装备运行维护情况报告”报送中心领导及相关部门负责人。配合综保部开展新冠肺炎防控物资管理，按要求定期报送物资消耗及需求计划。

③加强应急车辆及车载设备管理

每周启动一次应急车辆，按月进行特种车辆维护，人车磨合累计里程 2900 余千米。定期组织相关责任部门人员检查、运行车载设备，及时发现存在的问题并进行日常维护。完成水电油车、P2+ 实验室检测车等特种应急车辆故障维修及车辆 GPS 定位器、车载标本运输架安装，确保车况及车载设备良好运行，完成应急车库维修，保障新冠肺炎防控等应急响应用车。

④队伍装备能力提升

根据国家卫生健康委《关于加强公共卫生体系建设和重大疫情防控救治体系建设工作的通知》，制定《云南省疾病预防控制中心国家卫生应急队伍能力提升项目工作方案》，在前期建设的基础上，拟对国家卫生应急队伍装备及车辆进行更新、换代，通过多方咨询、网络检索、现场调研等拟定车辆、工作平台需求和参数，并开展多轮论证，按计划推进采购相关程序审批。

4. 突发事件应急响应组织

（1）新冠肺炎疫情防控

按照省卫生健康委部署要求，在中心统一指挥下，处突中心组织国家卫生应急队伍迅速启动响应，严格按要求执行应急值守、开展应急监测及检测、赴现场流调处置、基层指导、重点场所疫情防控、驰援湖北抗疫、边境疫情防控、赴邻国支援抗疫等应急任务，全面打响疫情防控阻击战。

①应急值守

1 月 23 日，全体应急队员按照省卫生健康委要求，取消春节假期，迅速返岗，队伍全面做好新冠肺炎疫情防控的人员、车辆、设备、物资准备。自 1 月 23 日起，抽调应急队员分为综合协调、信息、现场流调、实验室检测、消杀防疫 5 个组开展一线应急值守，累计应急值守 1799 余人天。自 10 月 12 日起，启动秋冬季新冠肺炎疫情防控二线应急值班。

②现场应急处置

及时派出应急队员对云南省首例新冠肺炎确诊病例开展流调、采样，指导医疗机构严格做好病例管理。根据防控需要，派出应急队员对昭通大关县寿山镇聚集性新冠肺炎疫情、呈贡某单位聚集性流感样病例疫情、瑞丽市输入疫情、耿马县输入疫情等多起事件进行现场处置，协助、指导基层开展科学防控。累计派出现场应急处置 436 人次。

③基层指导

自 1 月 23 日起，先后派出 25 批 177 名专家分赴 16 个州（市）对 120 个县（市、区）就疫情防控措施落实情况开展巡回督导和驻点指导，对口指导 7 个州（市）及所辖 74 个县（市、区）

完成“一县一策”防控方案的制订。

④关口前移，严防境外疫情输入

3—4月，先后派出2批5名应急队员驻北京机场开展境外抵京赴滇人员管理工作，共对29个国家入境返滇人员441人进行评估及转运，就地隔离32人，核实追踪100余人。

3—5月，先后派出3批共12名专业技术人员作为中国抗疫医疗专家组成员分别赴老挝、缅甸（2批）协助抗疫。

4—5月，派出16名应急队员携P2+实验室检测车、水电油综合保障车等应急车辆及车载设备，至勐腊县磨憨口岸、腾冲市猴桥口岸支持当地对入境人员开展病毒核酸检测，在边境口岸累计工作295人天，完成检测5353人份。

整合中心专业技术人员组建5支应急队伍，每支30人，共150人。自4月1日起，派出5批共59人分别至瑞丽市、芒市、沧源县、西盟县、陇川县5个边境县（市）指导、协助当地开展疫情防控，参加边境防控现场工作累计1171人天。

⑤保障重点场所疫情防控

累计派出55名应急队员（共303人天）驻点昆明长水机场、昆明火车站、昆明南站、昆明西收费站等重点场所，参与多部门联防联控工作，累计排查旅客640.3万人。截至10月31日，协调全国30个省份完成1488名密切接触者的协查追踪。

⑥驰援湖北抗疫

服从国家新冠肺炎疫情防控工作安排，先后派出4批27名应急队员分赴湖北省黄冈市（4人）、咸宁市（11人）和武汉市黄陂区（12人）开展疫情防控援助工作。累计支援湖北抗疫1140人天。

（2）巧家县“5·18”地震应急响应

5月18日，昭通市巧家县发生5.0级地震，应急队伍及时启动地震灾后卫生应急响应，抽调国家卫生应急先遣队10名队员，做好应急车辆、物资和技术方案准备，待命出发。

（3）汛期卫生应急值守

6月25日—9月30日，抽调中心专业人员分综合组、流调组、环境卫生组、消杀组、实验室检测组和后勤保障组执行汛期卫生应急值班，累计一线值守702人天。

（三）服务基层

1. 全省重点州（市）传染病疫情报告管理工作督导

下发《关于开展2020年全省法定传染病报告质量管理现状和诊断准确性督导检查的通知》，于9—10月对西双版纳州、昆明市、丽江市、保山市、红河州、临沧市6个州（市）共18个县（市、区）的37家医疗机构进行了传染病诊断准确性现场核查，针对发现的问题进行现场指导，针对基层在报告管理工作中存在的问题进行整理，提出解决方案的同时提供技术支持，促进云南省各医疗机构传染病报告管理水平。

2. 全省疾控机构卫生应急能力建设、突发公共卫生事件处置、风险评估等工作技术指导

10月，对文山州文山市、砚山县，丽江市古城区、玉龙县，迪庆州香格里拉市、维西县3个州（市）、6个县（市、区）开展现场技术指导。通过查阅资料、现场察看、访谈等形式，对各疾控机构突发公共卫生事件处置规范性、突发事件公共卫生风险评估、应急队伍建设、应急物资储备等工作进行评估，现场反馈存在的问题和工作建议。

3. 帮助对口帮扶贫困地区能力建设

派出1名专业技术人员驻点福贡县2年，开展对口帮扶工作。

将健康扶贫工作融入科室业务工作中，指导目标地区提高传染病报告质量，提高监测数据

的分析利用，提高贫困县突发传染病疫情及时处置率达100%。根据对口帮扶贫困地区需求，支援迪庆州、福贡县、彝良县、西盟县疾控中心一批卫生应急采样箱，支持帮助当地卫生应急能力建设。

4. 基本公共卫生服务

按国家与省级要求开展基本公共卫生服务，完成4期《云南省基本公共卫生服务——传染病及突发公共卫生事件处置工作季报》的撰写与报送。组织编写《云南省2020年基本公共卫生服务项目宣传月传染病及突发公共卫生事件报告和处理服务宣传内容》和《新型冠状病毒肺炎防控宣传手册》，通过“云南疾控”微信平台进行宣传普及基本公共卫生服务的工作内容及意义。同时，结合新型冠状病毒肺炎防控工作需要，通过工作群向16个州（市）129个县（市、区）专业人员发送基本公共卫生服务项目传染病及突发公共卫生事件报告、处理和新型冠状病毒肺炎防控宣传材料，在全省范围开展相关宣传工作。

5. 印制“中华人民共和国传染病报告卡”315800份，下发16个州（市）。

（四）能力建设

1. 培训和演练

（1）全省卫生应急和疫情报告管理技术骨干培训

7月19—25日，在楚雄州楚雄市举办“云南省2020年法定传染病监测管理培训班”。分2期对全省16个州（市）、129个县（市、区）疾控中心的160余名传染病疫情管理人员进行全覆盖。

8月11—14日，在大理州举办“云南省疾控机构卫生应急能力建设培训班”。全省16个州（市）、129个县（区）疾控中心从事突发公共卫生事件应急处置的主要领导或专业人员共计228人参加了培训。

（2）应急队伍培训和演练

①组织应急队员参加国家新冠疫情防控视频培训31期，现场教学数十次，培训内容涉及新冠肺炎防控方案、风险评估、流调技术、采样技术、个人防护、生物安全、实验室检测、消毒要点、健康教育等。累计培训国家卫生应急队员及全省卫生应急队员6000余人次。

②协助省疫情防控指挥部编写8月7日全省新冠肺炎疫情防控桌面推演方案，并派出10名应急队员代表参加演练。

③10月12—30日，组织国家卫生应急移动防疫中心（云南）和国家突发急性传染病防控队（云南）130余名队员分3期至云南省紧急医疗救援队伍培训基地（普洱市）开展应急队员考证培训和实操演练。所有队员完成了基本灾难生命支持（BDLS）、高级灾难生命支持（ADLS）系统规范的考证课程培训，完成了水域救援、绳索救援以及野外生存训练，在高仿真模拟灾难现场开展了灾难现场检伤分类、化学中毒事件应急救援、应急响应缓冲能力规划、地震灾后应急救援、爆炸导致大规模人员伤亡事件等应急处置的情景练习、桌面演练及实战演练。通过考核，队员取得了国家灾难急救生命支持（NDLS）课程证书，大大提高了队伍的综合卫生应急能力。

2. 技术材料编写、修订

按要求提出《传染病防治法》修订意见。

3. 科研教育

（1）承担云南省应用基础研究计划项目《云南省手足口病重复感染危险因素及病原基因多态性研究》课题研究。

（2）参与云南省卫生健康委《云南省“十四五”卫生与健康规划前期课题研究》。

（3）主动服务“一带一路”倡议，向云南省商务厅申报“中国云南援助老挝琅南塔省卫生应急能力提升项目”，并持续申请项目支持，提升双方传染病联防联控及卫生应急处置能力。

（4）对7名基层进修人员和4名在校实习生进行带教培训。

十六、性病艾滋病防治

（一）部门建制

性病艾滋病防制所（简称：性艾所）定编50人，实有正式人员42人。

部门负责人：所长马艳玲，副所长罗红兵、施玉华、张琬悦、陈敏。

成员：李佑芳、韩瑜、陈会超、肖民扬、郭艳、张小斌、霍俊丽、张小波、杨朝军、宋丽军、王珏、牛瑾、张秀劼、付丽茹、李雪华、王晓雯、潘颂峰、李志晴、崔文庆（年内退休）、苏兴芳、胡铁、余惠芬（年内退休）、安晓静、杨志敏、徐诺雅、杨志芳、杨莉、董莉娟、戴洁、金晓梅，马婧、张祖样、刘秀娟、杨敏、王玉淼、蔡永年、曾志君、孙鹏艳、刘春桃。

部门内设监测室、行为干预室、咨询与感染者管理室、实验室、性病及丙肝综合防治室5个室。

监测室7人：肖民扬（组长）、王晓雯（副组长）、张祖样（副组长）、牛瑾、付丽茹、李雪华、宋丽军。

行为干预室7人：李佑芳（组长）、王珏（副组长）、马婧（副组长）、潘颂峰、李志晴、蔡永年、王玉淼。

咨询与感染者管理室6人：韩瑜（组长）、张小波（副组长）、霍俊丽（副组长）、安晓静、杨志敏、徐诺雅。

性病及丙肝综合防治室8人：张小斌（组长）、郭艳（副组长）、张秀劼（副组长）、杨志芳、苏兴芳、胡铁、刘秀娟、刘春桃。

实验室9人：陈会超（组长）、戴洁（副组长）、董莉娟（副组长）、杨莉、杨朝军、金晓媚、杨敏、曾志君、孙鹏艳。

部门职责：

1. 全省艾滋病、性病、丙肝监测，高危人群行为干预、感染者管理、咨询检测、性病防治、丙肝防治、实验室网络建设和质量控制等业务工作管理和技术指导。

2. 全省艾滋病、性病、丙肝防治专业人员培训。

3. 全省艾滋病、性病和丙肝疫情分析及上报。

4. 承担国家卫生健康委及中国疾控中心委托的艾滋病控制规划、国际合作及重点研究课题、攻关项目的协作任务；承担省卫生健康委委托的艾滋病防控方案撰写及防治效果评估。

5. 负责云南省防治艾滋病边境地区项目、国家社会组织参与艾滋病防治基金项目、国家“十三五”科技重大专项艾滋病综合示范区项目管理，为云南省全国第四轮艾滋病综合防治示范区提供技术支持。

（二）主要工作

1. 重点工作完成情况

（1）艾滋病防治

继续落实“3个90%”策略，全省完成艾滋病检测3611.2万人次（较2019年增长45.1%），感染者发现率达90.5%；全省累计报告感染者随访检测CD4比例91.2%，配偶检测率92.4%，结核病检查率97.8%，共成功转介16782名感染者进行抗病毒治疗，入组15927例。

对报告的 14946 名感染者和病人进行了溯源，挖掘出 13357 名接触者，成功检测 9287 人，阳性 2083 人（其中，新发现阳性 1283 人，既往阳性 800 人）；加强行为干预，全省“暗娼”、男同干预覆盖率达 95% 以上，“暗娼”检测 44383 人，男同检测 25136 人。指导全省各州（市）完成实现 3 个 90% 技术方案，并进行现场调研；加大对疫情发展不平衡和指标滞后的重点地区的技术指导，对迪庆州、西双版纳州进行驻点指导，到昆明市、大理州、红河州、怒江州、西双版纳州、昭通市、曲靖市、临沧市、普洱市、玉溪市、丽江市等州（市）进行现场培训或技术指导，组织开展艾滋病、性病、丙肝综合防治技术指导及数据质量核查，覆盖 16 个州（市）72 个县（市、区）。继续探索艾滋病自主检测策略，艾滋病唾液检测试剂营销覆盖 16 个州（市）、129 个县（市、区）400 家药店；快速推进艾滋病快速检测替代策略，已备案 347 家，其中本年备案 69 家。参加国家疾控中心组织的 9 项艾滋病、性病和丙肝检测考核，成绩优秀。

（2）性病及丙肝防治

组织全省 16 个州（市）、129 个县（市、区）开展丙肝聚集性疫情预警分析和网络舆情监测，对 12 个月的预警乡镇名单、流调情况进行收集整理，并形成汇总分析报告上报省卫生健康委，抄送省卫生监督局；组织完成每月梅毒、尖锐湿疣、生殖器疱疹及丙肝疫情报告查重工作。组织 16 个州（市）、129 个县（市、区）完成性病防治和规范化性病示范门诊质量控制工作，并将质控工作报告上报省防艾局；组织全省 16 个州（市）、129 个县（市、区）完成梅控规划终期评估（全省 16 项指标均达标），并将评估报告上报省防艾局。

（3）云南省卫生健康委对中心责任目标

指导 16 个州（市）实现艾滋病检测发现率达到 90% 的目标，现场督导每个州（市）不少于 1 次：按要求开展对 16 个州（市）进行现场督导，年底发现率达 90.5%，16 个州（市）均完成。

组织对全省艾滋病、梅毒、丙肝抗体检测实验室、CD4 细胞检测实验室进行室间质量考评：按要求组织，下发《云南省疾病预防控制中心关于开展 2020 年艾滋病、梅毒及丙型肝炎检测质量考核的通知》，完成考核结果汇总评分，下发《云南省疾病预防控制中心关于 2020 年艾滋病丙肝检测质量考核结果的通报》和《云南省疾病预防控制中心关于 2020 年梅毒血清学检测质量的考核通报》，覆盖 5847 家艾滋病检测实验室、2393 家梅毒检测实验室、737 家丙肝检测实验室。

2. 艾滋病防治工作进展

（1）监测检测

全省完成艾滋病病毒抗体检测 3611.2 万人份（较 2019 年增长 45.1%），检测数占人口比例达 74.8%。新检测发现艾滋病病毒感染者和艾滋病病人 11579 例（较 2019 年增加 1263 例，增加 12.2%）。

全省累计检测发现现存活艾滋病病毒感染者和艾滋病病人 121208 例（其中，艾滋病病毒感染者 69144 例，艾滋病病人 52064 例），现存活艾滋病病毒感染者和艾滋病病人占全省总人口的 0.251%；累计报告死亡 44594 例。此外，全省新报告外籍艾滋病病毒感染者和病人 718 例，其中德宏州报告 486 例（占 67.7%），全省累计报告外籍艾滋病病毒感染者和病人 14147 例。

完成各类人群艾滋病哨点监测 30072 人份，其中“暗娼”人群 11637 人份（HIV 感染率 0.71%、新发感染率 0.05%），吸毒人群 6359 人份（HIV 感染率 7.33%、新发感染率 0.29%），男男性行为人群 2608 人份（HIV 感染率 6.63%、新发感染率 3.85%），男性性病门诊就诊者 5183 人份（HIV 感染率 0.91%、新发感染率 0.19%），青年学生 1634 人份（HIV 感染率 0%），结核病人 400 人份（HIV 感染 0%），无偿献血人群 2000 人份（HIV 感染率 0%），出入境人员 251 人份（HIV 感染率 0%）。

使用 Spectrum 对全省及 16 个州（市）艾滋病疫情进行估计，估计结果通过国家疾控中心艾防中心组织的专家论证，全省估计存活艾滋病病毒感染者和病人 133950 人；培训并指导各州（市）

开展县级艾滋病疫情估计；在全省129个县（市、区）推广使用术前筛查数据进行简易发现率测算模型进行艾滋病疫情估计。

对本年全省新检测发现的学生艾滋病病例125名（其中外籍学生4名）进行定量问卷调查，并对11名进行定性访谈，调查结果在全省学校疫情通报会上进行通报。

（2）行为干预

全省有69个“暗娼”社会组织、57个男同社会组织、389名“暗娼”干预骨干、201名男同干预骨干参与艾滋病防治工作；全省“暗娼”月均干预覆盖率96.9%，首次HIV检测人数44383人；男男性行为人群月均干预覆盖率97.3%，首次HIV检测人数25136人。

全省共有15个州（市）、46个县（市、区）上报了931例（含昆明市第三人民医院报告的734例）非职业暴露预防处置事件。为加强干预工作质量，下发了《2020年开展高危人群外展和同伴教育服务质量控制评估的通知》，组织完成全省343个工作小组高危人群外展及同伴教育工作质量评估。此外，下发了《云南省疾控中心关于规范社会组织艾滋病检测点授牌的通知》，进一步规范社会组织HIV检测工作。

（3）感染者管理

全面夯实艾滋病病毒感染者综合管理模式，优化艾滋病检测、咨询、诊断、治疗等工作流程，开展艾滋病防治“一站式服务”，有效落实溯源咨询、随访干预、陪同转介等措施。全省新报告HIV感染者个案流调率99.9%；累计报告感染者随访检测CD4比例91.2%，配偶检测率92.4%，结核病检查率97.8%，成功进行感染者抗病毒治疗转介16782人（其中脱失感染者1713人），入组治疗15927人（其中脱失感染者入组1636人）。为加强和规范溯源检测工作，下发《云南省疾病预防控制中心关于进一步规范HIV接触者溯源及咨询检测工作的通知》，对溯源对象、信息收集及数据上报、质量控制等进行了规范要求。对14946名感染者进行了溯源，挖掘出13357名接触者，成功检测9287人，阳性2083人（其中，新发现阳性1283人，既往阳性800人）。

加强随访管理数据信息的分析和利用，艾滋病综合管理数据信息分析辅助系统新增溯源检测信息管理模块、监管场所信息管理模块，实现溯源信息收集和质量控制，监管场所出入监所和调监等信息转介，疾控、抗病毒治疗点和监管场所间信息互通等功能。

（4）实验室检测及管理

中心实验室共检测标本29185人份，出具“两认”报告351份。性病门诊实验室共完成检测758人次，并及时出具检测报告。

省确证中心实验室参加国家艾滋病参比实验室组织的1次HIV抗体（快速、ELISA、WB、条带判读）、梅毒（RPR/TPPA）、HCV初筛、HBV表面抗原检测的实验室比对；参加国家艾滋病参比实验室组织的1次HIV病毒载量检测考核、1次HIV新发感染检测考核、1次HIV-1基因型耐药检测考核、1次CD4+T淋巴细胞检测考核，成绩优秀；参加并通过了国家性病参比实验室组织的梅毒血清学（RPR/TPPA）、衣原体、淋球菌分离鉴定室间质评。

完成7家艾滋病确证实验室的现场验收，并报省级卫生行政部门备案。共完成77家实验室备案，其中确证和快速替代备案69家，核酸定性检测备案2家，CD4+T淋巴细胞备案12家。

制定《云南省2020年艾滋病、梅毒及丙型肝炎检测实验室质量控制实施方案》和《云南省2020年实验室检测工作考评办法》。下发《云南省疾病预防控制中心关于开展2020年艾滋病、梅毒及丙型肝炎检测质量考核的通知》，完成考核结果汇总评分，下发《云南省疾病预防控制中心关于2020年艾滋病丙肝检测质量考核结果的通报》和《云南省疾病预防控制中心关于2020年梅毒血清学检测质量的考核通报》，覆盖5847家艾滋病检测实验室、2393家梅毒检测实验室、

737 家丙肝检测实验室。

对 26 家艾滋病确证实验室、34 家艾滋病检测实验室、109 家艾滋病检测点、23 个 CD4 细胞检测实验室、2 个病毒载量检测实验室和 119 个性病检测实验室进行现场督导和技术支持培训。

3. 性病防治

（1）分析全省疫情，指导防控工作

按要求完成全省性病第一、二、三、四季度疫情分析，上报省防艾局，并指导各地开展性病防控工作。

（2）进一步加强疫情报告质量

指导各州（市）开展梅毒、尖锐湿疣和生殖器疱疹查重工作，同时按季度完成全省梅毒、尖锐湿疣和生殖器疱疹病例数据库的收集、汇总及查重，4 个季度查重结果显示：3 个病种的重报率分别为 23.1%、6.1%、2.9%；指导各州（市）疾控中心 / 皮防所积极开展梅毒、淋病和生殖道沙眼衣原体感染报告病例的现场准确性核查，原则上报告一例核实一例，对发现错报的病例进行订正，切实提高病例报告的准确性，经现场核查，全省性病疫情报告率为 98.9%，梅毒报告准确率为 99.8%，淋病报告准确率为 99.4%，生殖道沙眼衣原体感染报告准确率 99.0%。

（3）转发《2020 年全国性病防治工作要点》

4 月，转发国家《2020 年全国性病防治工作要点》，并就云南省性病防治工作中的疫情报告质量管理、实验室管理、高危行为干预、规范化性病诊疗的推广、性病防治工作质量控制和能力建设等方面提出明确要求，从而进一步推进全省性病防控工作。

（4）开展《中国预防与控制梅毒规划（2010—2020 年）》终期评估工作

9 月，协助云南省卫生健康委办公室下发关于开展《中国预防与控制梅毒规划（2010—2020 年）》终期评估工作的通知，要求各州（市）高度重视规划终期评估工作，加强组织领导和统筹安排，按照国家《中国预防与控制梅毒规划（2010—2020 年）终期评估工作方案》，以县为单位组织辖区内各梅毒防治机构完成有关指标的专题调查、资料收集和信息系统的数据填报等自查评估工作；12 月 7 日，召开全省《中国预防与控制梅毒规划（2010—2020 年）》终期评估工作视频培训，并组织全省 16 个州（市）、129 个县（市、区）完成梅控规划终期评估，将评估报告上报省防艾局。

（5）开展规范化性病示范门诊考核

根据《云南省卫生计生委关于印发规范化性病示范门诊工作方案的通知》（云卫防艾综发〔2018〕3 号）要求，全省已建立 141 家规范化性病示范门诊（每个县至少有 1 家）。组织各级对全省规范化性病示范门诊进行现场考核，收集、汇总全省考核结果并完成考核报告后上报省防艾局进行全省通报。

（6）开展性病防治质控工作

根据《云南省性病防治质量控制工作方案》（云卫办防艾综发〔2016〕4 号）要求，组织各级对全省性病诊疗机构、妇幼保健机构和仅开展梅毒筛查的非性病诊疗机构开展了性病防治质控工作（覆盖 1943 家，合格率 98.9%），收集、汇总全省质控结果，完成质控工作报告上报省防艾局进行全省通报。

（7）宣传教育

在全省范围内继续推广性病防控新媒体健康传播与服务平台的使用，全省已有 397 家医疗机构、132 家疾控中心、14 家皮防所（站），2320 名医务人员入驻该平台。同时，各医疗机构利用“携手医防 App”针对性病就诊者开展性病科普宣传工作，电子干预服务包县（市、区）使用覆盖率达 100%（129/129）；发放电子干预服务包 235705 人次，使用量达 15463 人次；利用App完成线上风险评估165人；医务人员在线培训481人次；累计发布6篇性病宣传科普文章，阅读量达4941人次。

4. 丙肝防治

（1）分析全省疫情，指导防控工作

按要求完成全省丙肝第一、二、三、四季度疫情分析，上报省防艾局，并指导各地开展丙肝防控工作。

（2）提高丙肝疫情报告质量

制定并下发了《2020年丙肝疫情数据质量评估方案》，组织全省16个州（市）129个县（市、区）开展丙肝数据质量核查工作。2020年，全省丙肝疫情报告率为100%，丙肝报告准确率为99.8%。组织全省16个州（市）、129个县（市、区）开展丙肝病例查重工作，4个季度全省丙肝报告病例重卡率为19.8%，将重报病例反馈各地进行了及时订正。

（3）开展丙肝聚集性疫情和网络舆情预警

组织全省129个县（市、区）按要求完成12个月丙肝聚集性疫情预警分析和流调处置报告，并将超过预警线的乡镇及村名单报送同级卫健局及卫生监督所，省防艾局及省卫生监督局。

（4）国家医疗机构丙型肝炎哨点监测工作

根据《中国疾病预防控制中心艾防中心关于继续开展医疗机构丙型肝炎哨点监测工作的通知》（中疾控艾便函〔2020〕25号）要求，指导德宏州芒市、红河州开远市、保山市隆阳区和怒江州泸水市开展了医疗机构丙肝哨点监测工作，8月和9月分别对德宏州芒市、保山市隆阳区和怒江州泸水市开展了现场技术指导。

（5）病毒性肝炎感染调查

按照《关于开展全国病毒性肝炎免疫效果评价等调查工作的通知》（国卫疾控免疫便函〔2020〕96号）要求，派人员分别对大理州祥云县、玉溪市红塔区和文山州广南县3个调查现场提供了技术支持和指导，并参与现场调查工作，共对1733人开展丙肝抗体检测，发现抗体阳性3人，阳性率0.17%。

5. 项目工作

（1）全国艾滋病综合防治示范区

指导云南省第四轮全国艾滋病综合防治示范区（红河州、昆明市、大理州及文山市、泸水市、昭阳区）完成计划制订并提供现场技术支持，并协助省防艾局举办了培训。

（2）国家社会组织参与艾滋病防治基金项目

本年度，云南省共实施62个项目，均按时间进度完成项目考核指标。其中，26个高危人群干预项目按要求干预7560人，累计完成检测7600人，发现阳性46人，持续HIV检测阴性3257人；36个随访关怀项目按要求随访感染者和病人6540人，累计完成配偶检测率98.2%，抗病毒治疗率99.0%，病毒载量检测率99.2%，病毒载量抑制率96.7%，全省项目进展顺利。

组织完成云南省2019年62个项目实施单位的考核并上报基金办；组织完成2021—2022年项目申报工作，申请64个项目，中标63个，中标率为98.4%，中标金额517.34万元。

（3）“十三五”科技重大专项“云南省防治艾滋病规模化现场流行病学和干预研究”课题

课题于2018年11月正式启动，在艾滋病防治示范区（德宏州）和对照区（临沧市沧源县）现场开展了HIV新发感染队列研究；在德宏示范区开展了HIV抗体尿液自检试剂评估、HIV抗体快速确证试剂评估、简易发现率测算模型三项新技术、新产品的评估及推广应用研究，同时开展了提高艾滋病病毒感染者合并肺结核的诊治、抗病毒治疗患者心理干预、母婴阻断和外籍感染者管理研究。截至2020年12月，9项考核指标均完成。

主要研究结果：

①新发感染率队列研究中，社区全人群“十三五”期间 HIV 新发感染率示范区为 1.31/ 万人年，对照区为 4.4/ 万人年。

②经验证，尿液自检试剂的特异性、敏感性均达 100%，在其余 15 个州（市）进行推广应用显示：总体上具有操作友好、简单、判断结果准确的特点，适用于 HIV 自我检测策略的推广，推广过程中应注意控制价格，并附详细操作说明。

③通过对 HIV 抗体快速确证试剂的现场评估显示试剂的特异性为 100%，敏感性为 98.41%，能够满足确证试剂的技术要求，并具有快速、简便的特点。

④通过应用简易发现率测算模型对德宏示范区“十一五”“十二五”“十三五”期间的年度发现率进行估计和评价，结果显示该测算模型的估计结果可信、稳定，经在其余 15 个州（市）的推广研究显示，简易发现率测算模型适用于疫情较重的县（市、区），并具有所需数据种类少、相对规范、稳定、人为干扰因素较少的优势，同时有计算简便、方便基层的特点，可用于今后在州、县级开展 HIV 的疫情估计工作。

⑤通过提高艾滋病病毒感染者合并肺结核的诊治研究，示范区艾滋病病毒感染者合并肺结核的确诊率从 15.4% 提高到 24.8%。耐多药肺结核发现报告率从未发现提高到 1.61%，系示范区首次检出及报告 HIV/AIDS 合并耐多药结核病病例，示范区因艾滋病相关死亡病人中因肺结核导致死亡的比例由 11.5% 降低到 2.6%。

⑥通过实施抗病毒治疗患者心理干预研究，开发了《艾滋病病毒感染者抗病毒治疗心理干预手册》，通过心理干预，62.6% 拒绝治疗的患者入组治疗，70.6% 的治疗脱失患者重新入组治疗，依从性差的患者病毒有效抑制率提高 74.4%。

⑦通过母婴阻断和外籍感染者管理研究，示范区 2020 年跨境婚姻人群的外籍妇女 HIV 检测率 100%。母亲和阳性母亲所生的孩子的服药率 100%。母婴阻断服务比例 100%。母婴传播率 1.04%；2020 年，示范区母婴传播率降至 0.4%，满 21 月龄 HIV 暴露儿童死亡率 2.1%。2020 年，新检测发现的外籍感染者结果告知、抗病毒治疗告知转介率为 99.8%。

（4）美国艾伦戴蒙德暴露前艾滋病预防项目

开展项目内部培训和美方远程视频培训 5 次，组织开展省级师资培训 1 期共 25 人，项目现场工作人员能力建设培训 2 期共 68 人；参加美方远程电话会议 14 次；组织完成调查问卷并建立数据系统，数据系统已上线，并完成 8 个现场哨点问卷的录入；完成定性访谈提纲讨论与修改，并通过中心伦理审查，已完成对 8 个现场定性访谈 95 人。

（5）国家疾控中心委托项目

①开展“十三五”科技重大专项“艾滋病生物标志物和疫情预警模型研究”，建立注射吸毒人员和男男同性性行为者 HIV 阴性队列，4 轮随访均已完成。已收集到治疗前阳性样本 3000 份，其中，完成亲和力检测共 1536 份，HIV ELISA 抗体检测 1497 份，免疫印迹检测 540 份，病毒载量检测共 794 份。

②组织开展“一带一路”国家 HIV 毒株亚型和耐药株的流行及其与我国 HIV 毒株的传播关系研究项目，项目预算总经费 75000 元。第一批次提供边境地区阳性样品 300 份，组织德宏州开展现场调查，完成 500 份样品的采集。

③完成“十三五”子课题二任务 3——基于实验室的 HIV 新发感染判定方法及应用研究 - 高危人群互联网 + 匿名 DBS 传递检测及新发感染研究项目干血斑样本收集 2089 份，并完成 HIV 血浆抗体检测。

④组织开展“十三五”分题一“阻断有生育需求 HIV 单阳家庭夫妻间传播干预研究”课题，

全省4个州（市）15个项目县629个单阳家庭入组项目，其中入组干预组305对，对照组324对，入组率82.7%，任务完成率为89.9%。

6. 专题调查

（1）高校匿名尿液传递检测

协助省艾协在昆明市、德宏州、大理州、红河州、保山市和楚雄州20所高校开展匿名尿液传递检测，完成1722例的检测。

（2）淋球菌耐药监测

制订淋球菌耐药监测工作方案，开展淋球菌耐药被动监测工作；开展淋球菌耐药哨点监测，完成208株菌株的收集和药敏检测，青霉素耐药率75.0%（156/208）、环丙沙星耐药率100.0%（208/208）、阿奇霉素耐药率14.9%（31/208）、四环素耐药率90.4%（188/208），未检出对大观霉素、头孢曲松和头孢克肟的耐药菌株。

（3）云南省淋病和生殖道沙眼衣原体感染专题调查

为进一步掌握云南省淋病和生殖道沙眼衣原体感染的流行特征，制定适宜的防控策略，结合艾滋病监测哨点在全省开展不同人群淋病和生殖道沙眼衣原体感染状况调查。男同：尿液CT 5.1%（61/1193）、NG 0.8%（9/1193），咽拭子CT 0.8%（8/1064）、NG 1.9%（20/1064），肛拭子CT 5.3%（48/903）、NG 2.0%（18/903）；“暗娼”：CT 14.4%（379/2640）、NG 3.6%（95/2638）；助孕人群：男性CT 2.6%（10/379）、NG 0%（0/379），女性CT 3.7%（14/381）、NG 0.5%（2/381）；青年学生：CT 5.2%（84/1610）、NG 0.4%（6/1610）。

（4）昆明市健康体检人群梅毒、淋病及生殖道沙眼衣原体感染专题调查

为掌握昆明市普通健康体检人群淋病及生殖道沙眼衣原体感染的流行特征，与云南省老干部医院体检中心合作，在普通健康体检人群中开展梅毒、淋病及生殖道沙眼衣原体感染状况调查，结果：梅毒0.4%（4/1000）、尿液CT 1.5%（12/829）、NG 0%（0/829）。

（5）保山市艾滋病病毒分子网络监测试点项目

收集2019—2020年保山市新报告阳性样品734份，经扩增分别获得gag、pol和env区序列476条、496条和479条，结合3个基因区505个样品获得有效的基因分型，其中URFs占38.8%（196/505）、CRF08_BC占18.4%（93/505）、CRF01_AE占12.5%（63/505）和CRF07_BC占9.1%（46/505）。

（6）昆明市MSM人群HIV感染者HAART治疗前后病毒库变化分析项目

收集55份样品，完成55份样品病毒载量及病毒库DNA检测。

（7）“云南省‘暗娼’人群HIV-1分子流行病学调查”项目

收集2017—2020年报告的接触史为商业非婚异性接触的女性HIV-1感染者458例，对gag、pol和env区扩增，获得gag、pol和env区序列182条、149条和175条，结合3个基因区161个样品获得有效的基因分型，其中CRF08_BC是主要的基因型占51.6%（83/161），其他包括URFs（25.5%，41/161）、CRF07_BC（12.4%，20/161）、CRF01_AE（7.5%，12/161）、C（1.2%，2/161）、B（0.6%，1/161）、CRF62_BC（0.6%，1/161）、CRF85_BC（0.6%，1/161）。

（8）“人类免疫缺陷病毒（HIV1+2）尿液抗体检测试剂盒（胶体金法）”临床试验

组织大理州、昆明市和临沧市完成411份专业检测，300份自我检测，评价试剂的临床性能以及自我检测适用性，完成临床试验报告。

7. 其他

（1）招标采购

完成本年度中央艾滋病防治资金项目全省监测检测试剂耗材采购，金额合计2264万元。

（2）试剂耗材发放

完成全省当年 2 批 VCT、哨点、监管场所及高危人群动员检测、复检及确证、CD4 检测试剂耗材，HIV、梅毒、丙肝血清学以及 CD4+T 淋巴细胞考核样本、CD4 实验室全血质控品等发放；完成 2021 年第一批艾滋病监测检测试剂耗材的发放；完成 21 批艾滋病扩大检测试剂耗材和 87 批各单位临时申请试剂耗材发放；完成“十三五”科技重大专项尿液快速检测试剂 2 批发放，共 66000 人份；完成 MSM 急性期检测 4 代 HIV 快速检测试剂发放，共 12300 人份。

下发《云南省疾病预防控制中心关于加强艾滋病检测试剂耗材管理的通知》，规范试剂耗材的管理。

（三）服务基层

1. 培训 / 会议

举办 24 期培训 / 会议，覆盖 16 个州（市）129 个县艾滋病性病丙肝防治专业人员、行政人员及公安、司法等相关工作人员共计 5858 人次：全省艾滋病性病和丙肝业务防治培训（1512 人）、男男性行为人群艾滋病急性期检测视频培训（270 人）、全省艾滋病性病检测实验室质量管理视频培训（958 人）、CD4 细胞检测技术培训（65 人）、快速检测替代策略培训（3 期，192 人）、2020 年版《全国艾滋病检测技术规范》宣贯培训（777 人）、艾滋病确证检测技术培训班（3 期，121 人）、CD4 细胞和 HIV 核酸检测技术培训班（61 人）、艾滋病高危行为干预业务视频培训（411 人）、艾伦戴蒙德暴露前预防项目师资培训班（25 人）、艾伦戴蒙德暴露前预防项目综合培训班（2 期，68 人）、男男性行为人群艾滋病防治技术工作组培训班（60 人）、云南省第四轮全国艾滋病综合防治示范区研讨培训班（92 人）、全省咨询与感染者管理能力提升班（3 期，260 人）、艾滋病疫情估计数据收集视频培训（668 人）、2020 年云南省监管场所艾滋病防治综合数据管理培训班（440 人）、《中国预防与控制梅毒规划（2010—2020 年）》终期评估工作视频培训（636 人）。

2. 考核及质量奖评选

完成全省 6 个艾滋病、性病、丙肝防治考核通报：《2019 年艾滋病疫情网络直报和哨点监测考核结果的通报》《2019 年艾滋病病毒感染者综合管理考核情况的通报》《2019 年“暗娼”和男男性行为人群艾滋病行为干预工作考核情况的通报》《2019 年艾滋病性病丙肝综合防治现场督导和数据质量评估核查结果的通报》《2020 年艾滋病及丙型肝炎病毒检测质量考核结果的通报》《2020 年梅毒血清学检测质量考核的通报》；完成 7 项艾滋病性病丙肝防治主要措施落实质量奖评选：艾滋病疫情监测、“暗娼”人群行为干预、男男性行为人群行为干预、感染者综合管理、艾滋病实验室检测、性病防治和丙肝防治；完成 2019 年度艾滋病性病丙肝防治先进个人评选。

3. 基层指导

完成对 16 个州（市）72 个县（市、区）的现场督导（包括艾滋病、性病、丙肝综合防治督导，国家社会组织参与艾滋病防治基金、全国第四轮艾滋病综合防治示范区等项目督导）；完成 9 名进修人员带教。

4. 技术方案制定

完成 5 个技术方案的制定下发：《2020 年云南省艾滋病哨点监测方案》《淋球菌耐药监测工作方案》《2020 年艾滋病、梅毒及丙型肝炎检测实验室质量控制实施方案》《云南省淋病生殖道沙眼衣原体感染专题调查工作方案》《2020 年云南省艾滋病疫情估计工作方案》。

（四）能力建设

共24人次参加中国疾控中心性病艾滋病预防控制中心、中国疾控中心性病控制中心、中华预防医学会、中国性病艾滋病防治协会、中国性病艾滋病基金会等组织的培训及会议。

十七、结核病防治

（一）部门建制

结核病防治所（简称：结防所）定编49人，实有正式人员41人，聘用合同制技术人员和护理人员24人。10月1日，临床部按照省卫生健康委部署划归省传染病医院，21名正式人员、24名聘用合同人员同时转出中心。截至年底，实有正式人员20人。

部门负责人：所长许琳，副所长郭亚男、侯景龙。

结防党总支书记：殷昆付。

结核病防治所内设防制室、实验室、综合室3个部门。

防制室（11人）：许琳（负责人）、侯景龙（负责人）、邱玉冰、卢昆云、李玲、刘宜平、陈金瓯、杨蕊、杨云斌、吴蔚、刘良丽。

实验室（7人）：贾茂、陈连勇、茹浩浩、杨星、闫双群、陈涛、倪沁璇。

综合室（1人）：郭亚男（负责人）。

部门职责：

1. 承担全省结核病预防控制业务工作的组织、协调和指导。

2. 负责全省结核病预防控制资源协调、疫情监测管理、项目组织实施、专业人员培训。

（二）主要工作

1. 完成全省结核病防治年度任务

全省初诊患者就诊人数达247279例，就诊率5.12‰；全年发现并登记活动性肺结核患者27805例。队列分析结果显示，2019年全省活动性肺结核患者的治疗成功率达92.65%，达到90%的任务指标要求。

2. 预算管理和经费使用

制定2020年云南省结核病防治重点工作任务及全省结核病防治工作资金安排及使用绩效报告。每季度完成结核病防治工作经费绩效报告。完成2020年政府采购预算编报申请。完成ZOOM云视频会议系统、实验室常规试剂耗材、耐药患者快速诊断检测试剂、“3·24”系列宣传、表卡册印刷、云南省结核病防治工作技术指导手册等招标采购、分发工作。

3. 基本公共卫生项目结核病健康服务管理

全省基层医疗卫生机构共推介到位结核病可疑者129364例，全人群结核病可疑者推介到位率2.70‰；辖区同期内经上级定点医疗机构确诊并通知基层医疗卫生机构管理的肺结核患者27669例，纳入管理27457例，肺结核患者管理率99.23%。同期辖区内已完成治疗的肺结核患者28719例，按照要求规则服药27697例、肺结核患者规则服药率96.44%，规范管理27878例、肺结核患者规范管理率97.07%。

4. 耐药结核病防治

（1）耐药肺结核筛查

全省需进行耐药筛查耐药肺结核高危人群3063例（除外痰培养阴性数），实际开展耐药筛查3022例，高危人群耐药筛查率98.66%，实现95%以上规划目标。全省需进行耐药筛查病原学阳性肺结核患者15324例（除外痰培养阴性数），实际开展耐药筛查14375例，病原学阳性肺结核患者耐药筛查率93.81%，实现80%以上年度目标。

（2）耐药结核病纳入治疗

全省共发现利福平耐药结核病患者703例，纳入治疗354例，纳入治疗率50.36%，未达到70%年度目标。

（3）耐药患者治疗转归情况

全省登记纳入治疗耐药肺结核患者282例，其中治愈35例，完成疗程89例，失败5例，丢失18例，死亡18例，因不良反应停止治疗4例，其他44例，尚未结案69例，成功治疗率为58.22%。

5. 结核菌/艾滋病病毒（TB/HIV）双重感染防治

（1）双筛双查

全省新登记及既往可随访的HIV/AIDS患者结核病检查率91.20%，全省新登记的肺结核患者接受HIV检测率98.33%。

（2）结核菌/艾滋病病毒双重感染者抗结核治疗管理

确诊可随访的结核菌/艾滋病病毒双重感染者536例，纳入抗结核治疗管理519例，双重感染者抗结核治疗管理率96.83%。

6. 结核病实验室工作进展

（1）痰检质控

全省16个州（市）按要求组织所辖县级结核病实验室开展了痰涂片室间质量控制。全年共抽检复核痰涂片25595张，其中阳性片1335张，阴性片24260张。经过复核，镜检总符合率99.80%；阳性符合率98.88%，阴性符合率99.85%

（2）药敏和培养

全省县级结核病实验室累计纳入初诊涂阳病例5545例，其中培养阳性4093例（尚未报告结果389例），初诊病例涂阳培阳率79.38%；纳入随访涂阳病例984例，其中培养阳性396例（尚未报告结果97例），随访病例涂阳培阳率44.64%。纳入涂阴病例13336例，其中培养阳性1795例（尚未报告结果1685例），涂阴培阳率15.41%。

全省16个州（市），除曲靖市、迪庆州外，14个州（市）级结核病实验室开展了药敏试验和菌型鉴定工作。全省州（市）级结核病实验室共开展药敏试验和菌型鉴定2162例，报告结果1970例（其中，结核分枝杆菌复合群1898例，非结核分枝杆菌72例），报告MDR病例224例。

（3）实验室快速检测

省本级、12个州（市）级及86级共计100个实验室（加怒江州医院）采用GeneXpert技术开展耐药结核的快速筛查，累计检测18849例，其中耐多药可疑者2838例，报告结核分枝杆菌12731例（67.54%），检出利福平耐药765例（6.01%）。

昆明市、楚雄州、丽江市、普洱市、西双版纳州、红河州6个州（市）实验室开展线性探针检测，累计检测122例，报告结核分枝杆菌106例（86.89%），检出异烟肼耐药13例（12.26%），检出利福平耐药17例（16.04%），报告耐多药6例（5.66%）。10个州（市）未开展线性探针检测。

7. 学校结核病防控

指导各地及时做好学校结核病主动监测和调查处置；每季度汇总分析16个州（市）及129县（市、区）学校结核病患者密切接触者筛查情况并定期进行通报，督促各地对确诊的活动性肺结核患者密切接触者及时、规范开展筛查。举办学校结核病防控培训班，培训全省16个州（市）、

129个县（市、区）防控工作骨干。

全省报告1起学校肺结核突发公共卫生事件。

8.“3・24”系列宣传

制定印发《关于开展2020年世界防治结核病日宣传活动的通知》，组织全省结合抗击新冠肺炎防控工作，开展了“携手抗疫防痨、守护健康呼吸”主题宣传活动。中心在云南网开展了结核病防治知识有奖问答；组织开展网上结核病防治视频征集活动及优秀作品分享宣传；制作《新冠疫情“手当其冲”——七步洗手法》《选用和佩戴口罩的常见误区》《口罩摘弃攻略》等可视化防控科普视频。组织各地在树立先进典型宣传先进事迹的同时，向中国防痨协会推荐结防人感人事迹，4名县、乡结防人员获评2020年“最美防痨人”称号。

9.结核病治疗（截至9月30日）

（1）患者诊疗服务

截至9月30日，原结防所临床部接诊门诊病人4217人，收治住院患者116人，病历甲级率93.3%，住院患者好转率95.3%，每月召开一次病历点评会、处方点评会，共计召开9次，无严重不良反应。临床放射检查曝光2281人次，B超检查269人次，心电图检查282人次，静脉输液2013人次，超声雾化471人次。Gene Xpert MTB/RIF检验（结核分枝杆菌rpoB和突变检验）81人次，生化检验1713人次，血常规检验1638人次，其他常规检验（尿液、粪便等）432人次，抗酸杆菌涂片4980人次，结核分枝杆菌培养752人次，HIV初筛检测336人次，结核抗体检测58人次，从业人员甲肝、戊肝检验22158人次，从业人员肠道致病菌检验22155人次，结核感染T细胞检测339人次。

（2）综合服务

按医保中心要求履行好对医保病人的服务职责，做好院内感染控制工作，处理医院污水1509吨，处理医疗垃圾2134千克，上报肺结核疫情169人，转诊肺结核患者88人，完成住院病历归档110份。

（3）患者及家庭支持

截至9月30日，开展患者一对一咨询364人次，接听400电话咨询及网络QQ群咨询767人，“新冠病毒肺炎”疫情期间，为不能到院复查开药的患者邮寄药品36人次。安装使用耐多药肺结核患者管理系统，管理耐药结核病86人；接诊耐药患者复查283人次；开展“57天地”QQ群网上咨询工作。

10.云南省防痨协会工作

（1）向中国防痨协会订阅《结核病与肺部健康杂志》，并向理事单位发放。

（2）发挥协会与国际防痨团体和科技工作者保持多渠道联系的优势，积极寻求更多的支持与合作机会。继续完成与美国家庭健康国际（FHI360）签订的《云南省耐多药结核病预防与管理项目协议》，项目至2020年9月正式结束。项目工作在云南取得了优异成绩。

（3）完成中国防痨协会、云南省科协、云南省民政厅安排的各项工作任务。按时组织完成上报了中国科协2020年报表、年度工作总结和次年工作计划，按时完成“组织机构代码证”的年检审查。

（4）完成了中国防痨协会和沈阳红旗药业联合组织的“结核病患者双千救助行动”，共救助了云南省贫困肺结核患者80人，每人救助金额1000元，共计发放救助金8万元。

（三）服务基层

1. 培训

上半年，结防所利用 ZOOM 在线会议平召开网络培训会 6 次，通过网络培训传达业务信息和工作安排。下半年，先后举办结核病防治相关技术面授培训班 9 个 14 期，培训 883 人次；开展线上培训 2 期，培训 276 人次；受邀授课 3 次，培训 66 人次；累计培训州（市）、县结防人员 1225 人次。

2. 现场技术支持

组织制订了 2020 年省级结核病防治重点地区现场指导计划，并拟订技术指导提纲表。按照分级、分片管理，结合实际，积极开展对基层防治业务技术支持工作。5 月，结合新冠肺炎疫情防控，通过 ZOOM 在线会议平台疫情分析讨论方式对保山市和所辖 5 县（区）开展技术指导。6 月，启动现场技术指导，结核病专项督导 16 州（市）次、45 县次，派出人员 75 人次、352 人天。

3. 医保政策、患者关怀与短程化疗试点工作

1 月 1 日，《云南省医疗保障局关于做好耐药肺结核医疗保障工作的通知》（云医保〔2019〕173 号）开始执行，将耐药肺结核纳入门诊特殊病管理，门诊报销比例达 70%。普洱市、临沧市、保山市、红河州、德宏州 5 个试点州（市）的在治耐药患者依从性及复诊率有了明显改善，患者关怀工作初见成效。在全国率先启动耐药结核病短程化疗试点工作，普洱市、临沧市、保山市、红河州、怒江州 5 个试点州（市）已纳入短程化疗耐药患者，其中第 1 例纳入患者已成功治愈。

（四）能力建设

1. 参加国家级管理与技术、科研会议、培训 31 期次，参训 45 人次，163 人天。

2. 完成《重大传染病疫情传播的时空计量建模与风险预测》《云南省边境地区结核分枝杆菌基因多态性与跨境传播研究》国家自然科学基金地区科学基金申报工作，后一项获批立项。《云南省结核病流行规律及耐药特征的集成应用》项目获中国防痨协会科学技术三等奖。发表 SCI 文章 1 篇。

十八、麻风病防治

（一）部门建制

麻风病防制所（简称：麻防所）定编 12 人，实有正式人员 12 人。

部门负责人：所长熊立，副所长税铁军。

成员：周玉祥、李庆生、张柱明、张晓红、张泽尧、洪业秀、黄铁、何珺、李代娇、陈薇。

部门职责：

1. 麻风病预防与控制：①疫情报告和管理；②传播因素监测；③监测与分析；④流行病学调查；⑤疫情处理；⑥免费诊断、治疗管理；⑦预防控制措施评估；⑧对基层的技术指导。

2. 麻风病疫情信息管理：①信息系统管理：信息收集、交换统筹管理；数据库的建立和利用；信息质量管理和控制；②信息利用服务：为决策提供科学依据；为社会提供信息服务。

3. 麻风病实验室检测检验与评价：①实验室管理：网络建设；实验室建设；②微生物与寄生虫病学检验：病原学检测。

4. 麻风病防治健康教育与健康促进。

5. 麻风病防治技术管理应用研究。

（二）主要工作

全省共报告发现麻风病人128例。其中，新发病人119例，复发9例，14岁以下儿童病例1例，儿童比0.84%，略低于2019年（1.47%）。新发病人中2级畸残12例，2级畸残率10.08%，较2019年（12.50%）下降了2.4个百分点。

截至年底，全省累计新发麻风病人56432例，复发1256例，尚有现症病人302例，患病率为0.64/10万，比2019年（0.78/10万）下降了17.95%，比2010年下降了78.60%，比患病率最高年份1966年（78.8/10万）下降了99.19%。有116个县（市、区）达到国家基本消灭麻风病标准，比2019年增加4个，比2010年增加61个，其中114个县（市、区）通过省级达标考核验收。

继续按照“达标一批、考核一批、巩固一批”的原则，分类施策，确保《消除麻风病危害规划（2011—2020年）》圆满收官。

1. 加强组织领导，加快消除麻风病危害工作进程

（1）按照《消除麻风病危害规划（2011—2020年）》和《云南省2016—2020年消除麻风病危害规划行动计划》进度安排，省卫生健康委制定下发了《2020年云南省消除麻风病危害工作任务指标》，对2020年度消除麻风病危害工作进行了细化安排。

（2）继续实施消除麻风病危害工作进展通报制度，每季度通报一次全省消除麻风病危害工作进展情况。

2. 组织达标考核验收，巩固防治成果

根据《云南省消除麻风病危害达标考核验收方案》和各地达标考核验收申请，经省级专家组现场复核，普洱市景东县、丽江市永胜县、临沧市临翔区、楚雄州元谋县、大理州巍山县、红河州泸西县、元阳县、文山州广南县、西畴县、西双版纳州勐海县共10个县（区）通过了达标考核验收省级现场复核。

截至年底，全省已有114个县（市、区）通过省级达标考核验收，并由省卫生健康委命名。

3. 启动《消除麻风病危害规划（2011—2020年）》终期评估

（1）12月3日，根据国家卫生健康委、国家发展改革委等9个部门共同制定下发的《全国消除麻风病危害规划（2011—2020年）终期评估方案》，结合《云南省消除麻风病危害规划（2011—2020年）》实施情况，云南省卫生健康委、发展改革委等9个部门共同制定下发了《云南省消除麻风病危害规划（2011—2020年）》终期评估实施方案，组织全省及时开展自评工作。

（2）12月10日，为提高终期评估工作质量，特别是数据填报工作质量，云南省卫生健康委疾控局召开了《云南省消除麻风病危害规划（2011—2020年）》终期评估视频培训会。省、16个州（市）、129个县（市、区）卫生健康委（局）分管领导、疾控科科长，疾控中心、皮肤所（站、院）分管领导及麻风病防治工作人员共811人参加了本次培训。

4. 落实各项病人早期发现工作措施，减少传染，降低2级畸残率

（1）消除麻风运动

按照2020年基本公共卫生服务麻风病监测项目要求，2019年底患病率在1/10万以上的17个县，以及2019年新增9个达标县，共计26个县均开展了消除麻风运动。制订下发了消除麻风运动实施方案，召开了启动培训会，落实了重点疫村普查、线索调查、现症及治愈者复查和家属体检、培训和宣传等措施。

（2）可疑症状（线索）监测

根据《云南省麻风病可疑症状监测方案》，综合性医院皮肤科、乡镇卫生院和村卫生室等利用门诊发现和线索调查等方式，发现可疑症状病例。未达标县（市、区）麻风病可疑症状病例（线

索）报告数全年不低于全县常住人口数的5/10000，达标县不低于全县常住人口数的2/10000。

17个2019年底患病率在1/10万以上的未达标县共上报可疑线索3614条，为常住人口数的5.97/10000，发现病人10例；112个2019年底达标县共上报可疑线索10680条，为常住人口数的2.60/10000，发现病人21例。

通过可疑症状监测，共发现麻风病人31例。

（3）现症和治愈存活者复查，以及密切接触者检查

全省开展现症病人体检664人次，体检任务完成率178.98%；家属体检1918人次，体检任务完成率151.86%。发现麻风病人3例。

全省开展治愈存活者体检14519人次，体检任务完成率104.79%；家属体检40652人次，体检任务完成率100.80%，发现麻风病人21例。

（4）重点疫村麻风病普查

17个2019年底患病率在1/10万以上的县（市、区）对近5年发现病人及2020年发现病人的334个村民小组8.43万人进行了普查，以村为单位普查任务完成率168.53%，人群普查任务完成率157.35%。

112个2019年底患病率已控制在1/10万以下的县（市、区）共发现麻风病人68例，涉及46个县的64个村民小组，应普查18179人，实际普查61个村16450人，以村为单位普查任务完成率95.31%，人群普查任务完成率90.49%。

通过重点疫村普查，共发现麻风病人7例。

（5）线索调查

按照《云南省麻风病可疑症状监测方案》，需开展病例主动发现工作，乡村医生需调查疫村人口数的20%以上，非疫村人口数的10%以上。年内，全省开展疫村线索调查1.73万个疫村，184.70万人，以村为单位调查率91.07%，人口调查率27.61%；开展非疫村线索调查11.98万个村，785.97万人，以村为单位调查率87.56%，人口调查率20.13%。

5. 规范治疗病人，减轻疾病负担

（1）全省各地按照麻风病联合化疗方案进行治疗，对新发现的麻风病人全部提供免费抗麻风联合化疗药品，联合化疗率100%，规则治疗率99.32%；疗程完成后进行监测随访管理及其家属健康检查；并按照判愈标准及时判愈，共判愈193人。

全省有183人次发生麻风反应，90人次发生神经炎，6人发生严重不良反应，均进行了治疗和处理。

（2）接收、管理、下发联合化疗药品，保证麻风病联合化疗的持续性。全年共接收中国疾病预防控制中心麻风病控制中心下发云南省抗麻风药品成人多菌型2688板，成人少菌型70板。按照麻风病联合化疗药品有效期，有效期短的先发出，全年共发放抗麻风药品成人多菌型2687板，成人少菌型18板，做到账物相符。

招标采购抗麻风反应药品，其中反应停2200瓶、醋酸泼尼松片600瓶，并下发各地，使麻风反应患者得到及时有效的治疗。

（3）畸残预防与康复

完成康复矫治手术21人46例。

省级采购发放防护鞋1860双，溃疡护理包930个。

全省共发放防护鞋3954双，护理包2008个，接受自我护理培训7536人次。

（4）多渠道争取资金，关爱麻风康复者

除继续得到一些非政府的支持外，中国残疾人福利基金会集善扶贫健康行项目麻风救助项

目继续走进云南省的部分麻风村，在昆明市寻甸县、楚雄州楚雄市和双柏县、文山州丘北县、文山市、马关县和广南县、红河州石屏县和弥勒市、丽江市永胜县、宁蒗县、临沧市临翔区、保山市施甸县、迪庆州香格里拉市和维西县麻风村实施营养餐项目等。

另外，还为居住在麻风村中康复者捐赠冬季冲锋衣 1300 多件，鞋子 1300 多双。

共计资金 200 余万元。

6. 加强宣传，消除歧视

加强麻风病防治的宣传教育，大力宣传麻风病“早发现、早治疗、减少畸残”等科普知识；利用麻风病防治知识宣传工具箱，组织基层大力开展媒体和学校宣传活动，普及麻风病防治科学知识，并以麻风节慰问活动为契机，普及麻风病“可防、可治、不可怕”。广泛动员全社会参与麻风病防治工作，消除麻风病的社会歧视和偏见。

（1）世界防治麻风病日期间，全省共计慰问麻风病人及康复者 2529 人，发放棉被 1026 床，衣服 1037 件，鞋子 974 双，大米 28792 千克，食用油 2368 桶，发放慰问金 115.0526 万元。共开展电视宣传 1280 次，广播宣传 896 次，报刊宣传 33 期，出动宣传车 765 辆，发放宣传单 744113 份，宣传品 251735 份，粘贴宣传画 43549 张，制作宣传展板 2226 块，制作宣传横幅标语 1782 条，出宣传栏 3641 期，集市宣传 1381 次，接受咨询 132335 人。

（2）全年共开展电视宣传 7075 次，报纸宣传 27 次。共有小学 3 ～ 6 年级及初中 76918 个班，其中开展麻风病防治知识进课堂 56116 班，进课堂率 72.96%。

7. 加强疫情监测，掌握疫情信息

利用全国麻风病防治管理信息系统，进一步完善以县（市、区）为基本报告单位的麻风病疫情监测系统，做到疫情信息及时、真实和准确，完善病历、流行病学及防治资料的科学管理。

加强麻风病疫情监测，特别是加强神经炎的监测，及早发现神经炎病例，减少畸残的发生。做好麻风病疫情监测资料的分析、总结和利用，每季度分析一次，更好地为防治决策服务。

8. 加强培训，提高专业水平

（1）省级

8 月 17—23 日，为进一步规范防治工作，提高工作质量，在文山州文山市举办 2020 年全省麻风病规范诊治技术培训班，来自全省 16 个州（市）的 60 名学员接受了培训。

12 月 10 日，云南省卫生健康委疾控局在中心召开了《消除麻风病危害规划（2011—2020 年）》终期评估视频培训会。省、16 个州（市）、129 个县（市、区）卫生健康委（局）分管领导、疾控科科长，疾控中心、皮肤所（站、院）分管领导及麻风病防治工作人员共 811 人参加了本次培训。

（2）州（市）、县（市、区）级

全省各州（市）、县（市、区）级也举办了大量麻防知识培训班。其中州（市）级举办培训班 14 期，培训 698 人次；县级举办培训班 383 期，培训 16913 人次。共培训全省综合性医院皮肤科、乡镇卫生院门诊医生和防保医生、村卫生室医务人员 4.4 万余人次（含乡镇卫生院举办的培训）。

9. 加强督导，提高工作质量

（1）技术督导

省级对昆明市、昭通市、曲靖市、普洱市、临沧市、保山市、丽江市、楚雄州、大理州、文山州、红河州、西双版纳州、德宏州、迪庆州 14 个州（市）、31 个县（市、区）消除麻风危害工作进行了督导和技术指导。参与人员近 50 人次。

全省 16 个州（市）对所辖的 129 个县（市、区）进行了督导和技术指导，共 280 余次。

全省 129 个县（市、区）对 1403 个乡镇进行了督导和技术指导，共 4800 余次。

（2）实验室质量控制

对 14 个州（市）44 个县（市、区）的 156 张涂片（共 685 个涂膜）进行了质控。经复核，制片合格 505 个涂膜，合格率为 73.7%，比 2019 年（86.3%）下降了 13 个百分点；染色合格率为 89.9%，比 2019 年（92.9%）下降了 3 个百分点，显微镜检查的符合率 89.1%，比 2019 年（92.5%）下降了 3.4 个百分点。

10. 主要成效

（1）《消除麻风病危害规划（2011—2020 年）》圆满收官。截至年底，全省有 116 个县（市、区）患病率控制在 1/10 万以下，占全省的 89.9%，比 2010 年底（55 个）增加了 61 个，其中 114 个县（市、区）已经通过省级达标考核验收现场抽查复核。中流行县数为 0，比 2010 年减少 11 个县。

（2）全省有现症病例 306 例，比 2010 年底（1369 例）减少了 77.65%。新发病人 2 级畸残比 10.08%，比 2010 年（20.48%）下降了 10.4 个百分点。

达标县数、现症病人数和新发病人 2 级畸残率 3 个主要指标均达到《消除麻风病危害规划（2011—2020 年）》总目标要求。

（3）流行范围进一步缩小，麻风病疫情进一步得到有效控制。全省只有 57 个县（市、区）报告发现病人，比 2019 年（61 个）减少了 4 个县（市、区）；截至 2020 年底，继续保持消除高、中流行县，达标县比 2019 年底增加 4 个；流行范围进一步缩小。

（4）患者规则治疗率稳定在较高水平。新发现麻风病人联合化疗率 100%，规则治疗率 99.32%，神经炎、麻风反应和药物不良反应病人治疗处置率达 100%。

十九、急性传染病防治

（一）部门建制

急性传染病防制所（简称：急传所）编制 26 人（加挂 P3 实验室），实有正式人员 25 人（其中 1 人读博）。

部门负责人：所长伏晓庆，副所长张勇（正科待遇）、周永明、罗春蕊，首席专家罗山。

成员：寸建萍、宁德明、杨溪、曹亿会、古文鹏、尹建雯、姜黎黎、赵晓南、周晓芳、李多、周洁楠、张美玲、陈瑶瑶、孙艳红、贾森泉、田炳均、李楠、黄莉、张丽芬、王树坤。

部门内设呼吸道病毒病组、肠道病毒病组、细菌病组。

呼吸道病毒病组：赵晓南（组长）、李多、宁德明、周洁楠、张美玲、陈瑶瑶、孙艳红、张丽芬。

肠道病毒病组：姜黎黎（组长）、周晓芳、寸建萍、曹亿会、李楠、田炳均、杨溪。

细菌病组：尹建雯（组长）、古文鹏、贾森泉、黄莉、王树坤。

部门职责：

1. 重点急性传染病的监测与防制。

2. 重大急性传染病暴发疫情和突发公共卫生事件的应急处置。

3. 基层急性传染病防制技术培训和指导。

4. 急性传染病预防控制领域相关基础和应用科研。

（二）主要工作

1. 新冠肺炎疫情防控工作

（1）综合管理

① 明确分工

整合全所人员，成立了综合保障组、标本接收组、实验室检测组、机场驻点防控组、信息报送组、生物安全组和科普宣传组 7 个工作组。分工明确，职责到人。

② 下发通知

共向全省 16 个州（市）下发了新冠肺炎疫情防控相关通知 17 个，对标本运送、实验室检测、生物安全防护、标本准运证办理、出院病例随访和排毒情况调查、实验室检测人员能力培训等工作提出了明确要求，进一步规范了全省新冠肺炎疫情防控相关工作，为常态化新冠疫情防控筑牢基础。

③ 试剂耗材

自启动新冠一级应急响应至 4 月 13 日，紧急协调供应商，积极配合中心采购部门，紧急采购并下发新冠标本检测试剂和相关耗材，并对所有出入库及下发物资进行全面整理和归档。由于援外人员陆续派出，经请示领导同意，自 4 月 14 日起，所有新冠应急物资出入库及下发工作移交综保部负责。

④ 生物安全

按照生物安全规范，严格实施应急状态下的生物安全工作，包括个人进出实验室的体温监测、防护服的正确穿戴、实验室终末消毒、检测相关仪器设备消毒、办公环境消毒、生物安全垃圾处理移交和更换生物安全柜滤膜等。同时，积极配合质管部开展每日生物安全检查，并对不符合规范要求的内容进行及时整改。

⑤ 综合保障

安排专人负责科室内部和对外综合协调，包括科室物资调度、专业人员安全防护、值班人员的食宿安排、定期统计实验室物资消耗情况、上报物资需求统计表，及时领取所需物资，做好新冠肺炎疫情防控综合保障工作等。

（2）应急采样

按照省指挥部和中心的要求，对新冠疑似病例、密切接触者、机场发热病人、援鄂和援外医疗队员、省“两会”相关人员、省委、省纪委、省招考院、省农业厅、省监狱管理局及司法系统相关人员和省指挥部安排的采样对象采集咽拭标本 12677 人 12702 份，采集环境标本 457 份。全年共采集标本 13159 份。

（3）实验室检测

① 新冠标本检测

共对中心自采、州（市）疾控和其他机构送检的新冠相关标本 18237 人次 18050 份标本进行新冠检测，检出 166 人次 247 份标本新冠阳性，标本阳性率 1.36%。标本来源包括：新冠相关人员标本、流感监测标本、重大专项标本、环境标本和动物标本。

2020 年急传所新冠标本检测统计表

标本来源	检测人次	检测标本数	阳性人次	阳性标本数
公务外出	740	744	0	0
会议保障	4827	4827	0	0
监所人员	1903	1909	0	0
考务保障	700	700	0	0
流感标本	2712	2712	0	0
疫情防控	4507	4522	0	0
应急检测	2714	1894	166	220
重大专项标本	134	134	0	0
环境标本	0	499	0	27
动物标本	0	109	0	0
合计	18237	18050	166	247

② 基因测序

完成 187 份新冠病毒核酸阳性标本的新冠病毒全基因组测序工作，包括境内病例 88 例、境外病例 85 例、外环境 14 份，获得全序列 39 株、部分序列 148 株。经与国家公布的武汉序列比对综合分析，云南本土及境内输入病例序列无明显变异情况，有变化的位点也属非特异性；在境外输入病例及外环境标本基因组序列中发现存在 D614G 变异位点，病毒基因型为 L 型欧洲家系分支，符合现实境外流行株的特点，但不具有英国和南非变异株的关键变异位点（N501Y），同时也排除了与国内疫情的关联性。

（4）机场驻点

1 月 24 日—2 月 21 日，按照省指挥部和中心的要求，安排专业人员驻点长水机场，开展流行病学调查和标本采集等工作。共安排 6 人驻点 29 天，对 52 例发热病人开展流行病学调查和标本采集，共完成采样 93 次，采集 186 份呼吸道标本，撰写并上报机场新冠肺炎疫情防控工作日报 29 份。

（5）援鄂、援外、援边

按照省指挥部和中心的要求，先后派出 18 人次，参加援鄂、援外、援边新冠肺炎疫情防控工作。

① 援鄂新冠肺炎疫情防控

1 月 31 日—3 月 19 日，派出 2 名检测人员参加援鄂医疗防疫队，支援湖北省黄冈市疾控中心开展新冠标本检测工作。工作内容包括：开展新冠标本实验室检测，对黄冈疾控的实验室改造提出意见和建议，优化实验室检测流程和区域划分，规范生物安全等。

② 援外新冠肺炎疫情防控

3 月 29 日—4 月 12 日，派出 2 名检测人员参加"中国援助老挝医疗防疫专家组"，赴老挝万象省、占巴塞省和琅勃拉邦省开展新冠肺炎疫情防控工作，工作内容主要为参加中国援助检测仪器、设备、试剂、个人防护装备捐赠，仪器、设备安装调试，检验技术和生物安全培训，指导南北部区域中央实验室的规划和建设，规范实验室检测流程和区域划分等。

4 月 8—21 日，派出 2 名检测人员参加"中国援助缅甸抗疫医疗专家组"，赴缅甸仰光省、曼德勒省开展新冠肺炎疫情防控工作，工作内容主要为参加中国援助检测仪器、设备、试剂、个人防护装备捐赠，仪器、设备安装调试，对当地实验室改造提出意见和建议，优化实验室检测流程和区域划分，对检验人员进行检测技术和生物安全培训。

5 月 22—28 日，派出 3 名检测人员参加"中国援缅甸曼德勒实验室专家组"，赴缅甸曼德勒省援助建立新冠检测实验室。工作内容包括：检测设备安装调试、检测技术培训、生物安全培训、流行病学调查等方面。最终通过现场考核的方式确认了培训效果。

11月24日—12月1日，派出1名实验室检测专业人员参加“中国援建老挝新冠肺炎核酸检测实验室工作组”，赴老挝万象援助建立新冠核酸检测实验室。工作内容包括：检测设备安装调试，生物安全、样本采集、样本运输、样本检测、实验室设备使用与维护等方面的培训。最终通过现场考核的方式确认了培训效果。

③ 援边新冠肺炎疫情防控

按照省指挥部和中心的要求，先后派出10人次专业人员参加“云南省疾控中心边境新冠防控队”，分别到勐腊县、腾冲市、瑞丽市、沧源县、芒市和勐海县等边境地区开展援助边境新冠肺炎疫情防控工作，包括：落实“一县一策”防控措施、开展标本采集和检测人员培训、新冠标本实验室检测、检验流程优化、留观点设置核查、生物安全和质量控制指导等。

④ 援边新冠实验室检测

4—12月，按照省指挥部和中心的要求，先后派出8人次60天分别到芒市、瑞丽市、沧源县、腾冲市、勐腊县等边境地区开展入境人员监测和实验室检测工作。9月，派出4人次24天参与瑞丽市全员核酸检测工作。

（6）重点场所和从业人员新冠应急监测

6—7月，为及时掌握云南省环境中新冠病毒污染情况，先后在全省范围内组织开展3次对重点场所、厄瓜多尔进口冻南美白虾及相关从业人员开展新冠应急监测工作，共采集11628份标本开展新冠病毒核酸检测，检出10份冻南美白虾包装箱外表面拭子为新冠病毒核酸阳性，其余均为阴性。

6月14—16日，全省疾控系统开展海鲜产品相关标本的采集和新冠核酸检测工作。涵盖全省16个州（市）辖区内的海鲜市场、商场超市、餐馆、农贸市场4类主要场所，采集海产品表面拭子、海鲜产品从业人员咽拭子和砧板表面拭子共7193份标本。经实验室检测，新冠病毒核酸检测结果均为阴性。

7月1—11日，全省疾控系统共完成农贸市场、医疗机构和公共厕所等重点场所1685份标本的采集和新冠病毒核酸检测，检测结果均为阴性。

7月12—22日，全省疾控系统共采集5237份冻南美白虾相关样本开展新冠病毒核酸检测，检出10份包装箱外表面拭子为新冠病毒核酸阳性，其余均为阴性。

（7）常态化监测

为及时发现新冠病例和无症状感染者，了解环境中可能存在的病毒污染情况，进一步做好常态化新冠疫情防控工作，自8月起，组织全省16个州（市），每半月开展1次重点场所环境和从业人员的新冠常态化监测。

8月1日—12月31日，全省各级疾控中心共采集农贸市场、医疗机构等重点场所环境标本36836份和相关从业人员标本38844份，开展新冠病毒核酸检测，检测结果均为阴性。

（8）业务培训

为规范和统一全省各级疾控机构新冠病毒核酸检测技术方法，相关专业人员参加国家新冠肺炎疫情防控视频培训3次；对全省疾控机构开展新冠检测技术视频培训6次，培训人数3400人次；对中心实验室检测人员开展新冠检测技术面对面培训4天195人次；对全省疾控机构开展新冠检测技术面对面培训19天1357人次。

培训内容包括：个人防护、采样技术（单采、混采）、实验室检测技术（单检、混检）、生物安全和质量控制等。颁发省级新冠检测培训合格证62张。

（9）现场督导和技术指导

为进一步提升重点州（市）新冠肺炎疫情流行病学调查和实验室检测能力，规范生物安全和质量控制管理，加强边境新冠肺炎疫情防控，督促落实新冠肺炎疫情防控措施，先后派出专业人员 40 批 52 人次，分别到全省 16 个州（市）开展新冠流行病学调查、实验室检测现场指导、生物安全和质量控制管理督导等。

（10）信息收集和宣传工作

① 信息收集

安排专人进行全省新冠肺炎疫情防控数据收集汇总、统计上报工作。每天收集汇总全省 16 个州（市）疾控中心的新冠标本检测情况、中心复核检测情况、全省相关医疗机构检测情况、重点人群监测检测情况和急传所防控工作情况，撰写“急传所新冠疫情防控工作简讯”，上报相关部门。累计报送 170 余期工作信息。

② 宣传工作

安排专人负责收集新冠肺炎疫情防控宣传素材，撰写工作简讯，报道典型事件，激励工作斗志。共撰写并投稿新冠肺炎疫情防控宣传稿件 50 余篇，为宣传稿提供工作照片 400 余张。

2. 常规业务工作

（1）重点传染病监测与防制

① 流感相关项目工作

a. 流感项目管理

定期撰写并报送《云南省流感监测与防制工作简报》31 期，《云南省流感疫苗有关情况统计表》21 期，《云南省流感风险评估报告》11 期，《云南省流感防控工作进展报告》7 期，《云南省流感疫情分析》4 期，起草并下发流感监测相关文件 10 个。

b. 流感常规哨点监测

全省 19 家流感监测哨点医院共报告流感样病例数 64457 人，门诊病例总数 4392441 人，流感样病例占门诊病例总数百分比（简称 ILI%）平均为 1.47%；共采集流感样病例咽拭标本 18804 份。全省 17 个流感监测网络实验室开展核酸检测 17458 份，检出流感核酸阳性标本 1166 份，阳性率 6.68%，主要型别为甲型 H3N2 亚型（440 份、37.74%）。细胞分离 1013 份，分离出流感毒株 234 株，毒株分离率为 23.10%，优势株为甲型 H1N1 亚型（109 株、46.58%）。

共接收各州（市）上送的 47 批次共计 378 株流感毒株，复核鉴定一致率 100%。组织昆明市、玉溪市、曲靖市、楚雄州和中心流感网络实验室开展鸡胚分离流感病毒工作，共分离标本 281 份，分离出流感鸡胚株 7 株，鸡胚分离率 2.49%。

c. 流感暴发疫情监测

全省通过“突发公共卫生事件管理信息系统”和“中国流感监测信息系统”共报告流感样病例暴发疫情 2 起，检测结果显示 2 起均为 H3N2。共发病 21 例，无死亡。报告州（市）包括：玉溪市（1 起）和文山州（1 起）。

全省流感网络实验室共接收 143 份流感暴发疫情标本，检出流感核酸阳性 21 份，阳性率 14.69%，其中甲型 H3N2（13 份、61.90%），甲型 H1N1（4 份、19.05%），B 型（4 份、19.05%）。均未分离到流感毒株。

d. 住院严重急性呼吸道感染病例（SARI）监测

昆明医科大学第一附属医院共采样、送检 194 份 SARI 病例标本，检出流感核酸阳性 1 份（H3N2），阳性率 0.52%。

e. 禽流感 / 人禽流感 / 人流感监测

禽流感哨点监测

楚雄市疾控中心采集环境标本 480 份，检出 219 份禽流感病毒核酸阳性，阳性率 45.63%。

4 月，楚雄市疾控中心采集职业暴露人群血清标本 404 份，中心对标本进行血清学抗体检测，检出 1 份禽流感病毒抗体阳性（H5N6 亚型），阳性率 0.25%。

禽流感环境监测

7 月，全省 16 个州（市）疾控中心共完成农贸市场污水、地面拭子、砧板表面拭子、冰柜内表面拭子、笼具表面拭子、禽类粪便和职业人群咽拭子等 1357 份标本的采集和禽流感病毒核酸检测，检出阳性标本 204 份（H9 亚型 194 份、A 未分型 7 份、H5 亚型 2 份、H5+H9 混合 1 份），标本阳性率 15.03%。全省 14 个州（市）在环境标本中检出禽流感核酸阳性标本。标本阳性率前五位的州（市）分别为文山州、怒江州、楚雄州、临沧市和玉溪市。

11—12 月，全省 16 个州（市）疾控中心开展禽流感环境监测工作，共采集 803 份环境标本，检出禽流感病毒核酸阳性标本 239 份，标本阳性率 29.76%，主要亚型为 H9 亚型（198 份，82.85%）、H5 亚型（12 份，5.02%）、H5+H9 混合感染（15 份，6.28）、H5+H7 混合感染（1 份，0.42%）、H5+H7+H9 混合感染（2 份，0.84%），A 未分型（11 份，4.60%）。全省 16 个州（市）均在环境标本中检出禽流感核酸阳性标本。标本阳性率前五位的州（市）分别为德宏州、怒江州、西双版纳州、昭通市和楚雄州。

人禽流感 / 人动物流感监测

全省无人禽流感病例报告。

f. 不明原因肺炎监测

全省共报告不明原因肺炎和重症肺炎事件共 840 起，报告病例 1356 例，采集呼吸道标本 1818 份。相关州（市）疾控中心通过 Real-Time PCR 方法开展新冠、流感、人禽流感、中东呼吸综合征（MERS）和 SARS 等检测项目。

g. 流感毒株抗原分析

共对季节性流感 4 个亚型的 182 株毒株开展抗原分析，共检出 54 株低反应株（54/182），其中 Bv 系毒株中有 45 株（45/69），甲型 H1N1 亚型 1 株（1/41），H3N2 亚型 8 株（8/67）。结果表明，Bv 系流感病毒抗原变异较普遍。

h. 流感毒株耐药监测

通过生物学耐药监测方法，对 30 株不同亚型毒株进行耐药突变分析，结果发现 2 株 Bv 系流感耐药株（2/10），2 个毒株均对扎那米韦耐药。

i. 流感毒株二代基因测序

利用二代测序平台完成 30 株流感病毒全基因组测序。本次测序样本是经过抗原性分析后筛选的样本，包括 6 株 H1N1、12 株 H3N2、12 株 Bv、1 株 By。对 30 株病毒毒株 HA（血凝素）基因按亚型分别进行序列分析，H1N1 进化分析结果显示，3 株 H1N1 病毒毒株属于 6B.1A5A 进化分支（A/Guangdong-Maonan/SWL1536/2019），1 株属于 6B.1A 进化分支（A/Brisbane/02/2018），其余 2 株属于 6B.1 分支（A/Michigan/45/2015）；H3N2 进化分析结果显示，12 株 H3N2 病毒毒株均隶属 3C.2a1b 进化簇（A/Hong Kong/2671/2019）。B 型流感病毒进化分析结果显示，1 株 Bv 病毒毒株属 1A（△ 3）B 进化分支（B/Washington/02/2019），其余 11 株 Bv 病毒毒株均属 1A（△ 2）进化分支（B/Colorado/06/2017），1 株 By 病毒毒株属于 3 进化支系（B/Phuket/3073/2013）。同时也分析了 31 株病毒毒株 NA（神经氨酸酶）蛋白突变位点情况，均未发现明显的耐药位点突变。

② 手足口病监测与防制

a. 项目管理

按照手足口病监测工作要求，撰写并报送《2009—2019云南省手足口病防治专题报告》《全省手足口病疫情分析》4期和《2020年手足口月度风险评估报告》9期，起草并下发《云南省疾病预防控制中心关于加强手足病防控工作的通知》。

b. 手足口病常规监测

全省共采集、检测手足口病例标本5465份，检出阳性标本4156份，阳性率76.05%，其中EV-A71型348份（8.37%），CVA-16型547份（13.16%），其他肠道病毒3261份（78.46%）。

c. 手足口病重症和死亡病例加强监测项目

全省共报告手足口病重症病例154例，其中完成个案调查表115份，完成率74.68%。共采集标本77份（粪便标本40份，咽拭标本37份），对40份粪便标本开展肠道病毒核酸检测，检出阳性32份，阳性率为80%。其中，CA6型24份（占75%），CA10型4份（占12.5%），其他肠道病毒3份（占9.38%），CA16型1份（占3.12%）。

③ 细菌性传染病监测与防制

a. 全省霍乱监测

按照国家《霍乱监测方案》要求，制定了《2020年全省霍乱监测计划》，并下发了《云南省疾病预防控制中心关于做好2020年全省霍乱疫情防控工作的通知》(云疾控发〔2020〕114号)，组织各州(市)开展霍乱防制工作，按月收集、整理和分析各地监测数据，并按要求上报监测结果。储备了处置霍乱疫情所需的试剂、诊断血清及器材等，为应急做好充分准备。

根据每月上报数据统计：全省共监测腹泻病例78754例；重点人群标本300份；外环境及食品标本11900份，其中水产品2899份、饮用水标本3183份、食品1358份和其他标本4460份。7月，西双版纳州景洪市从1份水样中检出霍乱弧菌（无毒力基因），其他检测结果均为阴性。

全省均无霍乱病例报告。

b. 霍乱检测能力考核

10月，组织8个边境州（市）、25个边境县（市）开展霍乱弧菌等常见肠道致病菌检测能力考核。33个疾控中心均按要求参加了考核，并按时完成检测工作，上报了剩余考核样本、实验废弃物的高压灭菌记录及检测结果，33个疾控中心4份考核标本检测结果符合率均为100%。

c. 国家致病菌识别网工作

经中国疾控中心审批，昆明市、玉溪市、昭通市、保山市、临沧市、楚雄州和红河州7个州(市)的实验室确定为云南省第一批加入致病菌识别网的网络实验室。中心对其进行了培训和考核。

d. 细菌性传染病监测

完成西双版纳州疾控中心送检1株菌、10个水样复核检测，检出2株01霍弧菌小川型，ctxAB基因为阴性。其余样本未检出霍乱弧菌。

完成了2份中央空调通风系统冷却水和1份沐浴水的嗜肺军团菌检测，结果为阴性。

（2）国家级课题项目

①“云南及周边省市区传染病病原谱和流行规律研究”课题（传染病专项）：

a. 症候群监测工作进展

共采集发热呼吸道、腹泻及脑炎脑膜炎症候群临床病例标本832份。其中发热呼吸道症候群采样506份，完成病毒检测504份，完成细菌检测502份；腹泻症候群采样290份，完成病毒检测212份，完成细菌检测221份；脑炎脑膜炎症候群采样36份，完成病毒检测26份。

b. 开展症候群细菌学检测盲样考核

1 月，参加中国疾控中心组织开展的五大症候群细菌学、病毒学和寄生虫学病原学监测质量的盲样考核；同时，对课题内部合作单位开展三大症候群细菌学检测盲样考核，开展考核标本的制备、分发、结果收集、分析和反馈。

c. 开展蝙蝠生物学标本的宏病毒组基因测序

11 月，对 2019 年底采集的 305 份蝙蝠生物学标本开展宏病毒组基因测序。

d. 课题管理

1 月，牵头组织的“十三五”国家科技重大专项“云南及周边省市区传染病病原谱和流行规律研究”课题工作进展推进会在大理召开。

4 月，收到国家卫健委下拨的课题 2020 年度研究经费，随即转拨至各子课题合作单位。

8 月，课题申请任务及经费调整。

11 月，参加中国疾控中心在北京举办的项目课题进展暨验收总结部署工作会。

②“基于宏基因组学的病毒网络化监测和溯源技术体系研究”课题

a. 课题研究工作进展

按暴发相关的呼吸道传播病毒、消化道传播病毒和动物媒介传播病毒三类共计 15 种病毒（CoV、RSV、HAdV-1,2,3,7、hMPV、HPIV、HRV、RuV、MuV、HSV-1、DENV、NV 和 RV）进行分离，完成 DENV 病毒分离 39 株，HAdV 病毒分离 80 株；完成 HCoV 病毒毒株测序 40 株，DENV 病毒毒株测序 39 株，完成 HAdV 病毒毒株测序 80 株；进行轮状病毒、诺如病毒、HAdV 病毒等病毒的测序工作。

b. 课题管理

4 月，收到课题牵头单位中国疾控中心下拨的 2020 年任务研究经费。

5 月，开展年度课题所需试剂耗材和测序的招标采购程序。

（3）质量管理体系实施

① 按质量管理体系要求开展日常工作

根据 ISO9001 质量管理体系运行要求，开展新冠肺炎疫情防控及急性传染病防控等各项工作。

② 开展作业指导书和相关表格的整理工作

根据“ISO9001 质量管理体系”的运行条例和管理体系要求，编写新冠肺炎防控作业指导书 7 份，并完善梳理作业指导书和相关表格。

③ 实验室生物安全和质量控制

自新冠肺炎疫情暴发以来，实验室严格按照 17025 管理体系要求，开展各项实验室检测工作。多次开展生物安全培训及实验室工作场所生物安全检查工作。实验室工作人员严格遵守实验室生物安全技术规范和操作规程，质量监督员每月按时提交质量监督记录，按时提交生物安全检查表。

④ 接受实验室复评审

各项工作都在管理体系的要求下运行，各项工作稳步推进，顺利通过了中心组织的内部评审。

（4）生物安全三级实验室工作

① 实验室改造工作

7 月，实验室完成文丘里阀、生物型气密闭阀、排风机、自控系统、手动调节阀风管保温、外保护层铁皮保温安装、垃圾的清运。实验室改造完成后通过了第三方检测。

② 完成资质暂停认可资格申请

完成 BSL-3 实验室资质暂停认可资格申请（2020 年 5 月 22 日—2021 年 5 月 22 日）获批。

③ 完成 BSL–3 实验室恢复评审 / 监督评审

8 月，通过了恢复认可资格评审和监督评审。

3. 新冠常态化监测

（1）海产品新冠核酸监测

6 月，为了解全省海产品新冠病毒污染情况，全省 16 个州（市）疾控中心开展海产品新冠核酸监测工作，怒江州和迪庆州分别检测海产品和从业人员标本 205 份和 109 份，新冠病毒核酸结果均为阴性。

（2）重点场所新型冠状病毒和禽流感病毒监测及厄瓜多尔进口冻南美白虾新冠病毒核酸监测

7 月 1—10 日和 7 月 12—22 日，为及时掌握云南省环境中新冠病毒和禽流感病毒污染情况，进一步做好常态化新冠肺炎等呼吸道传染病监测工作，在全省范围内组织开展重点场所、厄瓜多尔进口冻南美白虾及有关从业人员新型冠状病毒和禽流感病毒监测工作。

迪庆州检测农贸市场、医疗机构和公共厕所等重点场所 10 类标本 100 份，检测进口冻南美白虾及有关从业人员 38 份，新冠病毒核酸结果均为阴性；怒江州检测重点场所标本 100 份，进口冻南美白虾及有关从业人员 99 份，结果均为阴性。

（3）云南省新冠肺炎常态化防控核酸监测工作

7 月和 10 月，先后 2 次发文对全省 16 个州（市）及 129 个县（市、区）新冠肺炎常态化防控核酸检监测工作提出要求。

8 月 1 日—12 月 31 日，全省各级疾控中心共采集农贸市场、医疗机构等重点场所环境标本 36836 份和相关从业人员标本 38844 份，开展新冠病毒核酸检测，检测结果均为阴性。

（三）服务基层

1. 新冠病毒检测技术培训

4 月、6 月和 10 月，3 次对全省 16 个州（市）和 129 个县（市、区）开展新冠肺炎防控业务技术视频培训，培训 1860 人次，培训内容涉及采样技术（单采、混采混检）及个人防护、实验室检测技术、生物安全和质量控制等。

8 月，在昆明举办《云南省 2020 年新冠病毒核酸检测技术培训班》，全省各州（市）疾控中心新冠检测技术负责人和业务人员参加了培训。同期下发了《云南省新型冠状病毒核酸检测技术培训方案》，并先后派出技术骨干 5 批次前往怒江州、迪庆州、昭通市、德宏州和西双版纳州现场指导州（市）对县（市、区）的新型冠状病毒检测技术培训。

2. 新冠病毒检测技术业现场督导

先后派出专业人员 48 批 61 人次，分别到全省 16 个州（市）开展新冠流行病学调查、实验室检测现场指导、实验室复核验收、生物安全和质量控制管理督导。其中，32 批 41 人次是倾向贫困地区和贫困县的督导和技术支持，覆盖全省 52 个贫困县。

二十、免疫规划

（一）部门建制

免疫规划所（简称：免规所）定编 25 人，实有正式人员 24 人。

部门负责人：所长李江嵘，副所长李凯、唐婷婷（1 月聘任）。

免疫规划首席专家：丁峥嵘。

成员：龚琼宇、陈玉娟、曾云鹤、李颖、李巧芳、黄津（12 月 14 日，由中心选派至昭通市彝良县底武村参加驻村扶贫工作）、叶倩、余文、周榕溶、樊帆、许琳、柏扬、张杰、李立群、康文玉、何丽芳、汤晶晶、柏桂珍、成依依（10月23日新入职）、付长金（10月23日新入职）。

免疫规划所内设综合管理组、疾病监测组和实验室组3个业务组室。

综合管理组：陈玉娟（组长）、龚琼宇（副组长）、曾云鹤、李颖、李巧芳、黄津、叶倩、成依依。

疾病监测组：余文（组长）、周榕溶、樊帆、许琳、柏扬、付长金。

实验室组：张杰（组长）、李立群、康文玉、何丽芳、汤晶晶、柏桂珍。

部门职责：

1. 综合管理

（1）根据国家法律、法规、规章以及免疫规划的要求，协助省级卫生行政部门制订实施国家免疫规划的具体方案；制订冷链设备建设、补充和更新计划。提出预防接种补助、预防接种异常反应补偿、国家免疫规划疫苗及注射器购置和免疫规划工作经费等年度经费预算。

（2）制订全省一类疫苗和注射器需求计划，组织全省免疫规划一类疫苗和注射器的采购、分发。

（3）组织开展全省预防接种服务及常规免疫监测，负责免疫规划接种信息化管理，对收集的免疫规划信息进行分析、评价、报告和反馈。

（4）开展疑似预防接种异常反应监测，组织对重大疑似预防接种异常反应的调查诊断，参与和指导其他与预防接种相关的突发公共卫生事件的应急处理。

（5）组织对全省免疫规划业务人员进行培训，开展学术活动和信息交流，开展与免疫相关的健康教育活动和免疫预防合作交流项目等。

2. 疫苗针对疾病监测和控制

（1）组织开展免疫规划疫苗针对疾病的监测预警和控制工作。

（2）组织对全省疫苗针对疾病疫情进行现场处置，对基层工作提供技术支持和指导。

（3）对全省疫苗针对疾病监测和防控工作开展培训和技术指导。

3. 实验室监测与管理

（1）承担全省疫苗针对疾病病原学和血清学检测。

（2）负责全省免疫监测网络实验室的质量控制、培训、督导和评估。

（3）开展免疫成功率、人群免疫水平监测。

（二）主要工作

1. 扩大国家免疫规划工作

（1）政策制定

省级以卫生健康委文件下发政策性和管理性文件15个，以中心文件下发技术性文件33个。

（2）经费安排

中央和省级财政共安排免疫规划项目专项资金19411.1万元，中央财政投入经费18813万元。其中，省级18072.92万元，州（市）740.08万元；省级财政投入经费598.1万元（含技服中心管理使用的疫苗运转及冷链维护等经费56.68万元）。

中央和省级安排2020年公共卫生体系建设和重大疫情防控救治体系建设中央补助资金——疫苗冷链能力及疫苗追溯系统建设项目经费19985万元，该项目经费由省级财政划拨各州（市）、县（市、区）级财政。为进一步做好秋冬新冠肺炎疫情防控工作，省级先后协调2020年基本公共卫生中央补助（云财社〔2020〕267号）80万元、新冠病毒疫苗紧急储备经费（云财社〔2020〕

274 号）800 万元，用于采购新冠病毒灭活疫苗，以便在云南省突发聚集性疫情地区优先开展紧急接种。为满足全省 9 大类重点人群第一阶段（约 53.6 万人）新冠病毒疫苗接种，省级安排重点人群紧急接种新冠病毒疫苗采购经费 21439 万元。

（3）物资采购情况

① 疫苗、注射器采购

使用疫苗和注射器购置经费采购 10 类疫苗。分别为：皮内注射用 10μg 重组乙型肝炎疫苗 182.04 万剂、脊灰灭活疫苗（IPV）228 万剂、吸附无细胞百白破联合疫苗 246.08 万剂，乙脑疫苗 75.43 万剂，甲肝减毒活疫苗 65.97 万剂，麻腮风疫苗 123.67 万剂，流脑 A+C 群疫苗 58.73 万剂，双价肾综合征出血热疫苗 14 万剂、钩体疫苗 1.5 万剂、炭疽疫苗 0.15 万剂。2020 年未采购注射器。

② 印刷品采购

完成采购预防接种证印刷 1655172 本。宣传纸巾 20000 包，宣传抽纸 5000 盒，宣传手提袋 5000 个，工作笔记本 1000 本。现计划印制预防接种工作规范 500 本，儿童入托入学预防接种证查验实施办法 500 本，AEFI 有关印刷品（含监测方案 500 本、鉴定办法 500 本、补偿目录 500 本），宣传手提袋 17300 个。

（4）"4·25" 全国预防接种日

制订了省级宣传活动方案，并紧紧围绕宣传主题，开展省级宣传活动。由于受新冠肺炎疫情影响，为避免人员聚集，以线上宣传为主，宣传形式包括新闻媒体、网络、电视、宣传栏、12320 健康热线在线答疑等。

4 月 24 日 8:30—12:00 安排免疫规划专家值守 12320 咨询电话进行答疑。

连续 3 天在"云南疾控"微信公众号发布《及时接种疫苗 共筑健康屏障》《宝宝没有及时接种疫苗怎么办？》《重要通知！ @家长，满 8 个月的宝宝可以接种麻腮风疫苗了》等科普文章。并利用中心宣传栏和电子屏等渠道对宣传主题及免疫规划取得的成效进行宣传。同时，联合云南网开展《有奖问答！一起了解儿童预防疫苗接种 共筑健康屏障》活动，均取得良好的宣传效果。

"7·28" 世界肝炎日在"云南疾控"微信公众号发布《"7·28" 世界肝炎日小科普》《打完 3 针乙肝疫苗后，没有抗体怎么办？》2 篇科普文章，并在中心电子屏滚动播放宣传主题及海报。

（5）免疫规划信息系统建设

根据国家疫苗信息化追溯体系建设有关工作要求，结合云南省免疫规划信息系统建设情况，在原有"云南省儿童预防接种信息管理系统"基础上升级改造，建设整合多个子系统并统一门户登录的"云南省免疫规划信息管理系统"。与全国疫苗电子追溯协同平台、国家免疫规划信息系统实现数据对接。同时，为推进免疫规划信息系统运用，举办"推进全省免疫规划信息平台运用现场培训班""推进免疫规划信息管理系统运用视频培训会"。

（6）疫苗管理

在规范省级疫苗冷链系统监控的基础上，对全省 16 个州（市）和 129 个县（市、区）疾控中心冷链温湿度实行 24 小时网络动态监控，实现省、市、县三级冷库的联网实施动态监控，有力加强全省疫苗冷链设备的温湿度监控工作。

省级组织疫苗冷藏车并协调疫苗生产企业协作开展一类疫苗下送工作。下送各州（市）常规 16 类疫苗情况为：10μg 乙肝疫苗 476.2764 万剂、卡介苗 154.9225 万剂、脊灰灭活疫苗（IPV）118.3317 万剂、脊灰减毒活疫苗（bOPV 液体）50.31 万剂、脊灰减毒活疫苗（bOPV 糖丸）166.8 万剂、无细胞百白破疫苗 710.211 万剂、白破疫苗 84.81 万剂、流脑 A 群疫苗 189.55 万剂、流脑 A+C 群疫苗 121.1915 万剂、乙脑疫苗 126.2735 万剂、甲肝减毒活疫苗 68.7046 万剂、麻腮风疫苗 107.6636 万剂、麻风疫苗 1.7894 万剂，省级下发应急 / 查漏补种麻腮风疫苗 6.58 万剂、脊灰减毒活疫苗（bOPV）8.31 万剂、脊灰灭活疫苗（IPV）5.7383 万剂。

全省各地上报完成常规免疫接种 1197.3129 万剂次，以乡（镇）为单位统计常规免疫接种率 99.91%。全省 22 剂次疫苗报告接种率均大于 95%，乙肝首针及时接种率 95.57%。各疫苗完成接种情况：乙肝疫苗第 1 剂 508182 剂次、第 1 剂（及时）486093 剂次、第 2 剂 527187 剂次、第 3 剂 549671 剂次，卡介苗 494018 剂次，脊灰疫苗第 1 剂 563759 剂次、第 2 剂 517788 剂次、第 3 剂 513362 剂次、第 4 剂 580074 剂次，百白破疫苗第 1 剂 535025 剂次、第 2 剂 550468 剂次、第 3 剂 571180 剂次、第 4 剂 583841 剂次，白破疫苗 568407 剂次，含麻疹组份疫苗第 1 剂 587849 剂次、第 2 剂 620526 剂次，A 群流脑疫苗第 1 剂 413116 剂次、第 2 剂 324995 剂次，流脑 A+C 疫苗第 1 剂 666516 剂次、第 2 剂 505335 剂次，乙脑（减毒）疫苗第 1 剂 585306 剂次、第 2 剂 606501 剂次，甲肝疫苗 600023 剂次。

（7）疑似预防接种异常反应监测和处置

全省通过 AEFI 网络监测系统报告个案 4283 例。全省 16 个州（市）、127 个县（市、区）有 AEFI 个案报告。全省 AEFI 48 小时内及时报告率 96.96%，48 小时内及时调查率 98.18%，个案调查表在调查后 3 日内及时报告率 93.78%。保险公司处置基础保险 48 例，共补偿 143.49 万元，处置补充保险 6073 例，共补偿 2973.26 万元。

（8）工作会议和人员培训

省级举办现场培训班 2 期、视频培训班 4 期，培训免疫规划工作人员约 2360 余人次。

4 月 27—30 日，在红河州屏边县举办推进全省免疫规划信息平台运用现场培训班，重点对各州（市）疾控中心免规科科长、疫苗追溯系统工作专干进行免疫规划信息系统疫苗追溯等培训，共计培训 52 人次。

8 月 6 日，举办推进免疫规划信息管理系统运用视频培训会，各州（市）、县（市、区）疾控中心设分会场，组织辖区内免疫规划科负责人和有关人员参会。9 月 1—3 日，在昆明举办《疫苗管理法》宣贯及接种率调查培训班，重点对各州（市）免疫规划科科长、负责接种率监测及调查的工作人员进行培训，共计培训 52 人次。

9 月 9 日，举办边境地区白喉工作视频培训班，重点对 8 个边境州（市）及辖区内县（市、区）疾控中心免疫规划工作分管领导、免疫规划科科长、负责白喉疫情监测的专业人员、负责白喉实验室检测的专业人员和辖区内医疗机构负责传染病疫情管理以及院内感染控制的专业人员进行培训，共计培训 256 人次。

12 月 19 日，召开全省新冠病毒疫苗接种视频培训会议，各州（市）、县（市、区）疾控中心设分会场，组织辖区卫生行政部门、疾控机构和接种单位有关人员参会。12 月 22 日，召开免疫规划信息系统运用推进视频会议，各州（市）、县（市、区）疾控中心设分会场，组织辖区内疾控机构有关人员参会。

2. 疫苗针对疾病控制情况

按发病日期统计，全省疫情网络报告疫苗针对传染病 23947 例，占传染病报告发病数（224613 例）的 10.66%。其中，甲肝 1157 例、乙肝 13929 例、麻疹 82 例、乙脑 43 例、流脑 1 例、百日咳 112 例、流行性腮腺炎 8356 例、风疹 267 例，无脊灰和白喉报告。报告疫苗针对疾病总发病率 49.29/10 万，各病发病率（单位：1/10 万）分别为甲肝 2.38、乙肝 28.67、麻疹 0.17、乙脑 0.09、流脑 0.002、百日咳 0.23、流行性腮腺炎 17.20、风疹 0.55。与 2019 年同期相比（同期按发病日期统计，发病数 35105 例，发病率 72.68/10 万），发病数下降 31.78%。发病数上升的病种为甲肝 +24.01%，其余病种均下降：麻疹 −82.81%、风疹 −72.22%、流行性腮腺炎 −53.51%、乙脑 −52.75%、流脑 −50.00%、百日咳 −15.15%、乙肝 −4.18%。

（1）巩固和维持无脊灰工作

AFP 监测系统运转正常，各项监测指标达到 WHO 和国家要求。AFP 监测信息报告管理系统共报告省内 AFP 病例 178 例（包含外省报至云南 5 例），15 岁以下儿童非脊灰 AFP 病例报告发病率 2.01/10 万。接到病例报告后 48 小时内开展调查及时率 98.88%（176/178），麻痹后 14 天内双份便标本采集率 84.83%（151/178），合格便标本采集率 84.83%（151/178），便标本 7 天内送达率 97.74%（173/177），75 天内随访及时率 91.01%（162/178），75 天随访表及时送达率 85.96%（153/178）。省脊灰实验室 14 天内报告结果反馈率 93.79%（166/177）。

及时召开 5 次 AFP 病例专家分类诊断会议，累计排除脊灰 188 例（包含 59 例麻痹日期为 2019 年的病例），其中排除 30 例非 AFP 病例，全省未发现脊灰确诊病例。为加强边境地区脊灰监测工作，在云南省与缅甸接壤的德宏州、临沧市和与越南接壤的文山州，开展了以健康儿童便标本脊灰病毒监测和接种率调查为主要内容的加强脊灰监测项目工作。继续实行报病奖励，保障 AFP 监测质量，全省 AFP 病例共报销 191 例（包含 2019 年上送标本病例 4 例），报账使用经费 27386.00 元（包含 2019 年上送标本病例有关差旅和报病费用 4036 元）。

按国家要求上报 2019 年维持无脊灰进展报告和 1—6 月维持无脊灰进展报告简表。

（2）促进消除麻疹各项工作落实

按照发病日期统计，全省累计报告麻疹病例数 82 例，发病率 0.17/10 万，无死亡病例报告，发病数较去年同期（477 例）相比下降 82.81%。发病率居全省前 3 位的州（市）为：德宏州（1.89/10 万）、临沧市（0.67/10 万）、普洱市（0.30/10 万）。发病数居全省前 3 位的州（市）为：德宏州（25 例）、临沧市（17 例）、红河州（9 例）。全省麻疹监测系统运转良好，监测的敏感性、及时性和特异性达到国家要求，以省为单位，麻疹监测病例中排除病例报告发病率 3.26/10 万；麻疹监测病例 48 小时完整调查率 98.73%，麻疹监测病例血标本 3 日内送达率 98.24%，实验室收到标本后麻疹风疹 IgM 检测结果 4 日内报告率 94.62%；麻疹监测病例血标本采集率为 99.33%。全年累计报出 12 期月分析，4 期季度分析，及时上报和反馈麻疹疫情信息，并结合监测和督导发现问题，及时下发麻疹有关防控文件 5 个，促进全省麻疹防控工作。完成覆盖全省 129 个县（市、区）的麻疹抗体水平监测工作，共检测 40406 人，抗体阳性率 86.81%，IgG 抗体平均含量为 0.80IU/mL。

（3）乙肝防控工作

全省累计报告乙肝病例 13929 例，发病率 28.67/10 万，与 2019 年同期相比（发病数 14536 例，发病率 30.10/10 万），发病数下降 4.18%。全省乙肝病例分类报告准确率为 98.95%，传染病报告卡“附卡”6 项指标填写完整率为 99.64%，ALT 检测率为 99.85%，“抗 -HBcIgM 1∶1000”检测率为 92.97%，各项病例监测报告质量稳步提升，其中 ALT 检测率未达到《云南省乙型病毒性肝炎病例监测方案（2015 年版）》要求。对全省 16 个州（市）、129 个县（市、区）8 月龄 ~ 59 岁人群开展乙肝抗体水平监测并完成总结报告。2020 年，按照国家疾控中心要求，在大理州、玉溪市、文山州开展病毒性肝炎免疫效果评价工作。

（4）其他疫苗针对疾病监测

① 乙脑与流脑监测

全省疫情报告管理系统报告乙脑病例 43 例，发病率为 0.09/10 万，无死亡病例，发病数与 2019 年同期（91 例）相比下降 52.75%。报告发病率居前 3 位的州（市）为：西双版纳州（0.59/10 万）、昭通市（0.23/10 万）、德宏州（0.23/10 万）。报告病例数居前 3 位的州（市）为：昭通市（13 例）、红河州（10 例）、西双版纳州（7 例）。专病监测系统共上报乙脑病例 90 例，确诊病例 43 例，排除 46 例，年底仍未订正 / 订正错误的疑似待定病例为昆明市 1 例，外籍过境就诊病例 5 例（其中确诊病例 2 例，排除 3 例）。无突发公共卫生事件报告。

全省报告流脑病例 1 例（怒江州 1 例），发病率 0.002/10 万，无死亡病例。发病数较 2019 年同期（2 例）下降了 50%。无流脑暴发疫情和聚集性病例。

② 风疹监测

全省报告风疹 267 例，发病率 0.55/10 万，无死亡病例。与 2019 年同期相比（961 例）发病数下降 72.22%。报告发病率居前 3 位的州（市）为：曲靖市（2.75/10 万）、昆明市（0.68/10 万）、德宏州（0.60/10 万）。报告发病数居前 3 位的州（市）为：曲靖市（170 例）、昆明市（47 例）、昭通市（15 例），3 个州（市）报告病例数占全省病例数的 86.89%。无突发公共卫生事件报告。

③ 流行性腮腺炎监测

全省报告腮腺炎 8356 例，发病率 17.20/10 万，无死亡病例。与 2019 年同期相比（17973 例）发病数下降 53.51%。报告发病率居前 3 位的州（市）为：西双版纳州（37.37/10 万）、临沧市（37.27/10 万）、德宏州（24.92/10 万）。报告发病数居前 3 位的州（市）为：昆明市（1472 例）、临沧市（946 例）、曲靖市（704 例），3 个州（市）报告病例数占全省病例数的 37.36%。报告 4 起突发公共卫生事件。

④ 甲肝监测

全省共报告甲肝 1157 例，发病率 2.38/10 万，无死亡病例。与 2019 年同期相比（发病数 933 例，发病率 1.93/10 万，死亡 0 例）发病数上升 24.01%。报告发病率居前 3 位的州（市）依次为：普洱市（5.24/10 万）、昆明市（4.32/10 万）、红河州（3.14/10 万）。报告发病数居前 3 位的州（市）依次为：昆明市（300 例）、曲靖市（165 例）、红河州（150 例）。无甲肝暴发疫情和聚集性病例。

⑤ 百日咳监测

全省累计报告百日咳病例 112 例，发病率为 0.23/10 万，无死亡病例。与 2019 年同期（132 例）相比下降 15.15%。报告发病率居前 3 位的州（市）为：西双版纳州（2.17/10 万）、昭通市（0.44/10 万）、普洱市（0.38/10 万）。报告发病数居前 3 位的州（市）为：西双版纳州（26 例）、昭通市（25 例）、昆明市（17 例）。无百日咳暴发疫情和聚集性病例。

3. 实验室质量管理与考核认证

（1）实验室质量管理

实验室对外检测按照属地化管理由各县（市、区）开展，本年度未开展对外检测。

参与中心迎接监督评审、复评审和 P3 实验室评审 3 次。

配合中心完成年度内部评审和管理评审工作，完成不符合项整改 4 项，并结合普遍存在问题进行集中整改，保证实验室质量体系正常运转。

（2）顺利通过实验室各项考核和能力验证

12 月，完成 WHO 下发的麻疹、风疹和腮腺炎病毒核酸盲样考核标本，考核结果按时上报 WHO。

参加卫生部临检中心感染性疾病血清学标志物系列 A、系列 B 及 PCR 测定（病毒学）室间质量评价，先后参加了甲、乙、丙、戊病毒性肝炎的相关 11 个项目 6 次考核，反馈结果均为满分，累积性能解释为成功。

受新冠肺炎疫情影响，WHO 组织的脊灰有关考核未开展。麻疹血清学考核尚未开展。

（三）服务基层

1. 业务指导

共派出人员赴基层进行业务指导 115 人次，累计出差 453 天，指导覆盖全省 16 个州（市）的 84 个县（市、区），对州（市）指导覆盖率 100.00%，对县（市、区）指导覆盖率 65.12%。

2. 预防接种信息系统督导

全省共开展现场督导共计 2456 次、6408 个单位，开展网络督导共计 19341 次、28346 个单位。其中，省级开展现场督导共计 76 次、228 个单位，开展网络督导共计 462 次、385 个单位；州（市）级开展现场督导共计 170 次、755 个单位，开展网络督导共计 1877 次、2757 个单位；县（市、区）级开展现场督导共计 2210 次、5425 个单位，开展网络督导共计 17002 次、25204 个单位。

3. 免疫针对疾病的预防和控制指导

（1）结合发现的问题，及时下发文件促进全省防控工作

3 月 24 日，下发《云南省疾病预防控制中心关于加强麻疹防控工作的预警信息》（云疾控预警〔2020〕4 号）。

4 月 16 日，下发《2019 年第四季度及 2020 年第一季度麻疹风疹确诊病例报病奖励及病原学标本采集上送奖励经费的通知》（云疾控函发〔2020〕29 号）。

8 月 28 日，下发《2020 年脊灰输入和麻疹疫情风险评估报告的通知》（云疾控发〔2020〕194 号）。

10 月 29 日，下发《2020 年脊髓灰质炎疫苗与麻疹腮腺炎风疹联合疫苗查漏补种活动实施方案的通知》（云疾控发〔2020〕234 号）。

11 月 9 日，下发《2020 年第二、三季度麻疹风疹确诊病例报病奖励及病原学标本采集上送奖励经费的通知》（云疾控函发〔2020〕246 号）。

（2）对麻疹高发地区开展驻点督导

3 月 12—14 日，派出专业人员，对德宏州瑞丽市麻疹疫情应急接种工作进行现场调查和指导。

3 月 13—17 日，针对普洱市思茅区的疫情，派员赴现场对麻疹疫情处置工作进行指导。

（3）继续推进国家乙肝监测项目点工作

按照国家疾控中心要求，继续在昆明市盘龙区、官渡区、宜良县，昭通市昭阳区、彝良县，保山市隆阳区开展乙肝监测项目工作，并完成 2020 年年度项目进展报告。

（4）指导基层开展风险评估

为防范脊灰野病毒输入、VDPV 疫情的发生和传播，发现薄弱地区和薄弱环节，提出针对性的防控措施，根据评价结果并结合各地实际情况，全省共评出 30 个高风险县（市、区）。11 月，脊灰疫苗查漏补种活动 129 个县（市、区）上报脊灰灭活疫苗（IPV）应种人数 37044 人，实际补种 35097 人，上报补种率 94.74%，其中补种前脊灰疫苗“0”剂次儿童 5546 人，占应种总人数的 14.97%，补种前无 IPV 或 tOPV 免疫史儿童 7466 人，占应种总人数的 20.15%。上报二价脊灰减毒活疫苗（bOPV）应种人数 49386 人，实际服苗 46857 人，上报补种率 94.88%

为识别麻疹疫情的高风险地区，开展以县（市、区）为单位的疫情风险评估，全省共评出 31 个高风险县（市、区）。根据风险评估结果，开展全省范围内麻风疫苗的查漏补种活动。12 月，含麻疹成分疫苗查漏补种活动 129 个县（市、区）上报应种 47798 人，实种 45279 人，上报补种率 94.73%，其中补种前含麻疹成分疫苗免疫史 0 剂次儿童 8867 人，占应种总人数的 18.55%。

指导全省麻疹抗体水平监测工作覆盖全省 129 个县（市、区）。共完成检测 40406 人，抗体阳性率 86.81%，IgG 抗体平均含量为 0.80IU/mL。

（四）能力建设

1. 省级举办现场培训班 2 期、视频培训班 4 期，培训免疫规划工作人员约 2360 人。

2. 完成 6 名医学院学生带教，接收 5 名基层业务人员进修。培养在读硕士研究生 5 名，其中 3 名研究生顺利完成学业，通过论文答辩获得硕士学位。

3. 科研课题申报

11 月，云南省肠道病毒研究中心申请 4 个项目进行验收，分别是《云南省急性脑炎脑膜炎症候群监测中肠道病毒流行特征分析》《云南省新型肠道病毒分离株的分子生物学鉴定及基因特征分析》《云南省维持无脊髓灰质炎政策执行效果评估》《疫苗免疫策略调整后脊灰病毒监测研究》，与会专家通过对照项目计划任务书，查验提供的验收材料，一致同意通过 4 个项目的验收。目前还有 2 个项目在研，分别是《云南省环境污水中肠道病毒监测及分子流行病学特征分析》和《云南省 2001—2018 年急性弛缓性麻痹监测系统中残留麻痹病例的流行病学特征分析》。

康文玉申请的“云南省乙肝母婴阻断儿童出生队列研究”项目获得中国肝炎防治基金会中国乙肝防控科研基金的资助。

二十一、消毒与病媒监测

（一）部门建制

消毒与病媒生物防制所（简称：病媒所）定编 10 人，实有正式人员 9 人。

部门负责人：所长周晓梅，副所长向以斌。

消毒与病媒生物防制所内设 2 个组。

病媒与综合组：李彦忠（组长）、陶洪、王婷婷、陈奕杉。

消毒与检验组：王会珍（组长）、杨晶晶、王进梅。

部门职责：

1. 暴发疫情、自然灾害等突发公共事件的消毒与病媒生物控制应急处理及指导。
2. 重大活动中的消杀保障工作，组织并指导现场消杀工作。
3. 全省消毒与病媒生物防制技术培训与指导。
4. 全省农村改厕技术培训与指导。
5. 医疗机构消毒质量与感染因素监测。
6. 感染控制重点行业预防性消毒质量与感染监测。
7. 病媒生物监测及指导。
8. 病媒昆虫对常用卫生杀虫剂的抗药性监测。
9. 鼠类对灭鼠剂的抗药性监测。
10. 寄生虫类相关样品实验室检测。
11. 消毒与病媒类相关样品实验室检测。

（二）主要工作

1. 新冠肺炎疫情防控消毒指导与现场处置

拟制了《云南省新型冠状病毒肺炎疫情流行期间现场消毒技术指南》《云南省新型冠状病毒肺炎疫情流行期间预防性消毒技术指南》《应急队员赴现场调查采样消毒工作要求》《云南省新型冠状病毒肺炎疫情流行期间活禽市场消毒技术指南》《云南省新型冠状疫情防控中小学消毒技术指南》《云南省新型冠状病毒感染肺炎防控公众消毒指导意见》等。

参与对中心应急队员进行消毒和个人防护培训、全省疾控系统重点场所新冠肺炎防控工作视频培训、边境疫情防控队伍培训、援外人员消毒技术培训和全省秋冬疫情防控培训会；派出专业人员到州（市）指导新冠肺炎疫情防控消毒工作。

1 月 27 日，周晓梅所长接受云南新闻广播“春节特别节目”——“主播陪你过大年：天天健康”

节目消毒相关知识采访；2 月 7 日，周晓梅所长接受云南广播卫视“全民战疫，健康课堂”节目消毒相关知识采访；2 月 13 日，周晓梅参加云南省新冠肺炎疫情防控工作新闻发布会（第五场），深入解读《云南省重点场所新型冠状病毒肺炎疫情防控技术指南》和《消毒及预防性消毒技术指南》的相关内容。

向中心微信公众号“云南疾控”提供多期相关科普宣传素材。

建立应急消毒通道、标本运送专用通道，实行 24 小时应急值班制，24 小时不间断对州（市）、县送往中心的待检样本、样本转运车辆、标本转运箱、标本运送专用通道、生物垃圾房等重点场所进行消毒。

做好重点场所的消毒保障工作。派出专业人员对省委、人大、政协、省疫情防控工作指挥部等重点场所开展消毒保障工作；同时，为了适应新冠肺炎疫情常态化下的工作要求，确保各类重点机构、各类重点考试的新冠肺炎疫情防控工作，又根据工作安排派出专业人员前往各重点机构、场所开展消毒技术培训、演示及保障工作。先后完成了云南省普通高校招生全国统一考试入围制卷点、云南省“两会”代表驻地、云南省普通高校招生体育考试考点、云南省纪委干部遴选考试考点、云南省事业单位招聘面试考点、航空入境人员集中隔离观察点、中央巡视组云南驻地等重点机构、场所的消毒技术培训（保障）工作。

累计派出消专业人员 273 人次，消毒转运车辆 205 辆、标本转运箱 351 个、处置生物垃圾 91 件，内部消毒面积 12.9 万平方米，定期对中心开展核酸检测等实验室使用中高压灭菌器进行灭菌效果生物监测，累计监测 35 台次。保障重点场所、重点活动累计派出专业人员 262 人次，消毒房间 700 间，车辆 23 辆，行李 250 件，消毒面积 12 万平方米。对 43 家单位和机构开展消毒指导和现场演示。重点场所驻点消毒指导 7 人次 158 天。

2. 医院消毒灭菌效果监测

6—8 月，完成了对云南省第三人民医院、云南省第一人民医院、云南省第二人民医院、昆明医学院第一附属医院、昆明医学院第二附属医院、云南省中医医院、云南省妇幼保健院等 19 家省医疗机构的现场采样和实验室检测工作。共监测样品 677 件，合格 666 件，总体合格率 98.38%，较 2019 年（99.68%）有所下降。空气、高度危险性医疗器材、使用中消毒液染菌量、物体表面、血透治疗用水和医用织物均为 100%；医务人员手消毒效果合格率 97.35%，紫外线杀菌灯辐照强度合格率 91.36%。

3. 病媒生物监测

病媒生物监测是一项重要的基础工作，系统地开展病媒生物监测不仅为制订病媒生物控制方案提供依据，而且为病媒生物性传染病的流行趋势提供预测预警信息。按照国家卫生计生委疾控局（全国爱卫办）要求，国家卫生城市必须按《全国病媒生物监测方案（2016 年版）》和《全国病媒生物监测实施方案（2016 年版）》开展监测工作。按照国家卫生计生委疾控局（全国爱卫办）要求，云南省建立了昆明市（安宁市、五华区）、曲靖市（麒麟区、沾益区）、红河州（蒙自市、开远市）、玉溪市（江川区、澄江市）、保山市（隆阳区、腾冲市）和昭通市（昭阳区、鲁甸县）6 个国家级病媒生物监测，以及昆明市、曲靖市、红河州、玉溪市、保山市和普洱市 6 个国家级病媒生物抗药性监测点。6—8 月，规范开展工作，并对监测点开展培训指导。每月按时收集、汇总、上报监测数据。6 个州（市）国家级病媒生物监测点完成了全年监测任务。

（1）监测系统

按照《全国病媒生物监测方案（试行）》，2018 年云南省 6 个州（市）国家级监测点开展工作。鼠类监测采取夹夜法 / 笼夜法；蚊类监测同时采用开展成蚊和幼蚊监测，成蚊监测采用诱蚊灯或 CO_2 法、双层叠幛法，幼虫监测采用布雷图指数法；蝇类监测采用笼诱法；蟑螂监测采用粘捕法。

监测系统运行：鼠类监测每 2 个月至少开展 1 次，于监测月中旬开展；成蚊监测于蚊虫活动期间开展不少于 2 次，幼虫监测与蚊虫活动高峰期每月中旬开展 1 次。蝇类监测于蝇类活动期内每月中旬开展 1 次；蟑螂监测全年开展，每 2 个月至少监测 1 次。6 个州（市）国家级病媒生物监测全年开展监测工作，大部分监测点能够按照监测方案要求进行监测工作，按时上报监测数据。

（2）监测结果

① 鼠类监测结果

监测方法：采用夹夜法 / 笼夜法。监测生境：城镇居民区、农村居民区、重点行业（餐饮、食品制造、建筑工地、屠宰、酿造等）3 个类型的生境不少于 1 个。

监测结果：云南省各监测点鼠类总密度为 0.92 只 / 百夹（单位以下同），比 2018 年（1.08 只 / 百夹）略有下降。捕获的鼠类有褐家鼠、黄胸鼠、小家鼠。从捕获数量来说，褐家鼠占到 47.01%，其次为黄胸鼠，占 28.94%，再次为小家鼠，占 19.88%。褐家鼠密度最高，达 0.43，其次为黄胸鼠和小家鼠。除褐家鼠在特殊行业的密度稍高于农村自然村外，其余各鼠种在农村自然村的密度均为最高。从环境类型看，农村的鼠密度最高，为 1.19，其次为居民区，再次为特殊行业。各生境均以褐家鼠密度最高，其次为黄胸鼠密度，再次为小家鼠密度。从季节消长趋势看，从 1 月开始，鼠密度一直在缓慢上升，5 月达到最高峰。褐家鼠密度一直缓慢上升，5 月达到高峰，并且在各个月份中密度一直最高。黄胸鼠的密度趋势与褐家鼠相似，而小家鼠在 5 月出现密度最低谷，随后密度缓慢上升。3 种布夹环境中，农村环境的鼠密度与总密度趋势相似；城镇居民区鼠密度则在 3 月达到高峰。上半年特殊行业的鼠密度比较稳定，7 月鼠密度开始上升，9 月达到高峰。褐家鼠在各环境中基本呈单峰曲线，峰值出现在 5—7 月。褐家鼠在各环境中的密度高峰出现在 5—7 月，而小家鼠的密度从 5 月开始上升，高峰出现在 7 月。

② 蚊虫监测结果

监测方法：成蚊监测采用诱蚊灯法或 CO_2、双层叠帐法，幼虫监测采用布雷图指数法。诱蚊灯法：城区分别选择 2 个以上城镇居民区、公园、医院，农村分别选择 2 处以上民房和牲畜棚。双层叠帐法：居民区、公园 / 竹林、旧轮胎堆地 / 废品站 / 工地各不少于 1 处。布雷图指数法：居民区 100 户以上，医院、公园、工地、废品收购站和废旧轮胎厂（废旧物品处）、港口 / 码头等生境视各地情况选择。

监测结果：云南各监测点蚊类总密度为 14.94 只 / 灯 / 夜（单位以下同）。从捕获量来说，致倦库蚊最多，占 47.45%，其次为三带喙库蚊，占 30.89%，中华按蚊、其他蚊种居第三、第四位，所占比例分别为 21.54%、0.83%，白纹伊蚊（0.04%）排在其后。从种类上看，致倦库蚊密度最高，为 7.09，而其中曲靖市的密度又最高，达 7.55，其次为昆明市、红河州。三带喙库蚊的密度位居第二，为 4.62，其中红河州密度最高，为 8.86。曲靖市、红河州中华按蚊密度均高于三带喙库蚊。昆明市各类型生境中致倦库蚊密度均最高；曲靖市猪圈中，中华按蚊密度最高，其余生境中致倦库蚊密度均最高；红河州牛棚、猪圈中，中华按蚊密度最高，其余生境致倦库蚊密度最高。从环境类型看，猪圈的成蚊密度最高，达 33.83，其次为医院、农户，分别是 33.82、24.80。致倦库蚊在居民区、公园、牛棚中密度最高；三带喙库蚊在医院、农户、猪圈中密度最高。从下半年季节消长看，蚊类密度呈明显的单峰曲线，在 7 月达到高峰，随后密度慢慢下降。三带喙库蚊的密度从 6 月开始缓慢上升，8 月达到高峰；致倦库蚊及中华按蚊密度变化趋势相似，都呈单峰曲线，在 7 月达到高峰。

③ 蝇类监测结果

监测方法：采用笼诱法。每监测县（市、区）选择农贸市场、绿化带、居民区、餐饮外环境不少于 2 处。

监测结果：云南省监测点蝇类总密度为 3.25 只 / 笼（单位以下同）。从环境类型上看，餐饮外环境蝇类密度最高，达 4.36，以后依次为农贸市场、居民区、绿化带，分别为 3.44、2.90 和 2.47。昆明市、曲靖市餐饮外环境蝇类密度最高，红河州居民区的蝇类密度最高。从季节消长趋势上看，全省监测点 6—8 月蝇类密度呈波浪形曲线，9 月达到高峰值，10 月开始显著下降，各个生境的密度变化与总蝇类密度变化相似。

④ 蟑螂监测结果

监测方法：采用粘捕法。每监测县（区）选择 2 处以上农贸市场、超市、宾馆、餐饮环境、医院、居民区。

监测结果：全省下半年各监测点蟑螂总密度为 1.06 只 / 张（单位以下同），总侵害率达 19.95%。从捕获数量上来说，德国小蠊最多，占 91.97%，其次为其他蟑螂和美洲大蠊，分别占 7.39% 和 0.64%。从种类上看，德国小蠊的密度最高，达 1.05，其中又以农贸市场和餐饮行业密度最高，分别为 2.51 和 1.09，地域分布以昆明市最高，为 1.28。各生境中均以德国小蠊密度最高，其余种类蟑螂密度都很低。从环境类型上看，农贸市场中密度最高，为 2.33，其后依次为餐饮行业、超市、宾馆、居民区和医院。各环境中均是德国小蠊的密度最高。从季节消长上看，蟑螂的密度变化呈单峰曲线，从 6 月开始缓慢上升，8 月达到峰值。各环境中蟑螂密度变化与总密度变化相似。

4. 食品安全风险监测寄生虫检测工作

5—9 月，按照《2020 年国家食品污染物和有害因素风险监测工作手册》《云南省卫生健康委办公室关于印发 2020 年省级食品安全项目实施方案的通知》（云卫食品发〔2020〕3 号）、《2020 年云南省食品安全风险监测项目实施方案》和《2020 年云南省食物中毒防控项目实施方案》要求，开展了省级广州管圆线虫检测项目和国家级专项华支睾吸虫、东方次睾吸虫和颚口线虫、检测项目，圆满完成了年度检测工作任务。

（1）广州管圆线虫项目

样品来源：全省 16 个州（市）共 607 件（计划 600 件）和省级采样。其中，昆明市 52 件、昭通市 20 件、曲靖市 30 件、楚雄州 40 件、玉溪市 40 件、红河州 50 件、文山州 30 件、普洱市 40 件、西双版纳州 50 件、大理州 50 件、保山市 30 件、德宏州 50 件、丽江市 30 件、怒江州 20 件、迪庆州 10 件、临沧市 40 件、省级 15 件。省级采样以外环境采集为主，采集地区为：临沧市镇康县、西双版纳州景洪市和勐腊县、红河州个旧市，螺类以褐云玛瑙螺和福寿螺为主。各州（市）采样以集贸市场、水产品经营店和烧烤店为主。

检测结果：全省共检测螺类样品 607 件，阳性 38 件，阳性率 6.26%（38/607）。检测的螺类共 4 种，为褐云玛瑙螺、福寿螺、中华圆田螺和环棱螺。广州管圆线虫检出率分别为：褐云玛瑙螺 58.82%、福寿螺 5.38%、中华圆田螺 4.05%、环棱螺 2.17%。

（2）华支睾吸虫、东方次睾吸虫、颚口线虫项目

样品来源：昆明市、红河州、西双版纳州、大理州、保山市和德宏州 6 个州（市）。样品采集于饲养环节、集贸市场、水产经营店为主。样品鱼类有罗非鱼、虹鳟鱼、草鱼、鲤鱼和青鱼共 5 种，罗非鱼 60 件（63.64%）、虹鳟鱼 40 件（36.36%）、草鱼 7 件（6.36%）、青鱼 2 件（1.82%）、鲤鱼 1 件（0.91%），共 110 件。

检测结果：共检测 5 种鱼 110 件样品，均未检出华支睾吸虫、东方次睾吸虫、颚口线虫等寄生虫。

（3）风险评估

11个州（市）含省级的样品，4种螺类检出广州管圆线虫，总阳性率6.26%，与2019年相比（8.61%），阳性率有所下降，但市场上最常见的环棱螺、福寿螺、中华圆田螺仍检出广州管圆线虫，部分地区的环棱螺、中华圆田螺和福寿螺阳性率较高。因此，云南省仍存在人群感染广州管圆线虫病的风险。

西双版纳州、红河州、德宏州、临沧市等地区外环境存在感染广州管圆线虫的褐云玛瑙螺，如食物受褐云玛瑙螺的黏液或排泄物污染，也可引起人感染广州管圆线虫病，应引起高度重视，加强监测工作。

6个州（市）送检的6种110件淡水鱼中均未检出华支睾吸虫、东方次睾吸虫、颚口线虫等寄生虫，且云南省较少食用淡水鱼（除虹鳟鱼外）生鱼肉，因此，人群感染华支睾吸虫病等的风险低。

（4）工作亮点

因云南省很少食用褐云玛瑙螺，市场（除花鸟市场外）无褐云玛瑙螺出售，福寿螺则多以螺肉销售，鲜活螺少见。为了解褐云玛瑙螺和福寿螺的情况，省级采样以野外采集环节为主，重点采集褐云玛瑙螺和福寿螺，增加了样品种类。

根据云南省特点，合理采样量，所采样品均以市售常见种类：螺类以环棱螺和中华圆田螺为主，鱼类以罗非鱼和虹鳟鱼为主，该两种鱼为烧烤、生食的主要种类。基本说明云南省广州管圆线虫、华支睾吸虫、东方次睾吸虫、颚口线虫的感染情况。

5. 全国医院消毒与感染控制监测

为更好地开展医院消毒与感染控制监测工作，根据《全国医院消毒与感染控制监测方案》《全国医院消毒与感染控制监测工作手册》要求，云南省第一人民医院、云南省老年病医院和云南协和医院3家医院作为被监测医院，完成了对这3家医院的4个季度的监测任务。监测内容主要涵盖了医院手术室、ICU、供应室、新生儿室等重点科室的空气和物体表面消毒效果、医护人员手卫生、医疗器械清洗效果、内镜清洗消毒效果、医疗用水卫生、灭菌器监测、手消液的使用等内容。

6. 专项调查

（1）病媒生物抗药性调查

为掌握云南省重要病媒生物（蚊、蝇、蟑螂和鼠）对主要化学药剂的抗性水平，了解抗性动态和发展规律，提高病媒生物控制水平，提升突发公共卫生事件中病媒生物控制技术支撑水平，按照全国统一的抗药性实验方法《全国重要病媒生物抗药性监测方案》，在红河州、楚雄州、保山市和普洱市开展国家病媒生物抗药性监测点工作，对蚊、蝇等病媒生物抗药性进行调查。

各县（市、区）在创建国家卫生城市活动中，始终把病媒生物防制工作列入创卫的重点工作来抓。7—9月，为支持各地创卫工作，提高城区病媒生物防制工作水平，到红河州红河县、个旧市和楚雄州双柏县、武定县4个地区开展媒生物抗药性监测工作。

家蝇和蚊虫的现场采集工作深入4县（市）的城郊接合部、城中村、垃圾填埋厂、小型酒坊、大型饲养场及城乡大、中型水体、池塘、沟渠、河道等处进行。在4县（市）疾控中心的大力支持和配合下，圆满完成了4地蝇类、蚊虫的现场采集任务。采集的蚊、蝇试虫通过实验室饲养，8—9月完成了4地区蚊、蝇对有机氯类、有机磷类、氨基甲酸酯类、拟除虫菊酯类共9种常见杀虫剂的抗药性水平测试。此项工作为创建国家卫生县城提供了有力的技术支持。

（2）全省医疗机构消毒灭菌效果监测

全省符合统计标准的样本累计26315件，合格25473件，合格率96.80%。监测样品件数最多的为昆明市（10556 件），最少的为怒江州（61 件）。合格率最高的为大理州（99.86%），最低的为昭通市（93.38%）。分样本合格率中最高的是消毒器械（98.95%），最低的是空气（92.86%）。

（3）梁河县九保乡人群肠道寄生虫感染情况调查

9 月 8—22 日，组成 5 人工作组到德宏州梁河县九保乡开展病媒生物防制及人群肠道寄生虫感染情况调查。在九保乡卫生院的积极配合下，工作组经过 15 天的现场调查和实验室检测工作，基本了解了九保乡人群和学生肠道寄生虫感染情况，圆满完成了各项工作。工作组对九保乡卫生院相关人员、6 个村委会村医进行常见肠道寄生虫病诊治专题，深入九保乡 3 个村委员会 21 个村民小组、中心小学及乡幼儿园开展了现场调查。共收集人粪便 1516 份、肛拭子 25 份，并进行现场实验室检测。实验检测结果表明，九保乡人群肠道寄生虫感染率不低，钩虫感染率较高。工作组及时将现场调查和实验室检测结果向乡卫生院进行了反馈，并提出优化预检分诊、发热门诊流程，做好消毒工作等具体建议。

（4）镇康县南伞镇人群肠道寄生虫感染情况调查

11 月 15—30 日，组成 5 人工作组到镇康县南伞镇开展病媒生物防制及人群肠道寄生虫感染情况调查。在南伞镇卫生院的积极配合下，工作组经过 15 天的现场调查和实验室检测工作，基本了解了南伞镇人群和学生肠道寄生虫感染情况，圆满完成了各项工作。

工作组深入南伞镇 3 个村委员会 10 个村民小组、民族小学及幼儿园开展了现场调查。共收集人粪便 1533 份、肛拭子 1085 份，并进行现场实验室检测。实验检测结果表明，南伞镇人群肠道寄生虫感染率不高，但蛲虫感染率较高。工作组及时将现场调查和实验室检测结果向南伞镇卫生院进行了反馈，同时提出建议：广泛开展卫生宣传，提高卫生意识，养成良好卫生习惯；广泛宣传无害化卫生户厕的好处，建造无害化卫生厕所，减少粪便对外环境的污染。针对病媒生物防制工作提出了清理蚊虫滋生地，清理外环境的废旧轮胎、积水容器等环境治理措施，减少蚊虫滋生。

7. 爱国卫生“7 个专项行动”

（1）公共场所清洁消毒全覆盖行动

起草《公共场所清洁消毒技术指引》，拟定清洁消毒“工具书”，供公共场所经营者及从业人员学习使用，在全省培训会上授课。

（2）“7 个专项行动”暗访检查

根据《云南省推进爱国卫生专项行动方案》要求，带队参加“7 个专项行动”暗访检查，共 3 人次 30 天。

8. 国家卫生城市技术评估

8 月 23—30 日，根据全国爱卫办通知要求，按照《国家卫生城市标准（2014 版）》要求，由全国爱卫办组织，以辽宁省卫生健康委副主任为组长，云南省 8 位专家组成的国家卫生城市技术评估组，对重庆市大足区、荣昌区和永川区创建国家卫生城区病媒生物预防控制工作进行技术评估。中心常利涛、王昕、周晓梅、黄国斐参加了此次技术评审工作，分别负责公共卫生与医疗服务、重点场所卫生、病媒生物预防控制、爱国卫生组织管理和资料收集汇总。

9. 中心相关部门消毒质量监测

（1）对康复中心医院感染监测和消毒指导

对结防中心住院部的紫外线灯管进行紫外线辐照强度测定，共测定紫外线灯管 48 余支。对结防中心住院部门诊室、体检部、检验科和住院部等的操作台面、使用中消毒液、住院部医护人员手等进行采样，进行消毒灭菌效果监测。每周对结防中心住院部压力蒸汽灭菌器进行生物效果监测，全年共监测 148 台次。

（2）中心使用中压力蒸汽灭菌器灭菌效果监测

第一季度共对中心 8 个科室共 26 台使用中的压力蒸汽灭菌器进行了灭菌效果生物监测，其中 P3 实验室 5 台、检验中心 5 台、免疫规划所 5 台、性病艾滋病防制所 2 台、急性传染病防制所 4 台、结核病防治所 3 台、体检中心 1 台、消毒与病媒生物防制所 1 台。

第二季度共对中心 8 个部门共 27 台使用中的压力蒸汽灭菌器进行了灭菌效果生物监测，其中 P3 实验室 5 台、检验中心 5 台、免疫规划所 5 台、性病艾滋病防制所 2 台、急性传染病防制所 4 台、结核病防治所 3 台、体检中心 1 台、消毒与病媒生物防制所 2 台。

第三季度共对中心 7 个科室共 20 台使用中的压力蒸汽灭菌器进行了灭菌效果生物监测，其中检验中心 5 台、免疫规划所 5 台、性病艾滋病防制所 2 台、急性传染病防制所 3 台、结核病防治所 3 台、体检中心 1 台、消毒与病媒生物防制所 1 台。

第四季度共对中心 8 个科室共 25 台使用中的压力蒸汽灭菌器进行了灭菌效果生物监测，其中 P3 实验室 5 台、检验中心 7 台、免疫规划所 3 台、性病艾滋病防制所 2 台、急性传染病防制所 3 台、结核病防治所 3 台、体检中心 1 台、消毒与病媒生物防制所 1 台。

（3）中心使用中压紫外线灯管消毒效果监测

6 月，对中心检验中心微生物实验室、检验中心毒理实验室、性艾所、技服中心疫苗接种室、免规所、消毒病媒所、麻防所、结防所、急传所、体检中心 10 个相关部门使用中压紫外线杀菌灯进行了检测。

12 月，对中心检验中心微生物实验室、检验中心毒理实验室、结防所、性艾所、免规所、消毒病媒所、麻防所、体检中心检查室等 10 个相关部门使用中压紫外线灯管进行了监测。

10. 中心爱国卫生运动病媒防制相关工作

为保持中心食堂病媒生物防制经常化和制度化，根据中心领导指示，后勤服务中心和消毒与病媒生物防制所组成病媒生物检查小组，每月对中心职工食堂及中心周围环境病媒生物防制工作开展情况进行检查，提出整改意见，并形成书面检查情况上报相关领导。

11. 配合省爱卫办开展全省爱国卫生工作

对大理州大理市、文山州文山市、丽江市、楚雄州楚雄市、丽江市永胜县、玉龙县和丽江市古城区 7 个县（市、区）进行现场指导和培训，提高了各地病媒生物监测和防制技术能力。

完成了大理州大理市、楚雄州楚雄市、普洱市、曲靖市、丽江市、腾冲市、保山市、蒙自市、个旧市、开远市和弥勒市 11 个市创建和巩固国家卫生城市病媒生物防制省级综合评审，完成了普洱市镇沅县，巩固国家卫生县城病媒生物防制省级综合评审。提升了我省国家卫生城市和国家卫生县城的数量和质量。

完成了楚雄州 6 个、大理州 4 个、丽江市、文山州文山市、昭通市 2 个，共 14 个县（市、区）申报和复审云南省病媒生物防制先进城区的考核验收及指导工作，提高了各地的病媒生物防制水平。

对全省卫生城市暗访专家进行培训，对文山州文山市、临沧市等 10 个非国家卫生城市的市区进行培训，提升了 10 个市病媒生物防制技术能力。

4 月 21—22 日，根据楚雄市爱卫申请，云南省爱卫办组成省级专家组，对楚雄市创国家卫生城市工作进行省级指导性检查。

4 月 14—15 日，大理市爱卫会召开“大理市病媒生物防制业务指导会议”。市市场监督管理局、市住建局、市城管局、市卫健局、市交通运输局、市机关事务管理中心等单位的负责人和业务骨干；下关镇、大理镇、凤仪镇、天井办事处、满江办事处分管领导及所属社区、村委会负责人；建成区内各车站、环卫公司、农贸市场负责人等共 100 余人参加了会议。受大理市创卫办邀请，周晓梅到大理市指导培训病媒生物防制工作。

4月16日，丽江市爱卫会召开“2020年丽江市病媒生物防制技术培训班”。受丽江市爱卫办邀请，周晓梅到丽江市指导培训病媒生物防制工作。会议以视频形式举行，主会场设在丽江市卫生健康委，各县（区）卫生健康委设分会场。市爱卫会成员单位业务人员、各县（区）爱卫办负责人和爱卫会成员单位业务人员、市、县（区）疾控中心病媒防制业务人员参加了此次培训。丽江市卫生健康委主任袁永理到会并作开班动员讲话。培训会后，组织相关人员实地查看古城区农贸市场（寨后市场）、丽江客运站、吉庆路沿线小餐饮店，并进行现场教学指导。

6月15—20日，根据《病媒生物密度控制水平》及《云南省病媒生物防制先进城区考核和管理办法》工作要求，按丽江市、大理州、楚雄州爱卫办申请，受省爱卫办委托，派员3人组成省级病媒生物防制技术评估组对楚雄州楚雄市、大理州大理市、丽江市古城区城区范围病媒生物防制情况开展了现场技术评估工作。

7月26日，为推进全省爱国卫生专项行动，创建云南省病媒生物防制先进城区，文山州卫生健康委在文山市举办文山州病媒生物防制先进城区创建工作培训班。来自文山州8市（县）卫健局和县疾控中心分管领导、专业技术人员参加了培训。受文山州卫健委邀请，周晓梅、陶洪作为此次培训班的授课教师。文山州卫健委罗勇副主任出席会议。

7月14—18日，按照《云南省病媒生物防制先进城区考核与管理办法》（云爱卫办发〔2015〕7号）的规定和要求，根据楚雄州爱卫办申请，受云南省爱卫办委托，派员组成考核组，分别对楚雄州南华县、姚安县、大姚县、元谋县和武定县建城区病媒生物防制工作进行技术评估。

7月5—8日，按照《云南省病媒生物防制先进城区考核与管理办法》（云爱卫办发〔2015〕7号）的规定和要求，根据大理州爱卫办申请，受省爱卫办委托，派员组成考核组，分别对大理州鹤庆县、永平县和南涧县建城区病媒生物防制情况进行技术评估。

9月1—3日，根据《国家卫生城市标准（2014版）》《国家卫生城市评审与管理办法》的规定和要求，省爱卫办组成了由云南省卫生健康委二级巡视员郑吉生为组长，省卫生健康委疾控局杨海彬调研员为副组长的省级评估组，对大理市创建国家卫生城市进行省级技术评估。中心冯琳、常利涛、周晓梅、黄国裴参加了此次技术评审，分别负责爱国卫生组织管理、公共卫生与医疗服务、病媒生物预防控制和资料收集汇总等方面的工作。

10月16—20日，根据《国家卫生城市标准（2014版）》《国家卫生城市评审与管理办法》的规定和要求，省爱卫办组成了由省卫生健康委疾控局杨海彬调研员为组长的省级评估组，对普洱市国家卫生城市、镇沅县国家卫生县城进行省级复评审。中心周晓梅、田子颖参加了此次评审，分别负责病媒生物预防控制和资料收集汇总等方面的工作。

10月16—19日，按照《国家卫生城市标准（2014版）》的要求，云南省爱卫办组成了省级评省组，对曲靖市麒麟区、沾益区、马龙区巩固和创建国家卫生城市工作进行省级复评审。评审组分别从爱国卫生组织管理、健康教育和健康促进、市容环境卫生、环境保护、重点场所卫生、食品和生活饮用水安全、公共卫生与医疗服务、病媒生物预防控制等内容进行考核。陶洪参加了病媒生物预防控制工作评审。

10月11—12日，为推进文山市国家卫生城市创建工作开展，受文山市爱卫办邀请，周晓梅、陶洪到文山市开展病媒生物防制培训与工作指导。参加培训的有文山市卫健局、市疾控中心、市场监管局、市住建局、市文化和旅游局、街道办等爱卫成员单位和专业人员。

10月13—14日、21—22日，按照《云南省病媒生物防制先进城区考核与管理办法》（云爱卫办发〔2015〕7号）的规定和要求，根据昭通爱卫办申请，受省爱卫办委托，组成考核组，对昭通市昭阳区、水富市建城区病媒生物防制情况进行考核。

11 月 1—9 日，根据《国家卫生城市标准（2014 版）》《国家卫生城市评审与管理办法》的规定和要求，省爱卫办组成了由省卫生健康委疾控局杨海彬调研员为组长的省级评审组，对保山市、腾冲市、丽江市巩固国家卫生城市进行省级复评审，对楚雄市创建国家卫生城市进行省级技术评估。中心冯琳、王昕、李琼芬、周晓梅和田子颖参加了此次评审，分别负责爱国卫生组织管理、重点场所卫生、公共卫生与医疗服务、病媒生物预防控制和资料收集汇总等方面的工作。

11 月 1—9 日，根据《国家卫生城市标准（2014 版）》《国家卫生城市评审与管理办法》的规定和要求，省爱卫办组成了由省卫生健康委二级巡视员郑吉生为组长的省级评估组，对红河州蒙自市、个旧市、开远市巩固国家卫生城市进行省级复评审。陶洪参加了病媒生物预防控制内容的评估。

11 月 10—13 日，为推进丽江市永胜县、玉龙县创建国家卫生县城，巩固丽江市国家卫生城市工作，分别对丽江市 2 县 1 市召开了 3 场病媒生物防制业务培训会。业务培训工作受到当地政府的高度重视，卫健、疾控中心、市场监管、住建、文化旅游、街道办等爱卫成员单位专业人员，以及宾馆酒店和餐饮从业人员参加了培训。

12 月 20—23 日，按照《云南省病媒生物防制先进城区管理办法》的规定及要求，根据西双版纳州爱卫办的申请，受云南省爱卫办的委派，组成省级技术评估组，对西双版纳州景洪市、勐海县和勐腊县病媒生物防制先进城区进行技术评估。

（三）能力建设

1. 全国爱卫办线上举办国家卫生城市技术评估专家培训

4 月 27 日—5 月 30 日，为加强国家卫生城市评审专家队伍建设，适应新时期爱国卫生工作的发展，全国爱卫办开展国家卫生城市技术评审专家培训工作。此次培训采取线上培训方式进行，培训课件由全国知名专家制作并讲授，内容包括国家卫生城市技术评估工作流程及工作要求、爱国卫生组织管理、健康教育和健康促进、市容环境卫生、环境保护、重点场所卫生、食品和生活饮用水安全、公共卫生与医疗服务、病媒生物预防控制等方面的评估标准和重点内容，并对培训效果进行线上测试。消毒与病媒生物防制所 2 人作为国家卫生城市技术评估病媒生物预防控制专家参加了此次培训。

2. 2020 年全国病媒生物监测与控制工作视频会议

6 月 29 日，为总结 2019 年全国病媒生物监测工作，部署 2020 年全国病媒生物监测重点任务和政策措施，中国疾病预防控制中心传染病所以视频会议的形式召开了全国病媒生物监测与控制工作会议。中心组织全省病媒生物防制有关人员共 514 人参加了会议，在中心设立云南省级会场，在 12 个州（市）103 个县疾控中心设立分会场。省级、昆明市、五华区、盘龙区、西山区和安宁市疾控中心在省级会场参会。中心主任宋志忠、昆明市疾病预防控制中心主任刘宏在省级会场参加了视频会议。

在开幕式上，中国疾病预防控制中心副主任冯子健，传染病所卢金星书记，国家卫健委疾控局贺青华一级巡视员，全国爱卫办副主任、国家卫健委规划司司长毛群安做了重要讲话。会议上分析了媒介生物传染病流行形势、总结了 2019 年病媒生物监测工作、部署了 2020 年病媒生物监测控制工作计划、介绍了病媒生物病原学监测试点工作。云南省、湖南省、浙江省、福建省、河北省和内蒙古自治区进行了病媒生物监测工作交流。周晓梅所长介绍了云南省病媒生物监测与防制工作情况。

3. 卫生标准管理工作研讨会

6 月 9—11 日，由中国疾病预防控制中心主办的卫生标准管理工作研讨会在江苏省苏州市召开，公共卫生领域标准评估项目申报 25 个团队和评审专家共 40 余人参加了此次研讨会。会议对 25 个项目申报单位采用专家组会审方式进行评审，评审项目涉及环境健康、放射卫生、职业健康、营养卫生、卫生有害生物防制 5 个专业 10 个标准。中心消毒病媒所和职放所申报了环境健康和卫生有害生物防制 2 个专业的标准评估项目，并参加了现场答辩。

4. 第一期全国重要公共卫生标准宣贯师资培训班

8 月 19—22 日，由中国疾病预防控制中心标准处主办的第一期全国重要公共卫生标准宣贯师资培训班（卫生类——消毒）在山西省忻州市举办，来自全国各省疾病预防控制中心相关专业人员，以及忻州市卫生健康标准化技术委员 70 余人参加了培训，杨晶晶参加了此次培训。

国家卫生健康委法规司副司长陈宁姗对“基本医疗卫生与健康促进法”进行解读，并提出卫生健康标准化工作的要求，中国疾控中心刘剑君、中国疾控中心标准处处长雷苏文和相关专家在培训班上进行了标准解读及工作经验介绍，内容包括“消毒标准体系介绍”“WS/T 699—2020 人群聚集场所手卫生规范标准解读”“GB 28234—2020 酸性电解水生成器卫生要求”“GB 27952—2020 普通物体表面消毒剂通用要求标准解读”“中国疾控中心标准协调管理工作介绍”等。此次培训会上忻州市卫生健康标准化技术委员会成立，忻州市疾控中心主任汇报标委会筹备情况并审议通过“忻州市卫生健康标准化技术委员会章程”等相关技术文件。苏州、江苏省专家分享省级卫健康标准工作经验，参会专家与学员们就各省卫生标准管理、行业标准、地方标准标的编著与申报工作进行讨论和交流。

5. 全国病媒生物监测与控制培训班

8 月 17—22 日，为确保依法、科学、有效开展病媒生物监测与防制工作，提高疾控人员监控技术水平，中国疾病预防控制中心传染病防制所在重庆市举办全国病媒生物监测与控制工作会、监测与控制技术培训班。本次培训班由中国疾病预防控制中心传染病预防控制所主办、重庆市疾病预防控制中心协办。来自全国各省级疾控中心病媒生物监测分管领导，省级疾控中心病媒监测和控制负责人、各国家监测点病媒生物监测控制技术骨干共 300 余人参加了此次培训。中心分管领导赵世文副主任、消毒与病媒生物防制所及昆明市、曲靖市、红河州、保山市和玉溪市疾控中心共 8 名代表参加了此次培训。本次培训同时采取线上培训，扩大了培训人员范围。

中国疾控中心传防所阚飙所长在培训班上作了重要讲话，要求各地认真做好病媒生物监测与防制工作。会议启动了中央抗疫国债项目——病媒生物监测与能力建设项目，解读了 2020 年公共卫生体系建设和重大疫情防控救治体系项目病媒生物监测与能力建设工作执行方案，介绍了病媒生物及相关传染病风险评估策略和技术，病媒生物风险评估，鼠疫风险评估，蜱媒传染病风险评估的相关知识。介绍了登革热媒介伊蚊监测与控制策略和技术，登革热媒介伊蚊监测与防控指南解读，媒介伊蚊抗药性监测与应用。同时，还对病媒生物监测数据上报系统进行了操作培训。对全国媒介传染病防控工作进展及病媒生物监测工作，传染病防控及卫生创建工作中病媒生物监测与防制工作进行了经验交流。此次培训对全面开展病媒生物监测与防制工作提供了有力的技术支撑。

6. 第七届媒介生物可持续控制会

10 月 27—31 日，由中华预防医学会与中国疾病预防控制中心联合主办的第七届媒介生物可持续控制国际研讨会，在江苏省苏州市召开。会议由中华预防医学会媒介生物学及控制分会、传染病预防控制国家重点实验室、江苏省预防医学会、江苏省疾病预防控制中心、苏州市疾病预防控制中心、苏州市预防医学会承办。来自全国各地疾控中心、高等院校、科研院所、检验检疫及农林部门、有害生物防制行业等相关人员共计400多位代表参加了会议。中心消毒病媒所、云南省地病所、云南省寄生虫病防治所等单位共10多人参会。

本届大会设1个主会场、3个分会场。本次大会是我国媒介生物控制领域的一次盛会。中国疾病预防控制中心传染病预防控制所党委书记卢金星、中华预防医学会刘霞副秘书长等出席会议并作了重要讲话。主会场安排了11个学术报告，3个分会场分别安排了30多个学术报告。会议以“控制媒介生物，保护人群健康”为主题，针对当前媒介生物及相关传染病预防控制领域的热点问题，进行广泛的学术交流和探讨。会议内容包括气候变化、全球化、城市化对媒介生物传染病的影响及应对策略；全球病媒生物控制挑战及对策；疟疾消除行动——媒介按蚊控制策略及技术；登革热预防控制——媒介伊蚊控制策略及技术；鼠疫预防控制——鼠、蚤控制策略及技术；媒介生物及媒介生物传染病风险评估、预测预警；病媒生物控制技术、标准和规范；“一带一路”沿线国家和地区媒介生物传染病控制等。会议就适应近年来媒介生物传染病频发的传染病防控新形势，应对媒介生物及相关传染病研究和防治新需求，探讨了媒介生物及其传播疾病预防控制相关的新理论、新途径和新技术。

7. 全国空间流行病学分析方法与应用培训班

11月9—13日，为使疾病预防控制技术人员更好地掌握疾病空间分析技术，熟悉运用地理信息系统及分析软件，提高专业技能，中国疾控中心寄生虫病所在上海市举办“2020年全国空间流行病分析方法与应用培训班”，本次培训采用面授与线上相结合的方式进行，面授25人，线上30人。杨晶晶参加了此次培训班面授。中国疾控中心寄生虫病预防控制所周晓农所长主持培训班的开幕式并致词。本次培训邀请复旦大学空间流行病学及地理信息系统相关专家为从事传染病防治工作并具备流行病学分析背景的学员开展了空间流行病学原理、空间统计方法、智能化疾病监测预警技术、地理信息系统软件及应用的相关培训。培训内容包括《空间流行病学技术发展》《血吸虫病空间分析技术》《地理信息系统》《洪水与血吸虫风险评估》《边境疟疾风险评估》《人工智能技术与疾病控制》《遥感技术发展介绍》等。学习采用讲授和现场应用操作相结合的方式，课程结束后，学员使用地理信息软件绘制地图进行考核。

8. 2020年“康宇杯”全国有害生物技能竞赛

12月12日，2020年“康宇杯”全国有害生物技能竞赛初赛华南赛区在广东省佛山市举行。该赛事由中国有害生物防制协会主办，广东省有害生物防制协会主办，来自广东省、云南省、海南省、湖南省和广西壮族自治区5省（自治区）39家有害生物防制公司参加了此次技能竞赛。竞赛分为4项8个科目，以模拟现场实操方式进行，分别对重要病媒生物防控工作的基本技能进行比赛。受组委会邀请，周晓梅、陶洪分别担任了病媒生物监测技术和杀虫器械使用技能的评委。评委以认真负责的态度，严格评审，并对比赛进行点评。在比赛中，各参赛队认真操作，展示了有害生物防制的技术技能水平。通过技能比赛，既赛出了防控技能，又相互学习了经验，提高了防控技能，促进了有害生物防制工作的开展。

9. 全国环境卫生与消毒工作培训推进会

11月18—20日，为做好全国2020年度环境卫生监测与消毒相关工作，进一步发挥环境卫生与消毒工作在疫情防控中的作用，国家卫生健康委疾控局在湖南省湘潭市召开“全国环境卫生与消毒工作培训推进会”，参会人员为全国各省、自治区、直辖市和新疆建设兵团卫生健康委疾控局（处）负责人、疾病预防控制中心分管领导、环境卫生部门和消毒部门负责人。云南省卫生健康委疾控局赵英超、中心副主任查舜及环境卫生所李建云、消毒病媒所向以斌参会。

开幕式由国家卫生健康委疾控局环境健康处副处长冀永才主持，国家卫生健康委疾控局副局长再那吾东·玉山、湖南省卫生健康委副主任李俊华和湘潭市副市长傅军出席。傅军副市长介绍了湘潭市情、医疗卫生现状和新冠肺炎疫情防控情况。李俊华副主任介绍了湖南省情、环境卫生与消毒工作情况。再那吾东·玉山副局长在开幕式上强调了举办此次会议的目的，并提出三点意见：一是要进一步提高对环境与健康工作重要性的认识；二是强调了环境卫生与消毒措施在新冠肺炎疫情防控工作中的关键作用；三是在疫情防控工作中，要统筹落实好 2020 年环境卫生与消毒相关工作。在培训推进会上，冀永才副处长介绍疫情以来环境卫生与消毒工作进展及下一步工作安排，中国疾控中心环境所所长施小明介绍环境所环境健康与消毒业务工作进展和要求，中国疾控中心农村改水技术指导中心主任张荣介绍农村环境卫生监测及相关工作安排，中国疾控中心环境所张岚主任和潘力军主任分别介绍了《生活饮用水卫生标准》修订进展和新冠肺炎疫情卫生防护相关行业标准解读。最后，湖北、黑龙江、湖南、浙江、重庆和江苏代表就新冠肺炎疫情防控、环境卫生与消毒工作交流发言。

二十二、慢性非传染病防治

（一）部门建制

慢性非传染性疾病防制所（简称：慢病所或慢非传所）定编 20 人，实有正式人员 21 人。

部门负责人：所长秦明芳，副所长陈杨、石青萍。

成员：肖义泽、杨沧江、杨永芳、许雯、成会荣、邵英、唐娴、文洪梅、郑克勤、任思颖、朱云芳、宋欣、杨希良、高娇、朱秋艳、闫雪晶、余秋丽、王梅仙。

部门内设 3 个组：综合组、监测评价组、干预组。

综合组 4 人：邵英（组长）、成会荣、任思颖、郑克勤。

监测评价组 6 人：文洪梅（组长）、杨永芳、朱秋艳、高娇、闫雪晶、余秋丽。

干预组 8 人：唐娴（组长）、肖义泽、许雯、杨沧江、杨希良、朱云芳、宋欣、王梅仙。

部门职责：

1. 慢性非传染性疾病防控综合管理。
2. 基本公共卫生服务疾控项目管理与基层指导。
3. 心脑血管病防控。
4. 糖尿病防控。
5. 慢性呼吸系统疾病防控。
6. 口腔常见疾病防控。
7. 肿瘤综合防控。
8. 慢性病监测与报告。
9. 死因监测与评估。
10. 伤害监测与防控。
11. 老年病防控。
12. 营养监测与改善指导。
13. 健康行为生活方式监测与评价。

（二）主要工作

以各项慢病监测工作为基础，以提高州（市）级慢性病防控能力，提高全省主要慢性病监测覆盖率和报告质量，提升基本公共卫生服务水平和管理效果，扩大重点慢性病高危人群干预覆盖率为目标，有计划地实施了培训、现场指导和考核，加强数据的分析和利用，指导开展慢性病综合防控工作。全省慢病工作进展顺利。

1. 组织、管理

年初制订了云南省慢性病防控工作计划，重点提出了工作计划内容、责任主体、完成时限及工作要求。

2. 服务基层

结合全省业务工作需要，组织完成了2020年云南省慢性病综合防控培训班、云南省第五届“万步有约”健走激励大赛启动暨培训班、云南省中国儿童口腔疾病综合干预项目管理培训班、云南省2020年度脑卒中高危人群筛查和干预项目工作启动会暨培训班、云南省2020年慢病监测能力培训班、2020年云南省慢病防控骨干培训班、2020年云南省伤害监测培训班、2020年度心血管病高危人群早期筛查与综合干预项目启动培训班、2020年云南省主要慢病及其危险因素调查技术培训班、云南省2020年重点慢病登记报告管理系统线上培训等培训班。共培训全省16个（州）市、129个县（市、区）卫生行政部门、疾控机构、医疗机构共2274人次。应各地要求，还派出师资到州（市）和县（市、区）开展多次培训。

全年向全省发布工作简报2期。累计对16个州（市）、72个县（市、区）进行了现场指导、督导和考核，州（市）级覆盖率100%，县（市、区）级覆盖率55.81%。

3. 重点工作

（1）居民死因登记报告与管理

云南省以县（市、区）为单位实现了全人群死因监测，县及以上医疗机构报告率100%。全省网络报告死亡个案306556例，平均报告死亡率630.99/10万，与2019年同期相比报告死亡数增加了1.14%（2019年报告死亡数303102例），平均报告死亡率上升了0.55%（2019年平均报告死亡率627.54/10万），报告及时率90.28%，身份证填写完整率99.70%，多死因链填写完整率88.34%，死亡卡审核率99.95%，迟审率2.70%，死因编码不准确比例2.25%，各项质控指标与2019年同期相比均有明显提高。

（2）居民肿瘤随访登记报告与管理

全省129个县（市、区）均开展了肿瘤随访登记工作，数据质量大幅度提高，全省癌症发病率达191/10万，死亡率达102/102万。

（3）心脑血管疾病监测

心脑血管疾病监测在德宏州瑞丽市、楚雄州南华县、丽江市玉龙县和昭通市水富市开展。4个监测点共上报发病及死亡的心脑血管病例3262例，心脑血管事件发生率413.08/10万，死亡率90.80/10万。其中，脑卒中发生率320.76/10万，急性心肌梗死发生率84.84/10万，心脏性猝死发生率7.47/10万。

（4）伤害监测

伤害监测工作在楚雄州禄丰县、大理州大理市、曲靖市麒麟区和昭通市昭阳区4个县（市、区）开展。4个监测点共上报伤害监测报告卡69321例。其中，禄丰县16329例，麒麟区21334例，昭阳区18616例，大理市13042例。

（5）慢性病综合示范区建设

全省67个县（市、区）建成省级示范区，其中20个为国家级示范区。示范区覆盖16个州（市），州（市）覆盖率100%。完成了11个县（市、区）新建及5个县（市、区）复审工作。

（6）全民健康生活方式行动

全省共89个县（市、区）开展了全民健康生活方式行动，县（市、区）覆盖率为68.99%。通过行动的开展，促进了行动县（市、区）健康促进工具（如BMI计算盘、腰围尺、控油壶、限盐勺等）的推广和使用；开展行动的地区与未开展行动的地区相比，居民健康生活方式知识知晓率、健康支持工具使用率和部分健康行为采用率显著提高；在健康城市、卫生城市/县城、慢性病综合防控示范区创建等政策环境下促进了9类健康支持性环境建设，截至目前，云南省共创建各类健康支持性环境建设1084个。

（7）基本公共卫生服务慢病项目

全省累计为3060851名65岁以上老年人开展了免费的健康体检，为3011940名老年人实施健康管理，健康管理率68.03%；高血压患者建档2795449人，规范管理2383819人，高血压规范管理率85.27%；糖尿病患者建档656396人，糖尿病规范管理549997人，糖尿病规范管理率83.79%。

（8）农村癌症筛查与早诊早治

农村癌症早诊早治项目完成体检筛查7793例。宣威市完成肺癌筛查2022人，任务完成率101.10%，发现肺癌病例35例，35例均进行了治疗；个旧市完成肺癌筛查1026人，任务完成率102.60%，发现肺癌病例7例，7例均进行了治疗；安宁市完成结直肠癌筛查1008例，任务完成率100.80%，发现阳性病例66例，其中早期病例62例，66例进行了治疗；安宁市完成上消化道癌机会性筛查2000人，任务完成率100.00%，发现病例数15例，早期3例，治疗10例；禄劝县完成上消化道癌筛查737例，任务完成率92.13%，发现病例6例，早期3例，1例进行了治疗；祥云县完成肠镜筛查1000人，任务完成率100.00%，发现病例数42例，其中早期病例37例，42例全部进行了治疗。

（9）城市癌症筛查与早诊早治

云南省城市癌症早诊早治项目在昆明市西山区、官渡区、五华区和红河州个旧市开展。共进行高危风险评估23907人，接受粪便潜血检查23888人，接受幽门螺杆菌抗原检查23907人，接受乙肝表面抗原检查23907人。筛查出高危人群15951人。共完成各类癌种体检筛查8754人，其中云南省肿瘤医院完成体检筛查7740人（任务完成率86.00%），包括肺癌2650人、乳腺癌2089人、肝癌1242人、上消化道癌709人、结直肠癌1050人；个旧市完成体检筛查1088人（任务完成率108.80%），包括肺癌361人、乳腺癌370人、肝癌83人、结直肠癌102人、上消化道癌172人。总体筛查应答率54.88%。

（10）中国儿童口腔疾病综合干预项目

2020年度学龄儿童窝沟封闭项目在9个州（市）、40个县（市、区）开展。共完成适龄儿童口腔健康检查45205人；窝沟封闭完成44789人，牙150076颗，年度窝沟封闭完成率107%；二次涂氟完成15425人，第二次涂氟完成率103%。

（11）心血管病高危人群早期筛查与综合干预

心血管病高危人群早期筛查与综合干预项目新增保山市施甸县、文山州文山市2个项目点，共10个项目点开展工作。全省共完成初筛任务21065人，初筛任务完成率105%（21065/20000），检出高危人数5492人，高危检出率26%，完成高危干预4363人，高危干预任务完成率72.73%（4364/6000）；短期随访干预完成人数4644人，短期随访干预完成率92%；长期随访完成19274人，长随任务完成率64.25%（19274/30000）。

云龙县、麒麟区荣获国家颁发的“先进项目点”称号；建水县人民医院、文山市疾控中心荣获国家颁发的“先进项目单位”称号，其中云龙县的综合评分在全国299个项目点中排名第10位，取得了优异的成绩。

（三）能力建设

1. 共派出 30 余人次参加了国家级培训学习。

2. 加强数据的分析与利用，完成了《2019 年云南省死因监测分析报告》《云南省 2019 年肿瘤登记年报》《云南省 2019 年心血管疾病登记年报》《2019 年云南省居民健康状况报告慢病部分》《2019 年独龙族居民健康状况分析报告》，并上报云南省卫生健康委。

二十三、卫生检验

（一）部门建制

卫生检验中心（简称：检验中心）编制 47 人，实有人员 45 人（新进职工 1 人）。返聘专业技术人员 1 人，聘用实验室辅助人员 3 人。

部门负责人：主任王瑾，副主任杨萍、杨祖顺、刘敏、刘阳。

卫生检验中心理化首席专家：林佶。

检验中心内设 4 个室 9 个组。

综合室 8 人：一组，王瑾、万玉萍、杨庆文；二组，杨萍、杨昆玲（组长）、芮茂山、罗荣爱、魏振燕。

理化实验室 18 人：气相组，段毅宏（组长）、刘建辉、李彦生、张婷、朱鹏静；光谱组，段志敏（组长）、徐丹先、闭增辉、赵晓慧、李承蹊、邢赟；液相组，栾杰（组长）、刘阳、林佶、宋卿、卿雪琴、飞志欣、熊宏苑。

微生物实验室 12 人：消毒组，杨祖顺、曹国林；主动监测组，田云屏（组长）、邹颜秋硕、任翔；食品安全监测及卫生检验组，汤晓召（组长）、国译丹、范璐、杨菁、何玉凤、马妮。

毒理实验室 7 人：一组，刘敏、李姿（组长）、秦光和、胡嘉想、王伟、冯丽、赵青剑、翟明昊（11—12 月）。

部门职责：

1. 卫生检验信息系统管理

（1）信息收集、交换统筹管理。

（2）数据库的建立和利用。

（3）信息质量管理和控制。

2. 卫生检验信息利用服务

（1）为决策提供科学依据。

（2）为社会提供信息服务。

3. 食品安全和食源性疾病预防控制

（1）食源性疾病的预防实验室支持。

（2）食品污染物及食源性致病菌监测分析。

4. 实验室管理

（1）网络建设。

（2）实验室建设。

5. 实验室检测

（1）微生物检验。

（2）理化检验。

（3）毒理检测与评价。

6. 卫生检验健康教育与健康促进。

（二）主要工作

1. 新冠肺炎疫情防控工作

（1）新冠病毒核酸检测实验室能力储备

11月，按照中心统一整合资源要求，以达到核酸检测区域实验室日检10000份的目标，建立了新冠核酸检测实验室，可增加日检量1200份。

（2）开通绿色检测通道，开展消毒剂含量检测。

组织完成131件消毒剂样品含量检测，包括企业委托检验90件，省、市卫生健康综合监督中心送检41件，做到随到随检，及时出具检测报告，为疫情期间规范使用消毒剂及市场监管提供技术依据。

2. 食品安全风险监测

负责制订方案及计划，组织开展技术培训、检测、阳性菌复核、检验质量控制、项目点指导及督导、数据审核及分析、总结等工作。

（1）实施计划

贯彻落实国家项目方案，拟定并上报省卫健委《2020年云南省国家级食品安全风险监测方案》。4月15日，6委、厅、局联合下发《关于印发云南省贯彻落实2020年国家食品安全风险监测计划实施方案的通知》（云卫食品发〔2020〕1号），安排部署国家级监测任务；同时起草国家级经费分配计划报省卫健委。拟定《2020年云南省省级食品安全风险监测方案》及经费分配计划并上报省卫健委；9月，方案及经费下达。

（2）人员培训

7月21—24日，在大理州举办2020年云南省食品污染物及有害因素监测工作培训班，全省16个参与食品安全风险监测工作的州（市）疾控中心分管主任，检验科（中心）负责人、采样人员、数据网报人员及项目技术骨干共计90余人参加培训。

（3）质量控制

制定并下发“2020年云南省食品安全风险监测采样信息表及样品编码规则”“云南省2020年国家食品安全风险监测检测过程质量控制要求”“2020年云南省食品安全风险监测样品采样要求”等至各监测点。实验室完成国家级、省级食品安全风险监测样品1178件12631个项目检测，复核化学污染物样品154件1269项；食品安全风险监测阳性菌409株复核确认，符合率96.6%；食源性疾病主动监测阳性菌株复核245株，符合率87.3%，完成152株鉴定、药敏试验及PFGE分子分型溯源工作。

（4）任务完成

完成数据审核并上报，共审核2748件样品18132个数据。具体包括国家数据审核2150件样品14768个数据，其中化学污染物676件样品8924个数据，食品微生物1474件样品5844个数据；省级数据审核598件样品3364个数据，其中化学污染物257件样品1426个数据，食品微生物341件样品1938个数据。

（5）结果报告

完成每季度和全年化学污染物和有害因素风险监测结果分析报告、食品微生物及其致病因子风险监测结果分析报告提交食品安全风险评估研究中心。完成全年食品安全风险监测工作总结报省卫生健康委食品安全标准与监督评估处。

3. 省政府食安办专项工作

根据省食安办和省卫生健康委的食品安全相关工作部署，对云南省2018年的“10大名茶”“6大名米”和其他本地米、有名的和消费量大的本地火腿的污染物及有害因素的污染状况进行监测，共采集茶叶10个品牌85件，火腿9个品牌44件，大米10个品牌47件样品。2月底，完成全部检测工作，完成专项监测报告撰写，报省卫建委食品处。

4. 质量控制

（1）外部

参加水质、食品、化妆品、一次性卫生用品、生物材料、毒物等30个项目的能力验证或考核，结果均满意。（见下表）

（2）内部

按照中心质量管理体系各级文件开展各项检测工作，不断完善相关质量记录表，每月有监督员监督检测工作记录，及时上报质管部；接受中心每季度生物安全检查及每月内务检查，内容包括实验室整体情况，生物安全柜与冰箱，生物废弃物处置，人员生物安全知识培训，质量监督员监督情况，突发事件管理，病原微生物菌（毒）种保藏情况，样品检验完成情况等内容，未发现不符合项，对检测中存在的问题进行及时的清理和整改；进一步完善检验原始记录，对报告运行系统原始记录及报告模板进行了及时维护和更新，对微生物室涉及的所有检测原始记录进行改版修订115份，新增11份；完成中心内审的整改，提交管理评审相关报告。

5. 应急检测

完成食物中毒实验室检测样品42件检测404项，提供及时支撑。

华宁县：血样2件，检测毒蝇碱、毒蝇母、鹅膏蕈氨酸、脱磷酸裸盖菇素、α－鹅膏毒肽、β－鹅膏毒肽、γ－鹅膏毒肽、二羟基鬼笔毒肽、羧基二羟基鬼笔毒肽等，均未检出。

盈江县：血液5件、尿液4件、食物1件，检测毒蝇碱、毒蝇母、鹅膏蕈氨酸、脱磷酸裸盖菇素、α－鹅膏毒肽、β－鹅膏毒肽、γ－鹅膏毒肽、二羟基鬼笔毒肽、羧基二羟基鬼笔毒肽等。其中血液检出毒蝇母2件，尿液检出毒蝇母3件，食物检测毒蝇碱1件、毒蝇母1件，其余未检出。

瑞丽市：疑似中毒样剩余食物4件，血清14件，检测乌头碱、次乌头碱、新乌头碱、苯甲酰乌头原碱、苯甲酰次乌头原碱、苯甲酰新乌头原碱、乌头原碱、次乌头原碱、新乌头原碱、滇乌头碱、印乌头碱、草乌甲素、宋果灵、10–羟基乌头碱等。其中，剩余食物草乌（附子）检出乌头碱、新乌头碱、苯甲酰新乌头原碱、滇乌头碱、印乌头碱、草乌甲素6项；剩余食物（汤、火腿猪脚、火腿猪脚）3件各检出乌头碱、新乌头碱、苯甲酰乌头原碱、滇乌头碱、印乌头碱、草乌甲素、10–羟基乌头碱7项；血清检出新乌头碱2件、苯甲酰乌头原碱2件、滇乌头碱14件、10–羟基乌头碱1件。

完成处突中心送检病人血清毒鼠强检测3件3项，甲醇检测1件1项。

元江县：食物中毒剩余食物白斩鸡、蚕豆、酸菜炒肉、花生煮排骨、牛肉烂烀5件，食品接触材料砧板4件，共9件37项检测，检测沙门氏菌、志贺氏菌、致泻大肠埃希菌。其中花生煮排骨检出肠道致病性大肠埃希菌。

6. 实验室检测

（1）完成国家双随机监督抽查样品共计65件427项检测。

（2）完成“云南省贫困地区儿童营养改善项目婴幼儿辅食营养包专项风险监测”23件样品391项检测。

（3）完成雾霾监测样品364件，检测多环芳烃、阴离子、金属离子等项目，共计11648个数据。

（4）协助营卫所少数民族居民营养调查工作，完成对“德宏州3个人口较少民族居民营养调查工作”的 1800 人份血样 Ca、Fe、Zn 指标检测；对西双版纳州基诺族、布朗族居民营养调查工作进行了现场实验工作培训和指导，截至 10 月底，完成 600 余人份血样 Ca、Fe、Zn 指标的检测工作；对怒江州普米族居民营养调查工作进行了现场实验工作培训和指导，对 700 余份血液样品进行 Ca、Fe、Zn 指标的检测。

（5）完成职业卫生所监测项目复核样 52 件样品。

7. 其他

（1）完成新中心建设理化、微生物、毒理实验室设计方案的修改。

（2）协助质管部完成疾控机构双提升设备参数初步制定。

（3）完成云南省 2020 年加强公共卫生体系建设和重大疫情防控救治体系建设疾控项目中水质监测和能力建设实施方案。

（三）服务基层

1. 指导基层及健康扶贫

（1）接收曲靖市疾控中心等 17 名基层卫生检验人员到省中心进修，现场带教迪庆州、德宏州、文山州、西双版纳州、玉溪市、红河州、昭通市、楚雄州、昆明市等食品安全风险检测技术。

（2）开展 88 个贫困县及三区三州疾控中心卫生检验指导需求调查，完成调查结果分析和工作建议。

（3）完成全省各级疾控中心饮用水、矿泉水、食品及相关通知要求的检测能力调查，撰写调查报告。

2. 带教

带教昆明医科大学硕士研究生 2 名、大理大学实习生 6 名；完成大理大学预防医学班学生的微生物学基础理论课和实验课教学；完成州（市）及县级能力提升培训实验室教学。

（四）能力建设

1. 科研项目

（1）通过云南省食品安全与营养研究中心内设研究机构验收。

（2）参与省农科院申报省科技厅项目“农产品全链条质量安全快速检测技术与装备开发”获批，科研经费 60 万元。

（3）完成 1 项 2020 年国家自然科学基金目申请书的编写申报“云南省常见野生毒蘑菇区域分布及毒素种类研究”。

（4）参与云南省中医大学“中医防疫产品研发平台”项目申报。

（5）申报实用新型专利三项：一种线路隐藏式仪器桌、一种滑轨式分区实验室试剂柜、一种成年实验兔阴道投药设备。

（6）继续开展云南农业大学合作项目“云南食源性致病菌溯源技术及其风险评价的研究”。

（7）继续开展云南省常见乌头类植物中乌头类生物碱及代谢产物的 SPE-UFLC/Q-TOF 筛查方法建立及毒性评估。

（8）继续开展云南省会泽铅污染区环境健康风险哨点监测项目。

（9）建立酒精性肝损伤动物模型：完成文献检索、试验方案、仪器设备，试剂耗材的准备工作；7—8 月，开展预试验工作；10 月底，开展模型建立正式试验。

（10）开展三七须根对酒精性肝损伤具有保护作用的研究：完成文献检索、试验方案、样品准备等工作；10 月底，开展动物试验工作。

2. 标准制修订

（1）完成云南省食品安全地方标准“三七须根”制定，并于10月正式发布。

（2）启动“卫生应急事件中饮用水监测指南”团体标准制定工作。

（3）启动“过桥米线餐饮加工安全控制规范”地方标准制定工作。

3. 人员培训

（1）参加培训：19人参加国家食品安全风险评估中心举办的“2020年国家食品安全风险监测工作培训班视频会”学习；多人次参加国家卫健委和国家疾控中心举办的新冠防控相关视频培训及会议。

（2）外派进修：秦光和、刘建辉、国译丹3人分别到湖南省、重庆市、四川省疾病预防控制中心进修学习3—6个月。（见下列表）

（3）内部培训：组织生物安全、毒理检测新方法、外出进修人员交流等6次。

4. 新增设备

新增灵敏度超高效液相色谱三重四级—质谱仪，提高应急检测能力。

5. 资质申报和实验室复评审

（1）完成2020年国家实验室认可和资质认定复评审工作。6月12—14日，接受远程评审，完成74个项目的现场实验，提交了实验视频及材料；及时完成整改7项，通过审核扩项29个，标准变更27个。

（2）完成实验动物使用许可证到期换证评审。9月23日，接受现场评审工作，并于5个工作日内完成整改。10月10日，昆明市科技局颁发了新的实验动物使用许可证，有效期至2025年10月9日。

检验中心参加能力验证和实验室间比对表

检测对象	项目 / 参数	项目名称	组织单位	参加人员	时间	结果评价
食品	金黄色葡萄球菌检测（定量）	乳粉中金黄色葡萄球菌测量审核	大连中国食国实检测技术有限公司	汤晓召、马妮、何玉凤、杨祖顺	6月15日	满意
一次性使用卫生用品	金黄色葡萄球菌、绿脓杆菌	CNCA-20-12-100 一次性使用卫生用品中致病菌的检测	国家市场监督总局组织，北京海关技术中心实施	杨菁、范璐、国译丹	7月15日	满意
食品	副溶血性弧菌	食品中副溶血性弧菌的检验能力验证	大连海关技术中心	汤晓召、周惠新、曹国林、马妮	8月4日	满意
食品	志贺氏菌	食品中志贺氏菌的检验能力验证	大连海关技术中心	田云屏、邹颜秋硕、任翔、何玉凤	8月4日	满意
食品	金黄色葡萄球菌计数	2020年微生物监测能力测试	国家食品安全风险评估中心	国译丹、杨菁、范璐	8月15日	满意
食品	沙门氏菌	2020年微生物监测能力测试	国家食品安全风险评估中心	田云屏、邹颜秋硕、任翔、何玉凤	8月15日	满意
食品	食品中氧氟沙星	2020年国家食品污染物和有害因素风险监测工作手册	中心、大连中食国实	栾杰、李承蹊	4月21日	满意
食品	食品中蛋白质	GB 5009.5—2016	中心、大连中食国实	徐丹先	4月21日	满意
食品	食品中五氯硝基苯	GB 5009.19—2016	中心、大连中食国实	张婷、段毅宏	4月21日	满意

续表

检测对象	项目 / 参数	项目名称	组织单位	参加人员	时间	结果评价
食品	食品中苯甲酸	GB 5009.28—2016 第一法	中心、大连中食国实	飞志欣	4月21日	满意
饮用水	生活饮用水中锰	GB/T 5750.6—2006	中心、大连中食国实	闭增辉	4月21日	满意
饮用水	水中氯化物	GB/T 5750.5—2006	中心、大连中食国实	张婷	4月21日	满意
化妆品	化妆品中砷	化妆品安全技术规范2015年版第四章1.4	中心、大连中食国实	段志敏、李承蹊	4月21日	满意
食品	菠菜粉中镉	GB 5009.15	云南省食品安全风险评估中心、大连中食国实	徐丹先、赵晓慧	6月15日	补测后通过
化妆品	化妆品中铅、汞	化妆品安全技术规范2015年版	2020年国家级检验检测机构能力验证	闭增辉、徐丹先	7月	满意
食品	婴幼儿配方乳粉中维生素A、D		2020年国家级检验检测机构能力验证	飞志欣、李承蹊	7月	满意
食品	雷公藤属植物考核样、血液中镇静催眠类药物考核样		中疾控中毒所	林佶、李承蹊	9月	满意

检验中心人员外出培训列表

时间	参加人员	地点	内容	主办单位
7月28日	杨庆文	昆明	2021年国家食品安全微生物风险监测计划研讨会	国家食品安全风险评估中心（腾讯网络会议）
7月30日	杨庆文	昆明	2021年国家食品微生物风险监测工作手册研讨会	国家食品安全风险评估中心（腾讯网络会议）
9月10—12日	王瑾	上海	理化实验室智能化建设高端研讨会	上海市预防医学会
9月10—12日	刘敏、秦光和、李姿	昆明	2020年“食品毒理学计划”培训	国家食品安全风险评估中心（腾讯网络会议）
9月16—17日	杨祖顺	武汉	食品安全风险监测管理办法	国家卫健委食品司
9月23—25日	田云屏、曹国林	北京	参加第二届中国食品微生物标准与技术应用大会	中国微生物学会
9月	张婷、熊宏苑	深圳	全国食物成分监测项目技术培训班脂肪 / 脂肪酸检测技术培训	中国疾病预防控制中心营养与健康所
9月	徐丹先、邢赟、张婷	昆明	2020年国家食品安全风险监测污染物监测技术培训班（丙烯酰胺、多元素）	国家食品安全风险评估中心（腾讯网络会议）
9月	李承蹊、林佶	昆明	2020年国家食品安全风险监测污染物监测技术培训班（丙烯酰胺、多元素）	国家食品安全风险评估中心（腾讯网络会议）
9月	李承蹊、栾杰	昆明	2020年国家食品安全风险监测污染物监测技术培训班（兽药残留）	国家食品安全风险评估中心（腾讯网络会议）
7月	李承蹊、栾杰	昆明	2020年国家食品安全风险监测污染物监测技术培训班（生物毒素）	国家食品安全风险评估中心（腾讯网络会议）
1—6月	刘建辉	重庆	进修	重庆市疾病预防控制中心

二十四、职业健康与放射卫生

（一）部门建制

职业健康与放射卫生所（简称：职放所），定编33人，实有人员28人，退休1人，新进1人。

部门负责人：所长张永昌，副所长邢漪、樊芳、漆骏。

部门成员：李刚、蒋笃强、刘淑波、杨艳萍、黄斌、文卫华、李奕、漆竣、向涵、王攀、王晋昆、康世娟、徐文萍、李亚娟、唐艳红、曹晶晶、武国亮、牟胜、张炳祥、唐红、唐丽、旷景莹、朱银莹、杨波、秦启凤。

部门职责：

1. 国家职业病防治项目工作。
2. 省级职业病诊断鉴定。
3. 职业卫生突发事件处置。
4. 职业卫生与放射卫生技术服务。
5. 职业病及相关信息收集、分析和预测。
6. 职业病网络直报业务指导和培训。
7. 职业病防治情况统计业务指导和培训。
8. 职业病防治宣传及职业健康促进。
9. 职业病预防控制相关科学研究等。

（二）主要工作

1. 国家职业病防治项目

（1）重点职业病职业健康核心指标监测

云南省16个州（市）和129个县（市、区）均开展了重点职业病监测项目，职业健康核心指标常规监测数据覆盖96.12%（124/129）的县（市、区），71.43%（90/126）的职业健康检查机构和44.44%（8/18）的职业病诊断机构在职业病及健康危害因素监测信息系统中上报了监测数据。根据国家职业病及健康危害因素监测信息系统统计，云南省辖区内已备案的职业健康检查机构职业健康核心指标的常规监测数据收集率66.12%（192677/291427）；选取10个县（市、区）开展尘肺病核心指标主动监测工作，监测数据收集率109.60%（2192/2000）；16家医院开展筛查工作，筛查医院尘肺病筛查试点收集到呼吸系统门诊就诊人数73071人次，拍摄DR、X光片或CT的总人数21254人，接尘总人数600人，尘肺样改变人数259人，尘肺病样改变人数占总拍片人数的1.22%。

全省开展职业性尘肺病随访，截至8月14日，随访调查共收集到有基本信息的个案卡18786例，随访到职业性尘肺病15541例，其中存活5887例，死亡9654例，随访率为87.13%（15441/17837）。

云南省共备案职业健康检查机构126家，对其中38家职业健康检查机构开展现场质量考核，质控率30.16%，38家职业健康检查机构质量控制体系均符合要求。

云南省共有职业病诊断机构18家，对其中8家职业病诊断机构开展现场质量考核，质控率44.44%，参加读片质量评估和听力图谱评估的8家诊断机构均符合要求。

（2）工作场所职业病危害因素监测

云南省16个州（市）和129个县（市、区）均开展了工作场所职业病危害因素监测工作。

云南省工作场所职业病危害监测项目用人单位任务数共 2580 家，实际监测数量为 2743 家，省级审核通过数为 2592 家；截至 12 月 4 日，监测系统录入功能关闭时，完成监测用人单位 2592 家，完成率 100.47%（2592/2580）。云南省辖区内监测的重点行业共 1123 家企业，小微企业占比 86.20%，涉及劳动者 160986 人，其中，接触职业病危害因素的劳动者人数为 105414 人，接害率 65.48%。其他行业共 1469 家企业，其他行业小微企业占比 96.39%，涉及劳动者 80847 人，其中接触职业病危害因素的劳动者人数为 47395 人，接害率 58.62%。截至 12 月 19 日，全省开展监测的 2592 家企业中完成用人单位申报 2341 家，申报率 90.3%。

现场监测浓度水平：

重点行业涉及煤尘（呼尘）的岗位 CTWA 超标率 2.68%；其他行业涉及煤尘（呼尘）的岗位 CTWA 超标率 3.94%。

重点行业涉及矽尘（呼尘）的岗位 CTWA 超标率 31.35%；其他行业涉及矽尘（呼尘）的岗位 CTWA 超标率 33.75%。

重点行业涉及水泥粉尘（呼尘）的岗位 CTWA 超标率 27.48%；其他行业涉及水泥粉尘（呼尘）的岗位 CTWA 超标率 12.37%。

重点行业涉及石棉粉尘（总尘）的岗位 CTWA 超标率 53.33%；其他行业涉及石棉粉尘（总尘）的岗位 CTWA 均未超标。

重点行业涉及其他粉尘（总尘）的岗位 CTWA 超标率 7.09%；其他行业涉及其他粉尘（总尘）的岗位 CTWA 超标率 5.26%。

重点行业涉及苯的岗位 CTWA 超标率 1.12%；其他行业涉及苯的岗位 CTWA 超标率 1.59%。

重点行业涉及铅尘的岗位 CTWA 超标率 8.57%；其他行业涉及铅尘的岗位 CTWA 超标率 7.41%。

重点行业涉及铅烟的岗位 CTWA 超标率 16.67%；其他行业涉及铅烟的岗位 CTWA 超标率 20%。

重点行业涉及甲醛的岗位 CTWA 超标率 28.57%；其他行业涉及甲醛的岗位 CTWA 超标率 15.24%。

重点行业涉及砷及其化合物的岗位 CTWA 超标率 14.86%；其他行业涉及砷及其化合物的岗位 CTWA 超标率 33.33%。

重点行业涉及黄磷的 1 家用人单位的岗位 CTWA 均未超标。其他行业涉及磷酸的 9 家用人单位的岗位 CTWA 均未超标。

重点行业涉及噪声的岗位 CTWA 超标率 28.9%；其他行业涉及噪声的岗位 CTWA 超标率 21.53%。

（3）职业病危害现状调查

截至 12 月 15 日，全省 16 个州（市）级单位共现场调查用人单位 8042 家，全省 16 个州（市）调查县级覆盖率 100%，均达到了县级全覆盖。129 个县（市、区）中 744 个乡（镇）开展了调查工作，监测乡（镇）覆盖率 52.32%。云南省职业病危害现状调查覆盖了全省 8042 家工业企业，其中存在职业病危害因素企业数量 7340 家，从业人员 39.95 万人。其中，女职工 11.92 万人，劳务派遣 2.49 万人。

现状调查到的接触职业病危害因素劳动者 221323 人，其中接触粉尘 148355 人次，接触化学有毒物质 99968 人次，接触物理危害因素 186612 人次，接触其他危害因素 6113 人次。

现状调查的企业中，职业病危害项目申报企业 1991 家，主要负责人已接受职业健康培训企业 2674 家，职业健康管理人员已接受职业健康培训企业数 2592 家，接触职业危害人员职业健康培训 149202 人。全省职业病危害项目企业申报率 27.13%，职业病危害项目企业申报率 55.60%。全省主要负责人已接受职业健康培训率 36.43%，职业健康管理人员已接受职业健康培训率 35.31%。

职业病危害现状调查项目调查的企业在最近 3 年内共有 1225 家企业开展职业病危害因素检测，开展职业病危害因素检测率 16.69%，其中全面开展企业 835 个，占比 68.16%，部分开展企业 390 个，占比 31.84%。

职业病危害现状调查项目调查的企业在最近 3 年内共有 1343 家企业开展职业健康监护，开展职业健康监护率 18.30%，其中全面开展企业 1140 个，占比 84.88%，部分开展企业 203 个，占比 15.12%。

通过调查数据估算，云南省存在职业病危害企业数为 38159 家，云南省接触危害的劳动者总数为 680860 人。

（4）职业性放射性疾病监测

根据国家和云南省监测方案，监测覆盖全省 16 个州（市），覆盖率 100%，县级覆盖率 70% 以上。全省监测 176 家医院（含 1 家肿瘤医院），各州（市）均按要求覆盖三级、二级、一级及以下开展放射诊疗活动的医院。其中，三级医院 24 家，二级医院 96 家，一级及以下从事放射诊疗活动医院 56 家。

开展个人剂量监测工作的机构 13 家，其中省级 1 家、州（市）级 10 家、社会技术服务机构 2 家。本年度放射工作人员个人剂量监测率 96.25%。全省开展放射工作人员职业健康检查仅省级 1 家，有 6904 人进行了放射工作人员职业健康检查，年度职业健康检查率 55.89%。并按照要求对 30 例介入放射学工作人员开展外周血淋巴细胞染色体非稳定性畸变检查，结果无异常。本年度无职业性放射性疾病诊断与鉴定病例。全省 16 个州（市）继续开展个人剂量监测超剂量人员调查，累计调查 46 人，均为名义剂量，年剂量均未超过 20mSv。收集、整理全省既往职业性放射性疾病患者 5 人、超剂量调查 41 人的基本情况，对 42 人开展了医学体检，提交了健康检查数据。对全省监测医院从事介入放射学的 386 例工作人员，按照要求佩戴双剂量计，全年双剂量佩戴满四个监测周期 369 例，双剂量佩戴率 95.6%，符合国家方案质量控制要求。对 2 家综合性医院开展了 58 例介入放射学工作人员眼晶状体剂量监测。对红河州 1 家矿业公司的 3 个工作地点开展矿山高氡暴露调查，按照要求完成 30 例矿工的流行病学调查、职业健康检查和肺癌低剂量 CT 筛查。

（5）医疗卫生机构医用辐射防护监测

根据国家和云南省监测方案，监测覆盖全省 16 个州（市），实际完成辖区内医疗放射工作单位监测 54 家，监测内容包括放射诊疗设备放射防护监测、放射诊疗场所放射防护监测、放射治疗设备输出剂量核查、放射诊断患者的剂量调查。总共完成医疗机构放射防护基本情况及频度调查 1147 家，占全省放射诊疗医疗机构总数的 58%。总共完成 10 家医疗机构医用加速器输出剂量检查，覆盖率 100%，初检 2 家医院输出剂量核查结果不合格，于 11 月完成剂量复核，结果均已合格。对 2 家综合型医院和 2 家儿童医院（昆明市第一人民医院、昆明市儿童医院、玉溪市第一人民医院、玉溪市儿童医院），每家医院各选择 1 台 DR 设备、1 台 CT 设备，开展了放射诊断患者的剂量调查。完成放射治疗设备（加速器）检测 13 台，监测率 56.5%（13/23）。完成 2 台 PET 设备和 3 台 SPECT 设备的核医学设备监测，监测完成率 100%。

（6）非医疗机构放射性危害因素监测

根据国家和云南省监测方案，非医疗机构放射性危害因素监测覆盖全省 16 个州（市）。完成辖区内非医疗放射工作单位详细情况调查 257 家，调查范围涉及客运站、机场、钢铁企业、水泥厂、烟草企业、工业探伤厂、γ 辐照厂、海关、制糖企业、电厂、矿山企业等。开展非医疗机构放射性危害因素现场监测 102 家，监测对象种类 6 种，其中，工业探伤 6 家，16 台；γ 辐照装置 1 家，1 台；行包检测仪 41 家，57 台；核仪表使用单位 39 家，72 台；工业加速器 3 家，6 台；矿山监测 5 家；无过量受照情况发生。

2. 职业病报告

（1）职业病基本情况

云南省通过职业病网络报告系统上报职业病就诊登记 444 例，补报 2019 年职业病就诊登记 16 例，职业病诊断就诊登记 428 例。在登记就诊的 444 例中，诊断为无职业病的 179 例，诊断为职业病的 265 例，其中确诊新病例总数 244 例，复诊病例 15 例，首次晋期病例 5 例，再次晋期病例 1 例。在上报的 265 例职业病病例中，职业性尘肺病及其他呼吸系统疾病 257 例（职业性尘肺病），占 96.98%；职业性耳鼻喉口腔疾病 2 例（职业性噪声聋），占 0.75%；职业性化学中毒 2 例（急性职业中毒 1 例，慢性职业中毒 1 例），占 0.75%；物理因素所致职业病 2 例（职业性中暑），占 0.75%；职业性肿瘤 2 例（砷及其化合物所致肺癌、皮肤癌），占 0.75%。

（2）尘肺病

报告职业性尘肺病新病例 236 例，与 2019 年报告职业性尘肺病新病例 297 例相比，减少了 61 例（20.54%）。在上报的 257 例职业性尘肺病例中，尘肺病一期 202 例，尘肺病二期 39 例，尘肺病三期 16 例；男性 256 例，女性 1 例；257 例职业性尘肺病例的年龄分布为：20 ~ 29 岁 1 例，30 ~ 39 岁 11 例，40 ~ 49 岁 116 例，50 ~ 59 岁 116 人，60 ~ 69 岁 13 例。云南省报告的职业性尘肺病以矽肺为主，共计 213 例，在全年报告的 257 例职业性尘肺病例中占 82.88%。云南省报告的职业性尘肺病前 5 位的地区为昆明市、玉溪市、楚雄州、曲靖市和昭通市。云南省报告的职业性尘肺病的行业分布主要为采矿业，占全省报告职业性尘肺病的 78.60%，其次为批发和零售业，占全省报告职业性尘肺病的 10.51%。云南省报告的职业性尘肺病的企业类型分布主要为私营企业，占全省报告职业病的 54.47%，其次为国有企业，占全省报告职业病的 26.85%。云南省报告的职业性尘肺病的企业规模分布主要为中型企业，占全省报告职业病的 54.09%，其次为大型企业，占全省报告职业病的 24.51%。云南省诊断的职业性尘肺病新病例的实际接尘工龄主要集中于接尘 15 年以内，接尘工龄段前 3 位依次为 5 ~ 9 年、小于 5 年和 10 ~ 14 年，分别占总病例数的 36.02%、32.20% 和 18.64%。接尘工龄不足 5 年的新病例主要分布在采矿业，占 86.84%，前 3 位的地区分别为昆明市、玉溪市和昭通市，分别占 43.42%、30.26% 和 17.11%。

（3）职业中毒及其他职业病报告

共报告职业中毒及其他职业病 6 例。其中，报告急性职业中毒新病例 1 例（氮氧化物和其他有害气体引起的急性中毒），病例分布为红河州、采矿业、大型企业；报告慢性职业中毒新病例 1 例（慢性汞及其化合物中毒），病例分布为昆明市、制造业、中型企业；报告物理因素所致职业病新病例 2 例（职业性中暑），病例分布为昆明市、建筑业、大型企业；报告的职业性肿瘤新病例 2 例（砷及其化合物所致肺癌 1 例、皮肤癌 1 例），病例分布为红河州、采矿业、大型企业。

（4）有毒有害作业工人健康监护

云南省报告开展了 3721 家企业的职业健康检查，体检人数为 216351 人，疑似职业病 1148 例，检出率 0.53%，职业禁忌证 2283 例，检出率 1.06%。其中，上岗前职业健康检查企业数 852 家，职工人数 77887 人，其中接触重点职业病危害因素的劳动者人数 63010 人，接受职业健康检查的劳动者人数 35024 人，检出职业禁忌证人数 1115 人。在岗期间职业健康检查企业数 5563 家，职工人数 500588 人，其中接触重点职业病危害因素的劳动者人数 324546 人，应接受职业健康检查的劳动者人数 318076 人，接受职业健康检查的劳动者人数 290481 人，检出职业禁忌证人数 718 人，检出疑似职业病 132 人。离岗时职业健康检查企业数 252 家，职工人数 52566 人，其中接触重点职业病危害因素的劳动者人数 23207 人，应接受职业健康检查的劳动者人数 22436 人，接受职业健康检查的劳动者人数 5610 人，检出疑似职业病人数 44 人。

（5）职业病诊断鉴定

全省开展职业病诊断鉴定 84 例，申请首次鉴定 68 例，再次鉴定 16 例。首次鉴定与诊断结论不一致 20 例，再次鉴定与首次鉴定结论不一致 3 例。

3. 国家级和省级食品安全放射性污染风险监测项目

按照国家级和省级食品放射性污染风险监测工作任务的要求，在临沧市开展食品安全放射性污染风险监测工作，监测指标包括：40K、226Ra、232Th、238U、137Cs。共完成粮食、茶叶、奶粉三类食品 64 件样品的放射性污染检测，完成率 100%。

4. 省级职业病诊断鉴定

按照《云南省卫生健康委办公室关于指定职业病诊断医院和职业病鉴定及体检机构的通知》要求，中心被指定为云南省省级职业病鉴定机构，并在 2019 年 12 月 20 日与省医学会交接工作，正式承担省级职业病诊断鉴定工作，完成了鉴定相关法规标准梳理、制定鉴定流程、完善鉴定记录；1 月 31 日，成立了省职业病鉴定委员会办公室，从组织制度上保障了省级职业病诊断鉴定工作的开展。全年受理省级职业病鉴定申请 7 人，结果为：6 人维持原鉴定结论，1 人鉴定结论高于原诊断、市级鉴定结果。

5. 省级职业卫生技术支撑

根据省卫生健康委的要求，承担省级职业病防治工作的技术支撑职责。受省卫生健康委委托完成全省 17 家职业卫生技术服务机构（乙级）的质量控制检查工作；参与省卫健委等 8 厅（局）组织的全省尘肺病防治攻坚行动工作情况督查，职放所 7 人参加，完成了 15 个州（市）、30 个县（市、区）的现场督查工作；负责组建了“云南省职业健康专家库”和“职业病鉴定专家库”。

6.“十四五”职业健康提升策略研究

根据《云南省卫生健康委办公室关于印发云南省“十四五”规划卫生与健康前期课题研究工作方案的通知》要求，承担了“云南省‘十四五’职业健康提升策略研究”的课题工作，为保障研究课题的按期完成，职放所成立了课题组，分别开展了对全省疾控系统、职业卫生技术服务机构、职业病诊断与体检机构的调研工作，并完成了《云南省“十四五”职业健康提升策略研究报告》的编制工作。

（三）服务基层

为保证云南省职业病防治项目工作的顺利推进和项目质量，派出专业人员驻点开展项目督导和技术支持，同时大力支持三区三州的能力建设。全年累计派出工作人员 50 多人次，累计驻点 300 余天，督导和业务指导覆盖 16 个州（市）、36 个县（市、区），保障了职业病防治项目的顺利完成。

（四）能力建设

为提高部门科研能力，鼓励和支持科室人员组成科研团队，多次组织科研交流会，分析科室在职业卫生和放射卫生研究的优势和资源，讨论科研发展方向，完成《云南省工业企业职业病危害现状 2020》《云南省重点职业病监测分析》2 本专著的统稿；《MiRNAs 对砷甲基化代谢关键酶调控机制及其遗传毒性》获国家自然科学基金研究资助。

二十五、营养与食品卫生

（一）部门建制

营养与食品卫生所（简称：营卫所，加挂“云南省食品安全风险评估研究中心”，简称：风评中心）定编 16 人，实有正式人员 16 人。

部门负责人：所长刘志涛，副所长李娟娟、董海燕。

成员：万蓉、刘辉、万青青、余思洋、张强、赵江、彭敏、阮元、宁忻、胡文敏、杨彦玲、陈留萍、苏玮玮、朱晓。

部门职责：

1. 食源性疾病预防控制

（1）食源性疾病监测。

（2）食源性疾病控制。

2. 营养监测与营养改善

（1）营养监测。

（2）营养改善。

3. 突发食物中毒事件应急处置

（1）应急机制。

（2）事件调查处置。

4. 营养与食品安全信息利用服务

（1）为决策提供科学依据。

（2）为社会提供信息服务。

（3）营养与食品安全健康教育与健康促进。

5. 食品安全风险评估

（1）收集、汇总、分析省级食品安全监管部门的监督抽检、风险监测、专项抽检、执法抽检等数据，形成食品安全分析报告。

（2）定期研判、评估食品安全状况，提交食品安全风险评估报告。

（3）负责食品检验检测机构的质量考核和技术指导。

（4）对食品安全事故调查处理和事故责任调查提供技术支持和咨询。

（5）组织开展科研攻关。

（6）开展食品安全知识宣传及普及。

（7）开展培训和合作交流。

（8）承当云南省食品安全风险评估专家委员会的日常工作。

（9）承担云南省人民政府食品安全委员会及其办公室交办的临时工作任务。

（二）主要工作

1. 营养工作

（1）2020 年居民食物消费状况调查

2020 年居民食物消费状况调查在红河州弥勒市和大理州弥渡县开展现场工作。

4 月 21 日，营卫所刘志涛和彭敏以网络视频形式参加国家食品安全风险评估中心召开的 2019 年中国居民食物消费量调查工作总结会。总结会总结了 2019 年的工作情况并对 2020 年工作进行了安排和部署。8月，收集完成了24份地方特色菜肴图谱、54份预包装食品图谱、235份食品标签信息。

8月10—13日，中心副主任闵向东，营卫所刘志涛、彭敏、朱晓参加大理州弥渡县2020年中国居民消费量调查工作的启动培训会和现场调查工作。8月24—27日，中心闵向东副主任、营卫所刘志涛、彭敏，对项目点大理州弥渡县调查工作进行现场指导，以便后期更好地开展重点食品采购与消费行为工作。11月2—4日，中心副主任闵向东，营卫所刘志涛、彭敏、朱晓、张志华参加红河州弥勒市2020年中国居民消费量调查工作的启动培训会和现场调查工作。

9月28日，彭敏参加了由国家食品安全风险评估中心以网络视频举办的中国居民食物消费量调查图谱采集相关问题研讨会。国家食品安全风险评估中心介绍了中国居民消费量调查的工作背景以及食物图谱采集的工作意义。6个省、自治区、直辖市疾控中心相关技术人员汇报各省图谱工作进展情况，汇报图谱工作手册编写进展，讨论图谱系列书籍框架体系。

截至12月，根据项目要求每个调查点调查120户350人，2个项目点均已完成项目工作任务。弥渡县调查120户391人，弥勒市调查132户447人，符合项目要求的年龄、性别比例。

（2）食物成分监测

7月，按照国家项目工作安排，正式启动食物成分监测项目，作为主要实施单位，组织专业人员，参加了国家级项目培训会，组织制订了云南省项目实施方案，对食物成分监测工作的组织领导、工作内容、职责分工等做了细致说明及规定。按照国家项目要求，共采集2020年新加样品20种（包括地方特色蔬菜、水果及菌藻类样品）及2012—2019年复测样品60种，完成食物基本信息、采样信息、样品影像资料收集等工作任务。截至12月31日，已完成新测样品中可食部分、水分、灰分、总氮、脂肪、膳食纤维、糖、维生素和矿物质的含量检测和复测及补测样品中膳食纤维、维生素C、胡萝卜素、矿物质等营养成分的含量检测及监测数据资料上报。

（3）继续开展“人口较少民族营养与健康状况调查项目”

1月14—17日，为进一步落实《云南省国民营养计划（2018—2030年）》，了解云南省人口较少民族（基诺族、布朗族）营养健康状况调查工作进展及实验室能力建设情况，由中心副主任闵向东带队，营卫所、检验中心一行4人到西双版纳州景洪市、勐海县开展调研。完成人口较少民族营养健康状况调查项目耗材的发放、伦理审查、调查方案修订等前期准备工作。

起草《西双版纳州和怒江州人口较少民族营养状况调查研究工作方案》，并制定下发工作手册，手册对工作方案、调查问卷及填写说明、质量控制等调查工作所涉及的内容进行了详细说明，覆盖面广、可实施性强，以便于指导基层顺利开展工作。完成人口较少民族营养健康状况调查项目耗材的发放、伦理审查等前期准备工作。

6月28日—7月1日，中心副主任闵向东带队由营卫所刘志涛、赵江、杨彦玲、朱晓，检验中心刘敏、李姿组成的工作组赴西双版纳州布朗山乡进行调查前培训及调查现场技术指导。来自西双版纳州疾控中心和布朗山乡卫生院的20余名工作人员参加了培训。通过集中培训，调查人员掌握了本次调查的具体工作方法和质量控制要求。培训结束后，工作组赴调查现场进行技术指导，为现场调查工作人员答疑解惑，对问卷进行现场质控，指出存在的问题，以保证调查工作有序、高质量完成。现场调查结束后，及时编写录入数据库并发放州（市），及时对州（市）反馈问题进行答疑。

8月17—20日，营卫所刘志涛、张强、赵江、朱晓和检验中心李姿组成工作组，赴兰坪县进行调查前培训。来自兰坪县疾控中心和通甸镇卫生院的20余名工作人员参加了培训。培训结束后，工作组赴通甸镇卫生院进行实地考察，通过与工作人员座谈、察看实验设备等方式了解并解决了一些现场存在的困难与问题。

年内已完成西双版纳州布朗族、基诺族，兰坪县普米族居民营养与健康调查分析报告的撰写。

2. 食品安全工作

（1）食源性疾病监测

① 食源性疾病事件监测

全省通过“食源性疾病暴发监测系统”共报告食源性疾病事件1444起，发病6548人，死亡43人，病死率0.66%，报告食源性疾病发病率13.56/10万。与2019年同期相比，发病起数上升了21.34%（1444/1190），发病人数上升了11.91%（6548/5851），死亡人数减少了18人（43/61）。

按时完成食源性疾病监测数据月、季度分析及上报工作。

② 食源性疾病病例监测

全省1855家哨点医院通过“食源性疾病监测报告系统”报告病例79683例，完成病原学检验4881份，共检出阳性菌株334株，其中沙门氏菌214株、贺氏菌29株、致泻大肠埃希菌14株、副溶血性弧菌5株、诺如病毒69株，阳性标本检出率6.84%。

③ 疑似食源性异常病例/异常健康事件监测

全省1855家哨点医院无疑似食源性异常病例/异常健康事件报告。

④ 食源性疾病风险评估

完成“2020年云南省第一、二、三、四季度食源性疾病监测分析报告”，按月完成“云南省食源性疾病及食物中毒风险评估报告”。

根据食源性疾病监测评估结果，向全省疾控系统下发了6次预警信息：

《关于加强误食甲醇中毒防控工作的预警信息》（云疾控预警〔2020〕3号）

《关于加强全省野菜中毒防控工作的预警信息》（云疾控预警〔2020〕5号）

《关于加强学校食源性疾病防控工作的预警信息》（云疾控预警〔2020〕6号）

《关于加强全省野生菌中毒防控工作的预警信息》（云疾控预警〔2020〕7号）

《关于加强全省乌头碱类中毒防控工作的预警信息》（云疾控预警〔2020〕13号）

《关于加强农村自办宴席食物中毒防控工作的预警信息》（云疾控预警〔2020〕15号）

（2）组织开展食品安全分析和评估工作

① 汇总、分析疾控系统食品安全风险监测数据，完成第一、二、三、四季度《云南省食品安全风险监测结果分析报告》上报省卫生健康委。

② 完成省食安办交办的任务：完成2018年、2019年八大产业相关数据分析补充，完成“2019年桶装水和直饮水监测结果报告”和“2019年食品安全风险监测主要问题汇总表”梳理，完成2019年全省食品安全分析报告等的修改和征求意见。

（3）三七主根食用安全性评估工作

开展三七主根食用安全性评估项目前期沟通准备工作。4月24日，收到省卫生健康委转发文件后，第一时间与文山州卫生健康委和文山三七产业局联系，并制作“三七主根食用安全性评估资料准备情况调查表”发给文山州卫健委进行填报。年内已收集到部分毒理学、重金属和农药残留等相关资料。

（4）29家哨点医院监测能力质控工作

5月29日，省卫生健康委下发《关于2019年食源性疾病病原体监测质控考核结果的通报》，并于7月28日在全省培训班上通报了考核结果，并向考核结果为“满意”的哨点医院颁发证书。

（5）食品安全应急能力建设

7月27—30日，为进一步加强食源性疾病监测和调查能力，切实做好2020年全省食源性疾病监测与防控工作，云南省食源性疾病监测与防控工作培训班在曲靖市麒麟区举办。16个州（市）

疾控中心、承担病原学检验的30家医疗机构及所在地疾控中心、7家省级医疗机构分管领导、相关科室负责人和业务骨干，以及贡山县、兰坪县、德钦县、维西县、沧源县、永德县等重点县疾控中心160余人参训。

10月21—24日，为进一步提高全省食品安全事故流行病学调查处置能力，云南省食品安全事故流行病学调查处置培训班在昆明举办。云南省第二届食品安全事故流行病学调查专家组成员，部分重点州（市）和县疾控中心领导和业务骨干70余人参训。

（6）食品安全事故调查处置

对基层开展食品安全事故调查处置工作提供技术指导和支持。

3. 科普宣传

（1）参加云南省2020年“全民营养周”暨“中国学生营养日”宣教活动

5月17日，云南省2020年全民营养周启动仪式首次以网络视频直播的形式，连线全省州（市）16个分会场同步启动，云南省卫生健康委员会食品处唐大立二级调研员、云南省科学技术协会夏天部长、中心副主任闵向东、昆明医科大学王琦教授等领导和专家出席了中心主会场的启动仪式。云南省卫生健康委食品处唐大立二级调研员和省科学技术协会学会部夏天部长在启动仪式上先后致词，各分会场的科普宣传志愿者、脱贫攻坚驻村队员代表也先后发言；最后，闵向东副主任宣布了2020年全民营养周的主题为“合理膳食，免疫基石”，并宣布云南省2020年全民营养周暨“5·20”中国学生营养日主题宣传活动正式启动。启动仪式后，云南省肿瘤医院临床营养科周岚主任和昆明医科大学王琦教授分别以“人体的免疫力是怎么回事”“简说食物蛋白”为主题进行了科普宣讲。此外，全民营养周也即将开展“合理膳食 免疫基石 饮食分餐 食尚健康”系列知识微讲座活动。

（2）利用主流媒体（报刊、微信公众平台和网络等）开展系列宣传

2月5日，在“云南网”登载《新型肺炎何所惧，风雪兼程疾控人》，记录了营卫所刘志涛不辞辛苦、发挥党员先锋模范带头作用的抗疫故事。

2月19日，在“云南网”登载《省里来了个指导员，藏族同胞这回可看懂了疫情防控知识》，记录了营卫所刘志涛深入藏区开展疫情防控的感人事迹。

5月20日，在“云南网”登载《云南省2020年全民营养周科普活动线上启动 专家：我省营养不足与过剩现象并存》《营养周@为我们拼过命的人，请记得好好吃饭、保证营养健康》。

在中心微信公共平台发布食品与营养相关信息19条。

5月18日，营卫所李娟娟就“我省居民营养状况及建议”和“医务人员营养膳食指导”接受“云南网”记者采访。

刘志涛就“预防野生菌中毒”“预防乌头碱中毒”等内容，多次接受“云南网”记者采访。

（3）食品安全宣传品

12月，完成宣传品印制的招标采购，本次招标共采购招贴画222400张、宣传传单560000张、展架264个、盒装抽纸4000包、玻璃水杯400个、折叠单肩背包400个、警示牌700个、食品安全相关法律法规7300本和流调指南7300本。

（4）组织参加“微·科普”比赛

积极参加“2020年中心第二届职工‘微·科普’技能大赛”，宁忻的参赛作品《为食品添加剂正名》获一等奖，阮元获四等奖，胡文敏和朱晓获五等奖，科室荣获最佳组织奖。

4. 其他

（1）洗胃机采购项目

自2019年11月20日，洗胃机采购资金80万元划拨到中心之后，立即进行一系列政府招

标采购流程。完成了55台洗胃机的招标采购工作流程与合同签订，并确保后续的验收、发放工作顺利进行。

（2）健康扶贫

张强全年在怒江州兰坪县开展驻点健康扶贫工作。

（3）食堂检查

按月完成职工食堂食品安全检查指导并开展风险监测。

（4）带教

完成大理大学实习人员带教，指导实习人员撰写毕业论文并进行多次修改等。

对2名昆明医科大学本科生进行带教。

（5）汛期一线值班和应急值守

7月4日—9月30日，李娟娟、赵江、彭敏、余思洋、苏玮玮、朱晓参加防汛一线值班。

（三）服务基层

5月21—22日，营卫所刘志涛前往红河州个旧市对云南锡业集团人才培训中心举办的“食品安全管理能力提升培训班”进行授课。

6月3—5日，中心副主任闵向东和营卫所刘志涛前往香格里拉市对香格里市医疗卫生机构专业人员开展食源性疾病调查处置帮扶指导。

7月9—10日，李娟娟到临沧市临翔区开展食源性疾病现场指导工作。

7月13—15日，苏玮玮到玉溪市华宁县、红塔区参加省食安办组织的“野生菌中毒防控工作调研”。

8月5—10日，杨彦玲到文山州文山市、丘北县、红河州蒙自市、建水县开展2020年重点地区食源性疾病监测现场指导调研。

8月9—14日，赵江到德宏州芒市、盈江县、保山市隆阳区、腾冲市开展2020年重点地区食源性疾病监测现场督导调研。

8月14日，万青青、阮元、杨彦玲到楚雄州楚雄市开展2020年食物成分监测采样。

8月18—26日，苏玮玮到丽江市古城区、宁蒗县、迪庆州香格里拉市、德钦县开展2020年重点地区食源性疾病监测现场督导调研。

8月26—28日，赵江到红河州蒙自市参加“2020年红河州食源性疾病监测及防控培训班”并承担授课任务。

9月2—4日，李娟娟、赵江到德宏州芒市参加“2020年德宏州食源性疾病监测及防控培训班”并承担授课任务。

9月25日，赵江到昆明市疾控中心参加“2020年昆明市食源性疾病监测及防控培训班”并承担授课任务。

10月15—17日，闵向东、刘志涛、李娟娟到玉溪市红塔区参加“2020年野生菌中毒防控综合体系构建玉溪市试点项目启动会及培训班”。

（四）能力建设

1. 培训学习

4月9日，省卫生健康委食品处处长曾建辉及相关工作人员、中心营卫所、检验中心相关业务人员40余人参加国家食品安全风险评估中心举办的“2020年食品安全风险监测工作视频会议”。

4月21日，刘志涛、彭敏参加国家食品安全风险评估中心举办的“2019年中国居民食物消费量调查工作总结视频会”。

5月20日，中心书记杨军带队，副主任闵向东、营卫所李娟娟、董海燕、检验中心王瑾、杨祖顺参加了由云南省人民政府食品安全委员会办公室举办的“2020年全省食物中毒防控工作电视电话会议”。

5月28日，刘志涛、李娟娟参加了国家卫健委食品司举办的“2020年国家卫健委食品司工作沟通视频会议”。

6月5日，营卫所全体参加国家食品安全风险评估中心举办的“2020年全国食源性疾病监测技术线上培训班”。

7月9—10日，营卫所参加国家食品安全风险评估中心举办的“2020年中国居民食物消费调查工作线上培训会”。

7月13日，营卫所参加国家食品安全风险评估中心举办的“2020年中国居民食物消费量调查图谱采集及预包装食品标签信息收集线上培训班”。

7月24—26日，刘志涛、赵江、万青青、阮元、杨彦玲、苏玮玮、陈留萍在昆明参加云南省营养学会第五届会员代表大会。

8月3—6日，刘志涛到海南省琼海市受邀参加海南省食源性疾病暴发事件现场流行病学调查培训班授课交流。

8月17日，营卫所参加国家食品安全风险评估中心举办的“重点食品（液态乳制品）采购与消费行为调查工作研讨会线上会议”。

8月29—30日，万青青到天津市参加中国营养学会第九届理事会第八次常务理事会暨第四次理事会议、第九届第二次全国会员代表大会。

9月9—11日，刘志涛参加了由省卫生健康委食品处组织的赴安徽省考察学习，学习借鉴安徽省在食品安全风险监测及营养工作、食品安全标准管理的先进经验。

9月11—13日，赵江到海南省海口市参加2020营养科普和传播研究基金——“营养与传统饮食文化”研究会。

9月14—16日，刘志涛参加了由省卫生健康委食品处组织的赴河北省考察学习，学习借鉴河北省在食品安全风险监测及营养工作、食品安全标准管理的先进经验。

9月15—18日，万青青、阮元到广东省深圳市参加中国疾控中心营养与健康所举办的全国食物成分监测培训班。

9月23—26日，董海燕到北京参加2020年全国营养工作会议。

9月26—28日，刘志涛参加了国家卫健委食品司在北京召开的贯彻落实食品安全法及食品安全标准与监测评估规划研讨会。

9月27—28日，李娟娟、赵江到省卫生健康委参加国家卫健委应急办举办的“全国中毒卫生应急处置规范化视频培训班”。

9月28日，营卫所参加国家食品安全风险评估中心举办的“中国居民食物消费量调查图谱采集相关问题研讨会”。

10月20—21日，闵向东、刘志涛到内蒙古呼和浩特参加合理膳食行动和国民营养计划落实全国推进会。

11月16—19日，朱晓到北京参加国家食品安全风险评估中心举办的“2020年中国居民食物消费量调查数据清理与使用方法培训班”。

11月17日，刘志涛到广东省汕头市参加广东省疾控中心举办的“2020年广东省食源性疾病暴发循证技术与流调规范培训班”并授课。

11 月 18—21 日，刘志涛、李娟娟、杨彦玲、苏玮玮、彭敏、朱晓参加了国家卫生健康委在昆明市举办的“2020 年食品安全风险监测评估工作培训班”。

11 月 20 日，刘志涛陪同国家卫生健康委食品司刘金峰司长、监测评估处陈波处长、国家食品安全风险评估中心张磊研究员、河南省卫生健康委黄红霞副主任、广东省疾控中心张永慧首席科学家（原中心主任）一行，开展食品安全调研指导。

11 月 24—26 日，杨彦玲到广西防城港市参加“中国——东盟食品安全与营养健康合作论坛”。

12 月 2—4 日，刘志涛到北京参加国家食品安全风险评估中心举办的“2020 年食源性疾病研讨会”。

12 月 7—10 日，陈留萍到北京参加国家食品安全风险评估中心举办的“2020 年食源性疾病研讨会”。

12 月 10—11 日，董海燕到北京参加中国疾控中心营养与健康所举办的“营养与健康专题研讨会暨重点实验室学术研讨会”。

12 月 15 日，营卫所参加国家食品安全风险评估中心举办的“全国食品安全科普宣传和风险交流培训会议”。

12 月 29 日，刘志涛、李娟娟在昆明参加中国疾控中心职业卫生与中毒控制所举办的“毒蘑菇中毒防控标准研制讨论会”。

2. 进修

11 月 1 日—12 月 31 日，陈留萍到江苏省疾病预防控制中心进修学习。

11 月 1 日—12 月 31 日，董海燕到中国疾控中心职业卫生与中毒控制所进修学习。

3. 发表文章、科研立项

科室人员共发表论文 8 篇，赵江出版专著一部《正骨治疗颈腰椎病》，担任主编。

《云南少数民族地区居民食物消费与营养相关慢性病关系的调查》获得中国营养学会科学普及与传播研究基金立项。

4. 获奖情况

4 月，张强荣获怒江州委组织部颁发的“疫情防控阻击战先进个人”。

5 月，在“2020 年第二届职工‘微・科普’技能大赛”中，部门荣获最佳组织奖；宁忻的参赛作品《为食品添加剂正名》荣获一等奖，阮元的参赛作品《合理膳食免疫基石》荣获四等奖，胡文敏的参赛作品《拒绝肥胖 “轻松”生活》、朱晓的参赛作品《每天吃点 Ta 健康你我他》荣获五等奖。

12 月，刘志涛、李娟娟、万青青、张强荣获中国疾控中心营养与健康所颁发的中国居民营养与健康监测省级技术骨干证书。

赵江、刘志涛、万青青、张强、万蓉、李娟娟、刘敏申报的《1992—2017 年云南省城乡居民膳食结构与营养相关慢性病变迁的研究》荣获 2020 年度云南省科学技术进步三等奖。

二十六、环境卫生

（一）部门建制

环境卫生所（简称：环卫所）定编 13 人，实有人员 14 人。

部门负责人：所长李建云，副所长张旭辉。

成员：王昕（环境卫生首席专家）、欧秋生、杨建斌、李晓琍、栗旸、狄娟、张瑞仙、熊庆、吕宗荣、王伟、许燕、马琳。

部门职责：

1. 拟定全省环境卫生等疾病预防控制规划和防制对策与技术措施。

2. 指导和组织开展农村环境卫生、饮用水卫生、公共场所卫生、空气污染（雾霾）与健康相关业务的监测、分析、卫生学评价报告撰写。

3. 配合爱国卫生技术指导中心对申报国家卫生城市、卫生县城的市（县）进行工作指导，做好技术支撑。

4. 参与并指导下级疾控中心调查与处置危害健康的突发公共卫生事件。

5. 参与“环境与健康”有关问题的研究。

6. 对下级疾控中心进行环境卫生工作业务技术指导，培训业务骨干。

7. 承担实习学生的带教。

8. 完成上级部门和领导交办的各项临时性及应急性工作。

（二）主要工作

1. 方案制订

4 月 28 日，向省卫生健康委提交《云南省疾病预防控制中心关于上报 2020 年全省城乡饮用水水质监测工作方案的报告》（云疾控发〔2020〕98 号）；5 月 12 日，省卫生健康委下发《云南省卫生健康委关于做好 2020 年云南省城乡饮用水水质监测工作的通知》（云卫疾控发〔2020〕10 号）。

6 月 19 日，向省卫生健康委提交《云南省疾病预防控制中心关于上报 2020 年云南省公共场所健康危害因素监测工作等方案的报告》（云疾控发〔2020〕135 号）；6 月 24 日，省卫生健康委下发《云南省卫生健康委关于印发公共场所健康危害因素监测工作方案（2020 年版）等 3 个方案的通知》（云卫疾控发〔2020〕13 号），包含《云南省公共场所健康危害因素监测工作方案（2020 年版）》《云南省空气污染（雾霾）对人群影响监测与防护工作方案（2020 年版）》和《云南省农村环境卫生监测工作方案（2020 年版）》3 个方案。

2. 饮用水卫生监测

完成 2019 年监测报告:《2019 年云南省农村饮用水水质卫生监测结果分析》(云疾控发〔2020〕5 号）、《2019 年云南省城市饮用水水质卫生监测结果分析》（云疾控发〔2020〕11 号）、《2018 年云南省农村学校饮用水水质卫生监测结果分析》。

在全省 16 个州（市）、129 个县（市、区）、1422 个乡镇（街道办）开展了饮用水水质卫生监测工作，覆盖了 100% 的州（市）和县（市、区），以及 99.86%（1422/1424）的乡镇。

共计上报农村饮用水监测结果 12208 份，完成国家安排任务量（11300 份）的 108.04%，完成云南省安排任务量（12166 份）的 100.35%，达标率为 71.12%，较 2019 年（66.07%）提升 5.05 个百分点。上报城市供水监测水样结果 3185 份，完成国家任务量（2372 份）的 134.27%，完成云南省安排任务量（3168 份）的 100.54%，达标率为 85.56%，较 2019 年（82.86%）提升 2.70 个百分点。上报农村学校水监测结果 774 份，达标率为 70.67%，较 2019 年（64.88%）提升 5.79 个百分点。

3. 空气污染对人群健康影响监测

完成 2019 年度所有资料收集，包括小学生健康问卷调查、医疗机构门诊信息及住院个案资料、急救中心接诊个案数据、环保和气象数据；完成 2019 年 12 个月的雾霾特征污染物（PM2.5）采样及成分分析；所有数据均按要求上报中国疾控中心“空气污染健康影响监测信息系统”并审核通过。完成《2019 年云南省空气污染（雾霾）对人群健康影响监测与防护项目技术报告》（云疾控发〔2020〕264 号）和《2019 年云南省空气污染（雾霾）对人群健康影响监测与防护项目工作总结》（云疾控发〔2020〕263 号）。

持续开展本年度监测工作。完成了每月 10—16 日雾霾特征污染物（PM2.5）采样及成分分析工作。与云南省第一人民医院、云南省急救中心、昆明市延安医院、官渡区人民医院、盘龙区人民医院签署协议，收集 2020 年门诊汇总数据、住院病例首页以及急救接诊个案资料。开展小学生健康问卷调查和健康防护现场工作。

4. 农村环境卫生监测

在全省 35 个项目县开展农村环境卫生监测工作，监测覆盖 173 个乡、700 个村，收集了 170 家工业企业、402 家养殖业、49 个垃圾处理厂、49 个污水处理厂、2233 个农村供水工程、12711 份死亡人口的相关信息和资料；调查学校 329 所，其中小学 173 所、中学 156 所；入户调查 3500 户家庭；对采集的 700 份土壤样品进行了重金属元素铅、镉、铬以及蛔虫卵的检测。

5. 城市饮用水信息公开

一季度，16 个州（市）共监测 141 个水厂，上报出厂水 142 份，合格 138 份，合格率 97.18%；上报末梢水 416 份，合格 401 份，合格率 96.39%。

二季度，16 个州（市）共监测 211 个水厂，上报出厂水 213 份，合格 202 份，合格率 94.84%；上报末梢水 554 份，合格 528 份，合格率 95.31%。

三季度，16 个州（市）共监测 213 个水厂，上报出厂水 214 份，合格 200 份，合格率 93.46%；上报末梢水 548 份，合格 518 份，合格率 94.53%。

四季度，16 个州（市）共监测 213 个水厂，上报出厂水 200 份，合格率 95.00%；上报末梢水 553 份，合格率 97.29%。

6. 公共场所健康危害因素监测项目

完成《2019 年云南省公共场所健康危害因素监测项目总结报告》（云疾控发〔2020〕222 号）。

在保山市、昭通市、文山州和普洱市继续实施监测。各监测地选取宾馆（酒店）18 家［三星级以上宾馆（含三星级）、三星级以下宾馆、快捷酒店各 6 家］、商场（超市）10 家、理发店 10 家、候车室 2 家 4 类公共场所共 40 家开展监测工作，4 监测地完成了 4 类公共场所共计 160 家单位监测。

7. 爱国卫生工作

参与完成重庆市大足区、荣昌区、永川区进行国家卫生城镇技术评估工作；根据省爱卫办工作安排对楚雄市创建国家卫生城市进行暗访，分别对曲靖市、保山市、丽江市、楚雄市、嵩明县、安宁八街街道进行国家卫生城市（县城、乡镇）复评估工作。

王昕首席到文山州进行创建国家卫生城市标准培训；到嵩明县进行国家卫生县城复评审前的市容环境卫生等内容进行专项指导；参加了云南省环境卫生协会行业工作会议暨协会年会，在会上做了《国家卫生城市（市容环境卫生标准）》等内容的培训；12 月，在省爱卫办举办的国家卫生县城标准培训班上授课，讲授《国家卫生县城标准环境卫生部分》《怎样创建国家卫生城市》等内容。

8. 爱国卫生“7 个专项行动”

借调马琳到省卫生健康委“7 个专项行动”办公室。

7 月，王昕首席完成云南省推进爱国卫生“7 个专项行动”工作指南中“公共场所清洁消毒样品采集质量抽检规范”的撰写；8 月，在全省推进爱国卫生“7 个专项行动”工作培训班上授课；9 月，到电视台都市频道栏目进行爱国卫生“7 个专项行动”专题访谈节目。

环境卫生所负责公共场所清洁消毒全覆盖行动卫生抽检技术指导，马琳负责每周收集上报卫生抽检情况。

参加省卫生健康委组织的各类办公会、调度会、通报会等。

9. 现场检测

省卫生监督局委托的双随机检测：完成 6 家公共场所现场检测和 2 所学校饮用水采样。

完成 1 家宾馆集中式通风系统检测。

10. 参加其他部门组织的调研督导工作

根据云南省深化医药卫生体制改革领导小组文件《关于开展医疗卫生行业监管督查的通知》的精神和要求，王昕参加对怒江州泸水市、福贡县，大理州大理市、永平县开展医疗卫生行业综合监管督查；马琳参加对昭通市、昭阳区、鲁甸县，曲靖市开展医疗卫生行业综合监管督查。

根据《云南省爱卫办关于配合做好全国 2020 年城乡环境卫生整洁行动抽查评估工作的通知》，中心副主任查舜和中心环卫所副所长张旭辉配合国家专家完成对昆明市五华区、呈贡区，玉溪市红塔区、澄江市 2020 年城乡环境卫生整洁行动抽查评估工作。

8 月，王昕陪同省政府参事王灿平到大理州、昆明市进行爱国卫生“7 个专项行动”调研活动。

根据《国家卫生健康委办公厅 国家中医药管理局办公室 关于开展医疗卫生机构厕所整洁专项行动的通知》和《云南省医疗卫生机构厕所整洁专项行动实施方案》的要求，按照省爱卫办安排，完成对云南省阜外心血管病医院、昆明医科大学附属口腔医院、云南省妇幼保健院、云南省中西医结合医院、云南中医学院第二附属医院的督查。

12 月，许燕参加省政府组织的“7 个专项行动”督导，负责对保山市和大理州的现场工作。

11. 教学工作

（1）进修培训：接受安宁市、怒江州、镇雄县等地疾控中心 4 名专业人员到环境卫生所的进修学习。

（2）张旭辉、欧秋生、杨建斌、狄娟、王伟作为师资，完成州（市）级人员能力提高培训班授课和现场实验培训。

12. 新冠肺炎疫情防控工作

（1）4 月 30 日、5 月 6 日，接疫情防控指挥部通知对云南省召开十三届人大、政协两会的海埂会堂和会议代表、工作人员入住的 10 家宾馆中央空调进行指导性检查，并提出了中央空调使用的意见及要求。

（2）组织“昆明市宾馆酒店通过集中空调通风系统传播新冠肺炎风险评估”讨论会，完成《昆明市宾馆酒店通过集中空调通风系统传播新冠肺炎风险评估》。

（3）组织开展“公共场所集中空调通风系统卫生要求与卫生学评价”培训。

（4）完成急传所新冠病毒检测实验室和 P2 移动实验室生物安全柜检测。

（三）服务基层

1. 扶贫工作

（1）为底武村争取了 2980 只净水器更换滤芯。

（2）委托彝良县疾控中心开展底武村集中式供水水质检测：共检测 4 份样本，均不合格。主要不合格指标是总大肠菌群、菌落总数、耗氧量。

2. 现场技术指导

深入现场技术指导 35 个疾控中心。指导内容：新冠肺炎疫情防控、饮用水和农村环境卫生监测、爱国卫生工作指导、生物安全柜使用、人居环境整治和厕所革命等。

（四）能力建设

1. 开展饮用水检测能力调查

中心具备 106 项水质全分析指标的检测能力。

16 个州（市）疾控中心水质全分析平均检测能力为 95.69 项，较 2019 年 85.8 项提高 9.89 项。具备水质全分析 106 项检测能力州（市）有 3 个，分别是昆明市、文山州、玉溪市。其他州（市）检测能力由高到低依次为：楚雄州 104 项、大理州 104 项、德宏州 104 项、红河州 104 项、临沧市 104 项、普洱市 104 项、丽江市 102 项、曲靖市 92 项、昭通市 89 项、保山市 88 项、西双版纳州 87 项、怒江州 70 项、迪庆州 61 项。

129 个县（市、区）级疾控中心水质检测常规指标平均能检测 34.84 项，较 2019 年 33.7 项提高 1.14 项。

能检测常规 42 项指标的县（市、区）有盘龙区和东川区；能检测常规 40 项指标的县（市、区）有腾冲市、武定县、安宁市、呈贡区、官渡区、五华区、西山区、泸水市、麻栗坡县和红塔区。

分州（市）看，检测能力由高到低依次为：昆明市 37.07 项、保山市 37 项、昭通市 36.82 项、楚雄州 36.1 项、西双版纳州 36 项、文山州 35.75 项、玉溪市 35.56 项、怒江州 34.75 项、红河州 34.08 项、曲靖市 33.56 项、临沧市 33.5 项、普洱市 33.4 项、大理州 33.33 项、迪庆州 33.33 项、德宏州 33.2 项、丽江市 31.6 项。

2. 举办专业培训班和会议

9 月 7—11 日，在红河州蒙自市举办了 2 期“2020 年云南省饮用水和农村环境卫生监测项目培训班”，来自全省 16 个州（市）、129 个县（市、区）疾控中心负责饮用水和农村环境卫生监测项目的工作人员近 300 人参加培训。

二十七、学校卫生

（一）部门建制

学校卫生所（简称：学卫所）定编 14 人，实有正式人员 14 人。

部门负责人：所长常利涛，副所长黄达峰。

成员：代丽梅、刘宏、黄鑫、邓淑珍、韦蝶心、安维维、刘春艳、杨云娟、谭敏、杨帆、张丽芳、雷园婷。

学校卫生所内设学生常见病与多发病防制组、学校传染病及突发公共卫生事件防控组、意外伤害和心理干预组 3 个工作组。

学生常见病与多发病防制组：黄鑫、安维维、谭敏、雷园婷。

学校传染病及突发公共卫生事件防控组：韦蝶心、邓淑珍、刘春燕、张丽芳。

意外伤害和心理干预组：刘宏、代丽梅、杨云娟、杨帆。

部门职责：

1. 学生健康监测。

2. 学生学习、生活环境卫生学监测与评价。

3. 学校建筑项目预防性卫生学评价。

4. 全省学生常见病、常见传染病防治指导。

（二）主要工作

1. 云南省农村义务教育学生营养改善相关工作

按照中国疾控中心通知要求，因新型冠状病毒肺炎疫情等因素，本年度暂不开展现场调查，预计在 2021 年 3—4 月启动下一轮监测评估现场调查。

按照国家要求，云南省农村义务教育学生营养健康监测评估的重点监测县增至 4 个县（市），增加泸西县，4 个重点监测县（市）分别为：寻甸县、宣威市、弥渡县、泸西县。

（1）技术培训及工作会

9 月 14—17 日，中国疾病预防控制中心营养与健康所在北京举办了农村义务教育学生营养改善计划营养监测与指导培训班。云南省省级、4 个重点监测县学生营养办、疾控中心相关人员共计 15 人参加了此次培训。国家卫健委疾控局慢性病与营养管理处段琳副处长、中国疾控中心营养与健康所纪委书记李新威等领导出席了开幕式。培训班就农村义务教育学生营养改善计划监测评估方案、学生营养健康监测现场实施要点及我国学校供餐相关政策标准等内容进行了详细讲解。在培训班上，中心参会代表分享了云南省学生营养健康监测与指导经验。

11 月 24—28 日，为更好地贯彻落实《国务院办公厅关于实施农村义务教育学生营养改善计划的意见》（国办发〔2011〕54 号）精神，传达《中国疾病预防控制中心农村学生营养改善计划学生营养健康监测评估方法（2020 版）》，通报云南省农村义务教育学生营养健康状况监测评估工作进展，提高疾控系统学校卫生工作人员的业务能力，进一步推动农村义务教育学生营养健康监测评估工作和学校卫生其他相关工作顺利开展，在红河州蒙自市举办了“2020 年全省学生营养健康监测暨学校卫生技术培训班”。来自 16 个州（市）、124 个县（市、区）疾病预防控制中心的领导、技术骨干或营养监测相关负责人、江苏省疾病预防控制中心儿健所专家及省级授课老师、相关工作人员共计 149 人参加了此次培训班。

红河州疾控中心副主任吴国胜，中心学校卫生所所长常利涛和江苏省疾控中心儿健所所长张凤云参加了开幕式。吴国胜副主任在开幕会上致词。

此次培训班，采用视频培训和面对面培训相结合的方式进行。中国疾控中心张倩研究员、江苏省疾控中心周永林主任医师和苏州市疾控中心沈惠主任医师，通过视频培训的方式分别讲授了国内外儿童肥胖防控策略和措施、江苏省儿童青少年健康促进工作及发展规划、苏州市学校卫生工作经验。培训班上，常利涛所长通报了 2012—2019 年云南省农村义务教育学生营养健康状况监测评估工作进展及存在的问题和对策探索，讲授了青少年脊柱弯曲的基础知识；学卫所的其他工作人员就农村学生营养改善计划学生营养健康监测评估方法、营养配餐技术要点、教室环境卫生学监测与评价、脊柱弯曲异常的初筛、儿童青少年伤害研究进展、儿童青少年心理健康研究进展等内容进行了详细讲解。

本次培训班对全省各州（市）、各县（市、区）疾控中心相关人员进行了系统培训，对工作中存在的管理协调问题和技术问题进行了交流、讨论和答疑。并在培训班最后对培训班的培训效果进行了评估，用试题对参训人员进行了考核。为规范、科学和顺利地完成 2021 年学校卫生工作任务奠定了基础，整个培训取得了圆满的成功，达到了预期的目的。

（2）现场技术指导

10 月 28 日—11 月 11 日，为进一步提高重点监测县的工作质量和水平，保证 2021 年重点监测现场任务顺利、有序完成，派人员前往弥渡县、寻甸县、宣威市和泸西县开展现场技术指导。指导内容主要包括：2019 年监测现场及数据中存在问题的分析及建议，2021 年现场工作所需仪器设备准备等。

（3）根据“九三科技之光”——农村中小学科学配餐合理膳食试点项目相关情况及农村义务教育学生营养健康状况监测结果撰写了《“九三科技之光”云南省农村中小学科学配餐合理膳食研究报告》，由九三学社云南省委呈报省人民政府。

2. 全省学校传染病防控工作

全省学校累计报告乙类传染病发病4263例；报告突发公共卫生事件100起，发病3307例；与2019年同期相比，乙类报告传染病发病数减少1412例（–24.88%），主要降低病种为：登革热（–400例，–94.56%）、猩红热（–397例，–55.37%）、肺结核（–310例，–12.66%）、病毒性肝炎（–160例，–26.23%）、梅毒（–117例，–45.35%）、伤寒和副伤寒（–124例，–40.92%）、麻疹（–99例，–94.29%）、痢疾（–79例，–22.25%）；突发公共卫生事件减少58起（–37.11%）。学校报告乙类传染病和突发公共卫生事件起数呈现下降趋势。

（1）学校传染病防控工作督导

5月25日—6月6日，按照《云南省人民政府教育督导委员会办公室关于开展学校新冠肺炎疫情防控专题调研的通知》（云政教督办函〔2020〕10号）要求，派出4名专业人员赴现场工作调研，调研工作覆盖16个州（市）和52所高校，调研内容包括：相关制度制定执行情况、压实主体责任情况、安全有序复学复课情况、重点场所（区域）新冠肺炎疫情防控情况、次生灾害叠加风险预防情况、落实登记报告工作情况。

10月20—22日，按照省卫生健康委疾控局要求，与免疫规划所共同派出专业人员前往宾川县、陇川县参与调查处置当地2起学校水痘暴发疫情。

（2）参与学校及幼儿园新冠肺炎等传染病防控技术培训

先后派出8人次参与省教育厅等组织举办中小学校、幼儿园传染病防控知识培训班，参加培训的有学校及幼儿园卫生工作分管领导、校医、保健教师，有效提升了全省学校传染病及突发公共卫生事件防控能力。

（3）全省学校传染病疫情分析与风险评估监测

按时完成“2019年云南省学校传染病疫情分析”“2020年1—3月、2020年1—6月、2020年1—9月云南省学校传染病疫情分析”工作，以及每月“全省学校传染病和突发公共卫生事件风险评估”工作，完成学校重点传染病预警2次——《关于做好全省学校夏秋季传染病和突发公共卫生事件防控工作的预警信息》《关于进一步加强全省学校水痘等冬春季传染病和突发公共卫生事件防控工作的预警》。

3. 儿童青少年近视等常见病和健康影响因素监测与干预

按照国家卫生健康委办公厅《关于印发2020年全国学生常见病和健康影响因素监测与干预工作方案的通知》（国卫办疾控函〔2020〕637号）和《云南省卫生健康委 云南省教育厅关于印发2020年儿童青少年近视等常见病和健康影响因素监测与干预工作方案的通知》（云卫疾控发〔2020〕20号）要求，全省16个州（市）全面开展儿童青少年近视等常见病和健康影响因素监测和干预工作，重点落实儿童青少年近视调查任务。

（1）撰写监测报告

撰写《2019年云南省儿童青少年近视等常见病和健康影响因素监测与干预技术报告》，呈报省卫健委和省教育厅。

2019年度监测人群为16个州（市）、32个县（市、区），其中城区抽取8所学校（2所小学、2所初中、2所高中、1所职高、1所大学），县（市、区）抽取5所学校（2所小学、2所初中、1所高中），覆盖幼儿园大班至大学三年级学生（5.5 ~ 24岁），共计79063人，其中儿童青少年近视监测覆盖幼儿园大班至高中所有年级，共计75515人；学生健康影响因素监测覆盖小学四年级至大学三年级，共计 56763 人。

撰写《云南省 2019 年 129 个县（市、区）儿童青少年近视调查报告》，呈报省卫健委和省教育厅。

2019 年云南省儿童青少年近视监测实现对 16 个州（市）129 个县（市、区）全覆盖，累计调查 989 所学校及幼儿园，其中：中小学校 725 所，幼儿园 264 所，共计 284166 人，剔除不符合国家数据审核标准的异常数据及幼儿园大班年龄在 5.5 ~ 6.5 岁的无效样本后，纳入近视统计样本为 276259 人，男生 136250 人，女生 140009 人。其中，幼儿园学生 18383 人，小学生 140563 人，初中生 67610 人，高中生 42258 人，职高生 7445 人。按照国家近视筛查标准，本次调查共检出近视学生 121406 人，近视率为 43.9%，其中：男生近视人数 51712 人，近视率为 38.0%；女生近视人数 69694 人，近视率为 49.8%；幼儿园 6 岁儿童近视率为 14.2%，小学生近视率为 29.0%，初中生近视率为 60.2%，高中生（含职高）近视率为 75.0%（普通高中生 78.3%，职业高中生 56.6%）。

（2）技术培训及工作会议

8 月 25 日，中国疾控中心学校卫生中心组织召开 2020 年全国学生常见病和影响因素监测与干预技术培训会，会议采用视频的形式举行。国家卫健委疾控局环境健康处冀永才副处长、中国疾控中心公卫处刘东山副处长出席了开幕式并致辞。来自全国各省、自治区、直辖市和新疆生产建设兵团疾控中心学校卫生工作人员近 200 人在线上参加了培训会。培训会由中国疾控中心学校卫生中心马军主任主持。会上，马军主任对 2019 年常见病监测及干预工作作了技术总结，提出了相关建议，并对 2020 年监测和干预方案进行了解读。中国疾控中心学校卫生中心相关工作人员对 2020 年监测和干预工作进行了解析，包括调查表填写要求、现场检测项目操作规范、监测质量控制、数据分析及利用。今年的监测工作在去年的基础上还增加了学生新冠肺炎防控知识行为的专题调查。学校卫生所相关人员在通过视频系统参加培训。

9 月 23—27 日，为确保云南省儿童青少年近视等常见病和健康影响因素监测与干预工作顺利开展，在大理市举办了 2020 年云南省儿童青少年近视等常见病和健康影响因素监测与干预工作培训班。中心副主任查舜、广西壮族自治区疾控中心学校卫生所所长孟军、大理州疾控中心副主任李庆堂、昆明市儿童医院眼科陶丹主任、中心学校卫生所所长常利涛出席了开幕式。来自全省 15 个州（市）及 122 个县（市、区）疾控中心的相关工作人员 230 余人参加了本次培训班。培训班开幕式由常利涛所长主持；李庆堂副主任代表大理州疾控中心向与会人员致欢迎词；查舜副主任针对今年云南省儿童青少年近视等常见病监测与干预工作提出要求。培训班上，特邀嘉宾孟军所长对广西学校卫生工作现状和当地儿童青少年眼健康管理平台进行了详细介绍，常利涛所长讲解了新型冠状病毒肺炎学校防控态势及工作要点，陶丹主任结合往年近视调查现场对儿童青少年近视筛查规范及注意事项进行了详细讲解，学校卫生所相关专业人员就今年监测方案、技术要求及干预相关知识和方法进行了详细讲解。培训的主要内容有：2020 年云南省儿童青少年近视等常见病和健康影响因素监测与干预工作方案详细解读、儿童青少年近视筛查规范及注意事项、儿童青少年近视监测质量控制、学生常见病检查技术培训、学校环境卫生监测技术培训、数据录入上报和软件实操，以及儿童青少年近视防控技术解读、学校卫生标准解读、儿童青少年近视、脊柱弯曲异常、肥胖干预等。

（3）现场技术指导

10 月，为确保 2020 年儿童青少年近视等常见病和健康影响因素监测与干预工作按要求保质保量完成，派出专业人员分赴昆明市、红河州、普洱市、大理州、丽江市、楚雄州等州（市）开展儿童青少年近视等常见病和健康影响因素监测与干预现场技术指导工作。

（4）数据收集上报

受新冠肺炎疫情影响，部分县（市、区）现场工作不能按时开展，学校卫生所督促、指导、协助各县（市、区）尽快开展了现场检测及数据录入、审核等工作；12 月 25 日，按照国家要求完成全省 32 个监测县的监测数据的收集、汇总、审核及上报。

4. 举办中小学兼职健康副校长培训师资视频培训班

8 月 26 日，按照云南省教育厅、云南省卫生健康委等部门联发的《云南省教育厅等五部门关于进一步加强和改进农村义务教育学生营养改善计划工作的通知》（云教发〔2020〕42 号）的精神，落实在全省 129 个县（市、区）以乡镇为单位配备学校兼职健康副校长的工作要求，举办了中小学兼职健康副校长培训师资视频培训班。来自 16 个州（市）、129 个县（市、区）疾病预防控制中心公共卫生科科长和负责学校卫生工作业务骨干及省级相关工作人员共计 253 人参加了培训。

中心副主任查舜参加了开幕式。开幕式上，查舜副主任强调了举办此次培训班的必要性和重要性，并对今后工作的开展提出了具体要求。学校卫生所相关专业人员就兼职健康副校长的职责与任务提出了具体要求，分析了云南省农村义务教育学生营养健康现状、存在的问题及建议；就中小学生膳食营养与健康、科学配餐的基本知识及运用、云南省儿童青少年近视现况及防控建议等内容进行详细讲解。

5. 2019 年学生体质与健康调研及国家学生体质健康标准抽查复核工作

按照国家调研组要求，完成 2019 年云南省学生体质与健康调研及国家学生体质健康标准抽查复核数据的核查与订正。受新冠肺炎疫情影响，国家调研组返回各省数据的时间推迟（原计划 5 月返回各省数据）。待国家返回数据后，将尽快组织人员整理分析数据，尽快完成调研报告。

6. 参与云南省 2020 年卫生健康随机监督抽查工作

按照《云南省 2020 年国家随机监督抽查计划的通知》（云卫办监督发〔2020〕5 号）要求，派出人员前往昆明市、玉溪市、保山市、昭通市完成 8 所学校的教学环境和生活环境卫生学指标的现场抽查。并在现场开展了对州（市）和县级疾控中心专业人员的教学环境监测技术培训。

7. 新冠肺炎疫情防控工作

（1）组织编写《新型冠状病毒感染的肺炎大众读本》。

（2）撰写了《云南省新冠肺炎疫情流行期间托幼机构和学校疫情防控技术指南》。

（3）协助云南省招生考试院等招考部门提供、完善各项考试的疫情防控方案完善，提供考试现场、入闱期间疫情防控技术支持 10 余人次。

（三）服务基层

1. 举办农村义务教育学生营养健康状况监测评估、儿童青少年近视等常见病监测现场培训班各 1 次，培训州（市）、县级疾控中心相关人员 380 余人；举办中小学兼职健康副校长培训师资视频培训班 1 次，培训州（市）、县级疾控中心相关人员 250 余人。

2. 25 人次前往 20 个县（市、区）开展儿童青少年近视等常见病监测、学生营养监测、学校传染病疫情防控等学校卫生工作技术指导。

3. 分别派出 5 人次参加 8 所大中小学校开学前新冠肺炎疫情防控演练。

（四）能力建设

1. 培训、进修

（1）通过视频会议系统、现场会议等形式参加国家级培训及会议 7 人次。

（2）派出黄鑫前往江苏省疾控中心进修学习 6 个月，派出韦蝶心、安维维前往浙江省疾控中心进修学习 6 个月。

2. 科研

（1）与昆明医科大学公共卫生学院共同申报的国家自然科学研究基金项目“青少年近视调查及干预”已完成丽江市、大理州的现场工作。

（2）0 ～ 18 岁儿童营养与健康系统调查与应用项目

五华区现场工作已全部完成，正在完善后续录入及账目报销等工作。由于受脱贫攻坚及新冠肺炎疫情影响，彝良县的现场工作于 9 月 21 日启动，截至 12 月 31 日，已完成幼儿园、小学、初中、高中体检项目；骨龄完成 780 份，韦氏完成 125 份，问卷完成 1368 人份，膳食调查完成 90 人份；部分问卷调查、膳食调查、小米手环设备测量身体活动仍在进行中；0 ～ 3 岁年龄组的现场工作暂未开展。

二十八、预防医学健康体检

（一）部门建制

预防医学健康体检中心（简称：体检中心）定编 20 人，实有正式人员 16 人，回聘退休人员 4 人，外聘专业人员 3 人、驾驶员 2 人、前台服务与健康证制作 2 人。

部门负责人：主任蒋康，副主任高云。

部门内设 4 个组：医师组、化验组、医技组、综合组。

医师组：白洁（组长）、李文、丁文立、张娟。

化验组：朱虹（组长）、普兴福、武樱、张媚。

医技组：杨明林（组长）、寸待宽、尚泽宁。

综合组：周立波（组长）、赵晖、徐仕菊。

部门职责：

1. 公共场所、食品生产经营、化妆品生产和供水从业人员等的预防性健康检查。
2. 职业健康检查。
3. 放射工作人员职业健康检查。
4. 接受基层人员到科室进修、培训工作。
5. 指导基层开展相关预防医学健康检查工作。

（二）主要工作

1. 从业人员预防性健康检查：完成 27692 人。
2. 放射工作人员健康检查：完成 7758 人。
3. 共完成 38 家（曲靖市 11 家、保山市 5 家、楚雄州 6 家、大理州 3 家、普洱市 4 家、昆明市 9 家）全省职业健康检查机构的质量控制考核工作。

（三）服务基层

1 月 14—15 日，协助昭通市中医院完成 55 人尘肺病的诊断工作。

二十九、生物制品管理

（一）部门建制

技术开发服务中心（简称：技服中心）定编22人，实有正式人员22人；1—6月，外聘人员49人；7月，外聘人员48人；8—12月，外聘人员47人。

部门负责人：主任张皓明，副主任秦志宇。

成员：和星宇、魏伟、李澍林、包艳萍、王珊珊、王宏平、马爱兵、李志华、戚燕明、余德兰、周小又、李俊明、张玉凤、宁岚、李勇、梁建忠、苗雅、曾洁、李通晓、李秀琳（借调工会）。

部门内设6个业务组。

疫苗质量管理组：戚燕明（质量负责人）、余德兰（组长）、周小又。

非免疫规划疫苗储运管理组：李俊明（组长）、张玉凤。

非免疫规划疫苗业务管理组：王珊珊、魏伟、包艳萍、马爱兵、李澍林、王宏平（兼）、李志华（兼）。

免疫规划疫苗储运管理组：李勇（组长）、宁岚、苗雅。

消杀用品试剂耗材服务组：王宏平（组长）。

餐饮住宿会务服务组：李志华（组长）、曾洁、李通晓。

部门职责：

1. 负责全省免疫规划疫苗的储存和运输。

2. 接受疫苗生产企业委托，承担非免疫规划疫苗省级至全省各县级疾控中心的冷链配送工作。

3. 负责中心免疫规划疫苗和受托配送非免疫规划疫苗的冷链质量安全，实施储存和运输过程中的质量管理及冷链数据监控。

4. 负责中心消毒杀虫药械、试剂耗材的对外服务。

5. 承担中心食堂、招待所、会议区相关服务工作。

（二）主要工作

1. 免疫规划疫苗管理

全面按照GSP标准对中心免疫规划疫苗进行储存和运输管理。全年免疫规划疫苗验收入库1247.69万支，运输出库1086.69万支；免疫规划疫苗专用注射器采购入库1700万支，运输出库1307.60万支。

2. 非免疫规划疫苗配送业务

与38家云南省非免疫规划疫苗集中采购入围生产企业签订疫苗配送协议，配送范围覆盖全省129个县（市、区）级疾控中心。全年共配送非免疫规划疫苗706.96万支，价值金额114779.43万元，较2019年增加47.36%；实现配送费收入7294.09万元，较2019年增加42.47%。

3. 疫苗质量管理

执行《药品经营质量管理规范》（GSP）的各项规定，遵守各操作流程和质量管理制度。4月，完成《药品经营许可证》换证现场检查及整改工作；11月，完成云南省药品监督管理局飞行检查及整改工作。在药品监督管理部门飞行检查和日常检查中均未发现严重缺陷项，主要缺陷项和一般缺陷项均控制在GSP规定范围，较好地确保了中心疫苗配送质量和安全。

按照有关规定做好免疫规划疫苗和受托配送非免疫规划疫苗的验收工作，共入库验收免疫规划疫苗 1247.69 万支，非免疫规划疫苗 714.78 万支。

及时检查并索取、更新生产企业及其产品的资质材料。完成职工培训、质量体系维护和完善、质量文件的修订和补充等日常质量管理。组织完成年度冷链验证、监测设备校准、质量体系内审和质量风险评估。

自 7 月开始，按照国家有关要求，全面实施免疫规划疫苗全程追溯工作，按时通过省级疫苗全程追溯平台录入相关追溯数据。

4. 疫苗储运管理

承担全省免疫规划疫苗和受托配送非免疫规划疫苗的冷链运输，免疫规划疫苗年度配送 86 趟次，安全行驶 5.5 万千米；非免疫规划疫苗年度配送 382 趟次，安全行驶 37.60 万千米，保证了全省疫苗储存运输的质量安全。

5. 消杀用品试剂耗材服务

全年向基层供应消杀用品和试剂耗材等物资 286.60 万元，较 2019 年增加 145.63%。

6. 餐饮住宿会务服务

全年共提供中心各部门使用会议室、培训教室及报告厅共计 707 次，较去年同期减少 15.53%，其中重要接待 20 次；食堂接待会议用餐 36 次，共计 887 人次，较去年同期减少 69.57%；招待所服务基层疾控中心来昆明出差人员及中心值班、应急人员用房 3288 间次，较去年同期增加 23.01%。

（三）服务基层

工作人员累计出差 715 天，深入 16 个州（市）、129 个县（市、区）开展疫苗配送服务，同时对非免疫规划疫苗的采购流程、使用技术以及疫苗存储和运输等工作进行现场指导和帮助。

（四）能力建设

1. 1 月、3 月、7 月分别组织非免疫规划疫苗集中采购补充入围项目（招标编号：YNLB20191233、YNLB20200312、YNLB20200711），确保各县级疾控中心可以及时采购新研发上市的非免疫规划疫苗。11 月，组织实施 2021—2022 年非免疫规划疫苗集中采购入围项目（招标编号：YNLB20201118），确保各县级疾控中心自 2021 年起可以及时采购和使用国家批准上市的非免疫规划疫苗。

2. 4 月，完成新增免疫规划疫苗运输专用冷藏车的验证、调试、启用工作；10 月，完成新增免疫规划疫苗储存专用冷库的验证、调试、启用工作。

三十、疫苗临床研究

（一）部门建制

疫苗临床研究中心成立于 2014 年 6 月，致力于推动云南省疫苗临床研究工作。

疫苗临床研究中心（简称：苗研中心）定编 6 人，实有正式人员 6 人，退休返聘人员 2 人，聘用临时人员 8 人，共 16 人（其中：职称，高职 4 人、中职 1 人、初职 6 人；学历，博士 2 人、硕士 5 人、本科 8 人、大专 1 人）。所有人员均经过《药物临床试验质量管理规范》（GCP）和疫苗临床试验技术等培训。

部门负责人：主任刘晓强，副主任郑艳。

成员：杨海涛、杨双敏、郑霏艳、胡筱莛。

返聘：罗梅、徐闻。

外聘：邹艳香、张永丘、李婧瑜、莫陆会、李林芝、高一鸿、包丹丹（年内即离职）、刘卓婧。

部门职责：

按照 GCP 要求，任命主要研究者、质控员、研究中心秘书、疫苗与物资管理员、生物样本管理员、冷链管理员、档案管理员等岗位，贯穿各项目全程；同时，科室采用项目制的管理模式，每个项目设项目协调员，负责项目全程的有关工作，包括项目的研究方案、表卡、SOP 等技术文件的编制；提交并通过伦理审查；申请一次性疫苗临床试验机构资格认定并取得批件；召开项目启动会；项目实施过程中的现场督导等。

1. 建立符合国际标准的规范化预防用疫苗临床试验基地。

2. 制定（修订）预防用疫苗临床试验相关的应急预案、工作制度、标准操作规程（SOP）等体系文件。

3. 制订预防用疫苗相关临床试验计划和临床试验方案，并组织实施。

4. 开展预防用疫苗临床试验的安全性、免疫原性和流行病学效果评价。

5. 开展与预防用疫苗临床试验相关的临床试验质量管理规范（GCP）等培训。

6. 开展预防用疫苗类应用性科学研究。

（二）主要工作

1. 疫苗临床研究项目实施

共实施 16 个项目，包括继续实施项目 8 个，新启动项目 8 个。其中，年度内完结项目 3 个（2 个为往年项目，1 个为新启动项目）。

继续实施项目 8 个：吉林迈丰生物冻干人用狂犬病疫苗Ⅲ期（已完结）、北京科兴 EV71 疫苗Ⅲ期（已完结）、华北制药狂犬单抗成人Ⅲ期、昆明所 sIPV 疫苗三批一致性、成都所 HPV 疫苗Ⅲ期、龙科马四价流感Ⅰ期、玉溪沃森百白破Ⅳ期、巴斯德流感Ⅲ期。

新启动项目 8 个：巴斯德四价重组流感疫苗Ⅰ期（已完结）、北京科兴 sIPV 疫苗Ⅲ期临床（三批一致性）、昆明所 A 群脑膜炎球菌多糖疫苗Ⅲ期、昆明所 A 群 C 群脑膜炎球菌多糖疫苗Ⅲ期、昆明所新冠病毒灭活疫苗Ⅱ a 期、昆明所新冠病毒灭活疫苗Ⅱ b 期、兴盟生物狂犬单抗成人Ⅲ期、康乐卫士 3 价 HPV 疫苗Ⅲ期。

部门组织人员对临床试验项目现场评估、培训、质控以及实施协调等工作，共计 1500 余人天。

2. 研究现场建设

已建成 15 个可开展Ⅲ期临床试验的现场：腾冲市、保山隆阳区、文山市、个旧市、开远市、弥勒市、丘北县、砚山县、勐海县、澜沧县、临沧临翔区、云县、凤庆县、宾川县、祥云县；所有现场均完成在国家药监局备案。

对保山市、普洱市、大姚县、墨江县、富宁县 5 个新现场的建设进行了指导。对各现场进行查看、初步评估并给出建设指导，后续将根据现场建设要求，进一步对各现场进行建设指导。

（三）服务基层

在贫困县开展督导、技术指导等工作 35 次，派员 100 余人次；开展培训、业务会议等工作 17 次，涉及人员 1200 余人次。

（四）能力建设

1. 向国家药监局 NMPA 进行临床试验机构和现场备案；组织专家对现场进行进一步指导，提高现场规范性，评估、遴选新现场；组织开展 GCP、质控和急救等专项培训和考核，进一步提高研究人员能力，以保障项目质量。后续将进一步强化能力建设工作。

2. 结合新版 GCP 要求，组织对体系文件进行系统、全面修订和升级。包括负责机构：质量保证和质量控制手册（1 个）、制度（9 个）、预案（4 个）、SOP（29 个）；试验现场：SOP（46 个）。此外，组织完成 9 个启动项目近 150 个项目专用 SOP 和质控计划的制订。所有体系文件全部批准执行。

3. 对现场研究人员进行培训 14 次，培训人员 1636 人次。其中，项目针对性培训 12 次，培训人员约 1436 人次；专题性培训 3 次，培训人员约 200 人次，分别是 6 月在弥勒举办的新版 GCP 宣贯暨新冠病毒灭活疫苗Ⅱa 期临床试验启动前培训班、11 月在昆明市举办的疫苗临床试验不良事件急救处置培训班、11 月在大理州举办的云南省疫苗临床试验 2020 年度质控员培训班。

三十一、爱国卫生技术指导、基本公共卫生服务

（一）部门建制

爱国卫生技术指导中心（简称：爱卫中心）定编 5 人，实有正式人员 5 人。

部门负责人：主任冯琳。

成员：黄国斐、余军、田子颖、张昱。

部门设立情况：

爱国卫生技术指导中心于 2017 年 4 月 12 日正式设立，爱国卫生 / 基本公共卫生技术指导中心于 2019 年 3 月 13 日调整职能设立。

部门职责：

1. 全省卫生城镇创建工作专家库的管理。

2. 卫生城镇创建工作的技术指导。

3. 健康城镇试点建设工作的技术指导。

4. 制定爱国卫生相关技术标准。

5. 爱国卫生宣传工作。

6. 完成省爱卫办交办的其他临时性工作任务。

7. 协调制定全省基本公共卫生服务项目工作计划、实施方案及相关工作规范。

8. 组织协调全省基本公共卫生服务项目的技术指导、督导检查和绩效考核评估等，指导各地做好绩效考核评估工作。

9. 省级基本公共卫生服务项目专家库管理。

10. 组织协调各专业卫生机构开展基本公共卫生服务培训工作。

11. 全省基本公共卫生服务项目的信息收集、汇总、分析等工作。

（二）主要工作

1. 国家卫生城镇省级技术指导培训和省级复审评估

（1）组织 4 批次 40 人次专家完成曲靖市、腾冲市、保山市、丽江市、蒙自市、个旧市、开远市、弥勒市、普洱市、镇沅县共 10 个城市（县城）国家卫生城市（县城）省级复审工作。

（2）组织 6 批次 41 人次专家到楚雄市、大理市开展省级暗访和省级现场技术指导工作。组织 2 批次 15 名人次专家到文山州、楚雄州开展国家卫生城镇省级培训和指导。

（3）组织 2 批次 10 名专家到省外重庆市、山西省开展国家卫生城市技术评估工作。

2. 省推进爱国卫生“7 个专项行动”

（1）起草制定印发《云南省推进爱国卫生“7 个专项行动”方案》《云南省推进爱国卫生“7 个专项行动”考核办法》《云南省推进爱国卫生“7 个专项行动”领导小组架构》《云南省推进爱国卫生“7 个专项行动”省级暗访评估方案》《云南省推进爱国卫生“7 个专项行动”考核方案》，规范指导推进和考核爱国卫生“7 个专项行动”。

（2）组织开展每月专项行动的暗访检查工作

按要求组织每月暗访检查，组织了 48 名省级暗访专家对全省 14 个州（市）的 48 个县开展了第一轮、第二轮省级暗访评估；组织第三方暗访公司对全省 16 个州（市）的 58 个县进行暗访评估。

（3）参加每月暗访专题片的审稿工作

按照省专项行动办的工作安排，自 8 月起，每月均多次参加省级暗访专题片的审稿，对专题片中的技术进行审核把关，目前共完成 4 次暗访曝光专题片的审稿工作。

（4）会议

参与筹备和参加多次省政府的会议，包括 1 次省专项行动启动会、2 次省专项行动领导小组会、3 次省专项行动督办推进会。

参加省住建厅召开的“清垃圾、扫厕所、勤洗手”爱国卫生专项行动工作动员会。

（5）12 月 12—15 日，在昆明市举办 2 期国家卫生县城标准培训班，10 个州（市）、42 个县（市、区）的卫生健康委、疾控中心、住建局、市场监督局、卫生监督中心、生态环境局的创卫负责领导和同志，以及部分省级专家等 351 人参加。

3. 开展爱卫月系列宣传

（1）起草制定下发爱卫月宣传的文件，组织全省紧紧围绕“防疫有我 爱卫同行”活动主题，全面开展了本次爱国卫生月活动。

（2）利用手机短信和微信平台开展宣传，向全省 4400 余万手机用户群发了宣传短信，定期在“云南疾控”微信公众号推送“大力开展爱国卫生运动 为全面打赢新冠肺炎疫情阻击战营造良好环境”“向不卫生不文明的饮食陋习说‘NO’”“城乡环境卫生大扫除活动周：六项举措改善环境 共享健康”、科普知识宣传，部分科普信息在云南网发布。

4. 举办国家卫生城市省级暗访专家能力提升培训班

6 月 29 日，在昆明威龙饭店举办国家卫生城市省级暗访专家能力提升培训班，来自 10 个城市的爱卫办负责人和业务人员以及省级专家共 34 人参加。

5. 举办 2020 年创建国家卫生城市标准培训班

10 月 14—15 日，在昆明饭店举办 2020 年创建国家卫生城市标准培训，来自全省 9 个州（市）10 个城市的卫生健康委、疾控中心、住建局、市场监督局、卫生监督中心、生态环境局的创卫负责领导和人员，以及部分省级专家等 120 余人参加。

6. 其他

（1）健康云南行动

部门作为健康云南行动办公室的主要工作人员，参与完成了《健康云南行动推进委员会》《健康云南行动实施意见》《健康云南行动组织实施和考核方案》《健康云南行动（2020—2030 年）》《健康云南行动推进委员会专项行动工作组》《健康云南行动专家咨询委员会》等文件的撰写和发布，参与筹备了健康云南行动全省推进电视电话会等多个工作会议。

协助省爱卫办拟定《健康云南行动（2019—2030年）》中的子方案《云南省健康环境促进行动方案》，协调相关部门上报材料，并完成多次征求意见稿的修改完善及相关工作。

（2）开展省级医疗机构卫生厕所的暗访督查

4—5月，组织中心环卫所、病媒消毒所的省级专家，对13家省级医疗机构的15所医院开展了厕所整洁行动暗访督查工作，并形成暗访督查报告上报省爱卫办，通报各省级医疗机构。

（3）完成《2020年国家卫生城市复审启动重点工作进展通报》11期。

7. 基本公共卫生技术指导

（1）组织开展基本公共卫生服务月的宣传工作，设计制作“基本公共卫生 我服务 你健康”的微信宣传材料在“云南疾控”官微推出；组织有关业务部门结合业务实际开展基本公共卫生服务宣传，并完成总结报告上报。

（2）协助省卫健委基层处完成2019年基本公卫项目第三方绩效评价采购及评价的相关工作。

（3）完成基本公共卫国家直报系统中全省2019年年度报表和2020年1—6月半年报表的收集、审核、汇总和上报工作。

（4）完成省卫健委基层处安排的各项临时工作，如起草2019年全省基本公卫绩效评价报告、2019年重大疾病与健康危害因素监测工作进展、核对全省基本公卫经费和指标、整合简化基层医疗卫生机构业务报表台账工作、补充完善基本公卫项目基本情况和项目开展情况表、讨论云南省基本公卫考核管理系统功能设置等。

（三）服务基层

部门人员累计下基层170天，完成对大理州、楚雄州、文山州、保山市、普洱市等16个州（市），个旧市、镇沅县、腾冲市等129个县（市）的技术培训、现场指导、暗访检查等工作。

（四）能力建设

1. 人员培训

参加了国家卫生城市省级暗访专家能力提升培训、国家卫生城市（县城）标准培训，对国家卫生城市（县城）的创建评审要点、暗访评审要点进行了学习和现场培训。冯琳、黄国斐参加了国家卫生城市技术评估培训班。部门人员作为国家级、省级专家多次参加复审、技术指导和培训工作，对《国家卫生城市标准（2014版）》和《国家卫生乡镇（县城）标准（2010版）》的学习和掌握进一步提高，业务指导能力提升显著。

2. 资料建档

（1）建立了云南省推进爱国卫生“7个专项行动”考核办法、考核细则、流程、考核卡片等。

（2）整理了云南省国家卫生城镇名单，省级卫生乡镇、卫生村名单。

（3）调整充实了省级卫生城镇技术评估专家库档案资料。

（4）继续执行《国家卫生城镇省级评审专家责任书》《国家卫生城镇省级评审廉洁自律声明》等规范性文件。

（5）整理了爱国卫生和基本公共卫生服务项目工作相关文件。

三十二、云南12320健康热线

云南12320健康热线（简称：12320）是省卫生健康委设立的卫生健康公益热线，于2008年建成运行（仅开通省级）。2014年3月，省卫生计生委对12320卫生热线建设工作领导小组进行了调整充实，切实加强领导，落实人员，建立健全了由省卫生计生委办公室牵头协调的工作机制。领导小组由省卫生计生委 15 个处室，15 个省直属单位的领导组成，负责对全省 12320 健康热线工作的宏观指导，研究制定重大政策措施，协调解决工作中的重要问题。领导小组下设办公室，负责全省 12320 健康热线建设的组织协调和日常管理工作。云南省 12320 健康热线管理中心设在中心行政办，现有 8 个咨询坐席，配有具备专业背景又有丰富话务经验的咨询人员，人工服务时间为 8:30—17:00，其余时间提供语音服务。

主要职能：

1. 向各族群众提供健康咨询（传染病、疾病预防控制、健康保健知识、医院特色、就医指南）、政策法规解读。

2. 受理投诉举报、建议表扬。

3. 戒烟干预。

4. 心理咨询。

5. 突发公共卫生事件与重大卫生健康活动的舆情监测和风险沟通。

12320 自 2014 年底启动热线戒烟咨询服务，为戒烟者提供个体化戒烟指导和心理支持，制订戒烟计划，增强戒烟信心，应对戒断症状，预防戒后复吸。12320 还开通了 12320-5 心理援助服务，咨询范围包括精神科疾病有关知识、情绪问题、婚姻恋爱问题、工作问题、人际关系、自杀问题等。

2014 年至今，每周四上午 9:00—11:00 准时开通专家热线坐席，邀请各省级医疗卫生机构知名专家到 12320 热线管理中心接听市民电话。自 2017 年 8 月开始，每周二下午 2:30—4:30 开展消化专科专家咨询。专家咨询为市民提供权威的健康信息，为市民解决了实际问题，获得广大市民的好评。

12320 的正常运行，能及时为公众提供综合性服务，有效缓解医患矛盾，拓宽了突发公共卫生事件社会举报途径，有利于提高卫生健康部门第一时间处置突发公共卫生事件的能力，有利于加快卫生健康部门信息化建设，推进了政务信息公开，提高了医疗卫生服务的质量和水平，树立了卫生健康系统良好的行风和形象。

行政办承接 12320 管理职能，工作进展见行政管理。

三十三、新中心建设

（一）部门建制

新中心建设办公室（简称：新建办）共 4 人。

部门负责人：主任陈明光。

成员：李偈睿、刘武、孙玲丽（4—12 月）。

部门职责：

1. 贯彻执行基本建设有关的政策、法规、规章制度，严格执行基本建设程序和有关要求。

2. 做好新中心项目前期各项准备工作，办理项目建设各项证书的审批。

3. 组织完成项目相关的工程总承包、监理、全过程跟踪审计等的招标工作及合同签订，严格执行合同条款。

4. 完成新中心项目设计图、施工图等文件的申报审批，办理施工许可证，组织新中心项目及时开工建设。

5. 组织和参与新中心项目有关的工作会议，掌握施工动态，提供准确工程信息。

6. 制订新中心项目的进度计划，协调项目各有关单位按照既定目标完成项目的建设。

7. 在设计、监理、施工等环节上严格质量控制，确保工程质量达标。

8. 协助中心纪审办、计财部等共同做好控制工程造价，审查施工图预算、审查工程进度款等事宜。

9. 监督检查各建设有关单位的安全活动及现场文明施工，及时整改安全隐患，防范安全事故的发生。

10. 组织竣工验收及工程备案工作。收集整理文件资料，做好资料归档工作。

11. 牵头协调中心、省地病所、省寄防所建设项目。

（二）主要工作

1. 新中心建设

1 月 2 日，中心收到《云南省财政厅关于提前安排 2020 年省预算内前期工作经费的通知》（云财建〔2019〕433 号），中心实验楼业务综合楼建设项目 2020 年省预算内前期工作经费下达金额 2000 万元，回收金额 1400 万元。省财政厅于 2019 年 12 月 27 日拨付 2000 万元前期工作经费至中心账户，31 日收回省财政厅。经省疾控中心向省卫生健康委和省财政厅有关处室咨询得知，近期将回拨 2000 万元前期工作经费到中心账户。

1 月 3 日，中心向云南昆明血液中心报送《关于云南省疾病预防控制机构迁建项目东侧场平及基坑支护的工作联系函》（云疾控函发〔2020〕1 号）。6 日，云南昆明血液中心函复意见："同意省级疾病预防控制机构迁建项目的东侧场地平整和基坑支护设计方案。"

1 月 7 日，省卫生健康委副主任陆林、省财政厅社保处处长陈翡敏前往省级疾控机构迁建项目施工现场调研，省卫生健康委规划处处长刘毅鹏、省财政厅社保处科长李薇参加调研，中心、省寄防所、云南建设总承包公司、昆明建设监理公司等有关负责人陪同调研。

1 月 10 日，中心组织各相关部门完成迁建项目实验室、后勤、应急等需求信息统计表填写，汇总后及时报给省建工设计院。

1 月 13 日，云南省地质灾害研究会组织迁建项目地质灾害危险性评估报告评审，评审意见：评估报告符合编制要求，专家组同意评估报告通过评审。

1 月 15 日，云南安泰兴滇建筑设计有限公司组织迁建项目基坑支护工程评审，专家组在对该项目基坑支护勘察资料、设计方案进行审阅的基础上，经会议质询和讨论后形成评审意见：方案合理、可行，评审结论为通过。

1 月 20 日，中心收到《中共云南省卫生健康委党组 2019 年第 46 次党组会议纪要》，会议强调，全省卫生健康系统务必始终紧绷维护社会稳定这根弦，把根治拖欠农民工工资工作放在心上、抓在手中、落到实处，坚决防止本系统因拖欠农民工工资而影响社会大局的和谐稳定。会议明确：由陆林副主任牵头，做好中心迁建项目涉及的有关工作。迁建项目采用工程总承包模式建设；21 日，建设方云南建设总承包公司向中心出具证明：迁建项目无拖欠农民工工资情况。

2 月 1 日，迁建项目建设方云南建设总承包公司发布《关于防控新型冠状病毒疫情有关事项通知》，延迟迁建项目复工时间。2 月 15 日，在做好项目复工的各项保障措施后，迁建项目向昆明市住建局递交复工申请，申请 2 月 21 日复工，未获批准。2 月 24 日，迁建项目再次向昆明市住建局递交复工申请后，2 月 26 日正式复工。

2 月 26 日，中心、省地病所、省寄防所和云南建设总承包公司、省建工设计院、云南中立造价公司、昆明建设监理公司等有关人员在迁建项目现场召开了复工会议，强调在保证不发生疫情的条件下，有序推进项目建设，把延后的进度追赶回来。

2 月 20 日，中心接到审计署驻昆明特派员办事处通知，要求提供审计资料，包括云南省疾病预防控制中心实验楼业务综合楼建设项目工作推进情况（重点反映项目推进中存在的困难）及可研报告、立项批复等。中心按要求及时向审计署驻昆明特派员办事处提供了有关材料。

2 月 21 日，中心实验楼业务综合楼建设项目 2000 万元前期经费拨付至中心账户。

2 月 22 日，省卫生健康委疾控局杨志超调研员与中心共同完成并报委财务处《云南省区域性国际疾病预防控制中心建设地方预算内投资实施方案》，建议迁建项目地方配套资金 1.27 亿元纳入《云南省推进卫生健康事业发展三年行动计划（2020—2022 年）》安排，2021 年安排 0.5 亿元，2022 年安排 0.77 亿元。

2 月 24 日，省卫生健康委疾控局杨志超调研员与中心共同完成并报委办公室《贯彻落实省政府 22 条措施工作进展》，报告区域性国际疾病预防控制中心建设项目于 2019 年 10 月 26 日开工建设，正在实施土方清运、基坑开挖等工作。

2 月 27 日，昆明市发展改革委主任郭志宏一行前往迁建项目施工现场调研，呈贡区发展改革局局长高峰、中心副主任胡培、云南建设总承包公司副总经理冯凯等陪同调研。

3 月 10—11 日，中心副主任胡培带领中心质管部、P3 实验室、新建办有关人员，前往省地方病防治所参观学习菌毒种库、P3 实验室建设工作。

3 月 12 日，迁建项目取得呈贡区城管局核发的《城市道路挖掘许可证》后，临时用水接通至施工现场。3 月 26 日，中心、省地病所、省寄防所与云南建设总承包公司有关人员共同前往昆明医科大学第一附属医院呈贡院区，协商迁建项目搭接临时用电有关事项。3 月 31 日，中心与昆明市供电局签订临时用电合同后，迁建项目施工现场正式通电。

3 月 13 日，中心副主任胡培带领中心纪审办、新建办、省地病所项目办有关人员，前往云南中立造价公司交流座谈迁建项目跟踪审计有关工作。3 月 17 日，云南中立造价公司向中心提供了《迁建项目全过程造价咨询跟踪审计管理建议书》，提出了 5 项工作建议。3 月 20 日，根据中立工程造价公司提供的建议，中心、省地病所、省寄防所与云南建设总承包公司共同召开迁建项目推进专题会议。省建工设计院承诺，确保在 4 月 25 日前完成初步设计，并申报评审，在 4 月底前完成抗震专审工作，在满足设计要求的前提下，保证现场施工不停。云南建设总承包公司表示将加强与省建工设计院的沟通协调，在总体目标和节点目标不变的前提下，制订详细的工作计划，加快迁建项目的建设进度。

3 月 19—27 日，迁建项目《工程规划许可证》现场公示结束，呈贡区自然资源局将审核发放迁建项目《工程规划许可证》。

3 月 19 日夜间，中心、省地病所、省寄防所与昆明建设监理公司、云南中立造价公司、云南建设总承包公司有关人员共同前往迁建项目现场，乘坐渣土运输车现场核实迁建项目渣土外运的运距。

3 月 21 日，云南建设总承包公司在工地现场实施长螺旋压灌桩（试桩）施工，目前已经完成 8 颗长螺旋压灌桩（试桩）施工。

截至 3 月 31 日，中心已累计提供一次性使用口罩 3460 个、红外线体温计 2 个、84 消毒液 40 千克、75% 乙醇消毒液 50 升等防疫物资，用于迁建项目施工现场疫情防控工作。

4 月 3 日，中心、省地病所、省寄防所、云南建设总承包公司、省建工设计院、昆明建设监理公司的有关人员参加了迁建项目基坑支护施工方案评审会，昆明市建筑工程质量安全协会给出的评审结论为修改通过。

4 月 7 日，省级疾控机构迁建项目在云南省投资审批中介超市申报第三方检测项目采购服务；8 日，审批通过；10 日，公开选取建设工程质量检测中介服务机构，中选机构为云南建筑工程质量检验站有限公司，中选金额为 51.3 万元；22 日，云南建筑工程质量检验站有限公司与中心签订迁建项目第三方检测技术服务合同，开始迁建项目的检测工作。

4 月 9 日，接呈贡区劳动监察大队通知，由云南建设总承包公司上交农民工工资保证金及开设农民工工资专用账户。

4 月 16 日，中心与省地病所、省寄防所、云南建设总承包公司、昆明建设监理公司、云南中立造价公司在迁建项目现场共同完成土方外运工程量计量。中心与云南建设总承包公司、昆明市供电局共同办理完成迁建项目临时用电供配电工程的验收及移交。

4 月 21 日、22 日，分别前往省财政厅经建处和省发展改革委社会处、投资处咨询前期工作经费的使用，省财政厅下达的建设项目前期经费 2000 万元，后期将回收 1400 万元，实际能使用经费为 600 万元。

4 月 29 日，组织召开了省级疾控机构迁建项目工作推进会，云南省建工设计院汇报了初步设计完成情况、初步设计概算情况、效果图调整情况等。

4 月 30 日，围绕全国第 32 个爱国卫生月“防疫有我，爱卫同行”的活动主题，联合迁建项目各参建单位，在工地现场开展第 32 个爱国卫生月活动，讲授新冠肺炎疫情防控和爱国卫生有关知识，举办文体活动等。

5 月 6 日，中心主任宋志忠前往省级疾控机构迁建项目施工现场调研，各参建公司有关负责人陪同调研。宋志忠主任要求认真落实安全生产责任制，筑牢安全生产防线，做好现场管控和施工人员的管理，毫不松懈抓好疫情防控工作；要求云南省建筑工程设计院加快完成初步设计和初步设计概算，并向省住建厅咨询迁建项目统一批复初步设计概算的可行性，中心与省地病所、省寄防所将按照“统筹规划、分项建设、适时合并”的原则，适时向省卫生健康委上报初步设计概算；要求确保工程进度，确保建设总体目标和节点目标不变，确保迁建项目的顺利推进。

5 月 8 日上午，中心质管部、新建办有关人员向中国疾控中心传防所党委书记卢金星汇报了迁建项目实验室建设进展情况和即将规划建设的 P3 实验室项目，卢金星书记帮助审核实验室图纸并提出专业指导意见；中心副主任胡培、纪委书记马燕和纪审办、计财部、新建办有关人员，会同昆明建设咨询监理有限公司、云南中立工程造价咨询有限公司有关人员，共同召开迁建项目推进会，商讨项目前期经费和工程进度款拨付等事项。

5 月 9 日上午，前往云南省建筑工程设计院，共同修改完善迁建项目初步设计和概算，云南省建筑工程设计院院长焦伦杰承诺将尽快完成初步设计和概算，并向省住建厅了解有关初步设计和概算审批的要求；下午，中心召开主任办公会，听取省级疾控机构迁建项目进展情况汇报，安排布置下一步工作。

5 月 13 日，云南省建筑工程设计院院长焦伦杰等到中心汇报迁建项目初步设计和概算完成情况，根据了解情况，省住建厅不同意统一批复迁建项目初步设计概算，明确将依据省发展改革委的可研批复，分别审批中心、省地病所、省寄防所 3 个项目的初步设计和概算。

5 月 23 日，云南建筑工程质量检验站有限公司组织“迁建项目基坑监测方案论证会”，论证结论为“通过”。

5 月 26 日，前往云南省建筑工程设计院，共同修改完善迁建项目初步设计和概算。

5 月 28 日，在迁建项目施工现场共同召开了省级疾控机构迁建工作推进会，专题研究迁建项目初步设计和概算。中心及省地病所、省寄防所、云南省建筑工程设计院、云南工程建设总承包股份有限公司、昆明建设咨询监理有限公司、云南中立工程造价咨询有限公司、云南建筑工程质量检验站有限公司有关负责人参加会议，省卫生健康委财务处施金阳调研员参加会议。会议认为，迁建项目建设之初，省卫生健康委确定了“统筹规划、分项建设、适时合并”的原则。

目前，云南省建筑工程设计院已经完成迁建项目初步设计概算编制，近期将上报省住建厅审批。其中，场平土石方、基坑支护、配电设备、污水处理设备 4 个部分费用共计 4067 万元，包括中心 2608 万元、省地病所 748 万元、省寄防所 711 万元。考虑到 4 个部分属于迁建项目统筹规划中 3 个单位的共有部分，由于中心建设资金相对省地病所、省寄防所尚有调整余地，建议 4 个部分费用共计 4067 万元由中心承担。同时，根据《云南省省级预算内投资管理办法（试行）》（云政发〔2004〕224 号）规定，建设项目总投资概算不得超过总投资估算 10%，建议迁建项目总投资概算在总投资估算 42714.72 万元基础上增加 10%，即总投资概算 46986.19 万元，以利于项目投资控制，并适时争取更多资金投入，弥补迁建项目特别是省地病所、省寄防所项目建设资金不足。

6 月 4 日，呈贡区政府政府办副主任王燕兴告知，呈贡区政府和昆医大附一院已经签订土地置换协议，已经审批同意昆医大附一院原有土地证注销的请示，可联系呈贡区自然资源局办理《工程规划许可证》《土地证》等事项。

6 月 5 日，按照呈贡区自然资源局要求，通知云南省建筑工程设计院将迁建项目图纸和数据上报呈贡区自然资源局；6 月 9 日，云南省建筑工程设计院完成上报。

6 月 8 日，中心与省地病所、省寄防所联合上报省卫生健康委《关于省级疾病预防控制机构迁建项目初步设计概算的请示》（云疾控发〔2020〕119 号）。

6 月 8 日，按照呈贡区质安站要求，迁建项目申请“特殊生产工艺需连续作业分部分项工程证明书”（用于夜间施工），并到呈贡区环保局监察大队备案。

6 月 15 日，按照省卫生健康委疾控局要求，需要答复省政协严涛聪委员提出的《关于规划建设辐射南亚东南亚的云南省国家区域疾病防控中心的建议案》（第 120300630 号），上报了“区域性国际疾病预防控制中心”建设进展。

6 月 16 日，上报省卫生健康委《关于调整 2019 年新中心建设项目勘察设计费支付出处的报告》（云疾控发〔2020〕131 号）。

6 月 16 日，呈贡区自然资源局副局长刘名龙告知，省级疾控机构迁建项目下步将办理土地划拨手续，需委托有资质的测绘公司完成项目用地勘测定界技术报告书和勘测定界图、地籍调查表、宗地图、测绘成果表等工作。6 月 19 日，在云南省投资审批中介超市申报“省级疾控机构迁建项目用地勘测定界服务采购”；30 日，在中介超市以“网上竞价 + 随机抽取”方式进行选取，中选企业为云南省地矿测绘院，中选金额为 5.98 万元。

6 月 17 日，经云南省建筑工程设计院确认，省级疾控迁建项目实施工程桩施工。

6 月 17 日，云南省建筑工程设计院向省住建厅申报迁建项目抗震专项、初步设计和概算评审；6 月 19 日，上报省住建厅《关于恳请组织省级疾病预防控制机构迁建项目抗震专审的函》；6 月 24 日，省住建厅抗震防震处组织专家组对迁建项目抗震设防进行专项审查，审查结论为：修改通过。6 月 29 日，省住建厅勘察设计处组织召开中心实验楼、业务综合楼建设项目和云南省地方病防治所实验综合楼建设项目、云南省寄生虫病防治所热带病实验综合楼建设项目初步设计评审会，专家组给出结论“修改通过”，要求建设、设计单位根据与会单位和专家的意见修改回复，并将回复意见、修改后初步设计文件一并送专家组进一步复核后，上报建设行政主管部门批复。其中，造价专业专家给出结论“不通过，修改核实”。

6 月 28 日，呈贡区自然资源局局长张剑青告知，呈贡区自然资源局电子化办公系统正在升级改造，等待升级改造完成后，尽快核发迁建项目《工程规划许可证》副本。

6 月 30 日上午，通知云南省建筑工程设计院将迁建项目初步设计及概算资料报云南中立工程造价咨询有限公司进行审核。

7月1日，呈贡区统计局现场核查迁建项目施工进度。

7月3日，呈贡区建设工程质量安全监督管理站现场检查迁建项目。

7月8日，中心上报省卫生健康委《关于实验楼业务综合楼建设项目经费的请示》（云疾控发〔2020〕151号），省地病所上报省卫生健康委《关于云南省地方病防治所实验综合楼建设项目经费的请示》（云地字〔2020〕29号）；17日，省寄防所上报省卫生健康委《关于云南省寄生虫病防治所热带病实验综合楼建设项目经费的请示》（云寄发〔2020〕9号）。

7月9日、14日，2次前往云南省建筑工程设计院协调迁建项目初步设计和概算有关事宜。

7月9日，申请呈贡区住房和城乡建设局提前对迁建项目进行质量安全监督，避免影响迁建项目后期验收。

7月15日，呈贡区自然资源局行政执法大队、区住房和城乡建设局现场检查迁建项目。

7月16日，评审专家原则同意云南省建筑工程设计院迁建项目初步设计修改方案。其中，场平土石方、基坑支护、配电设备、污水处理设备4个共有部分费用共4076万元，中心承担3764万元，省地病所承担133万元，省寄防所承担179万元；中心建设项目总投资概算在总投资估算基础上上浮约6.05%，省地病所建设项目总投资概算在总投资估算基础上上浮约9.93%，省寄防所建设项目总投资概算在总投资估算基础上上浮约9.88%。23日，云南省建筑工程设计院反馈，评审专家正在编写抗震专审和初步设计审查意见，近期上报省住建厅审核。

7月20日，中心主任宋志忠与云南工程建设总承包股份有限公司总经理李文涛、云南省建筑工程设计院院长焦伦杰等召开会议，协商迁建项目初步设计等工作。

7月22日，迁建项目在省投资审批中介超市申报第三方检测项目采购（工程桩及上部结构等），经审批通过后于29日公开选取，中选机构为云南建筑工程质量检验站有限公司，中选金额为73万元。

7月24日，呈贡区常务副区长浦泰主持召开省级疾控机构迁建项目专题推进会，区政府办、自然资源局、住建局、土储中心、发展改革委、卫健局、城市更新改造局、洛龙街道办事处、新都公司等负责人、中心代表参加会议。会议要求各参会部门加强工作协调，及时解决存在问题，加快办理土地证和工程规划许可证有关手续，积极推进项目建设。

7月27日，省发展改革委社会处处长钟璐组织召开社会民生领域项目建设工作协调会，中心汇报了实验楼业务综合楼建设项目进展和经费执行情况。

7月28日，云南省建筑工程设计院完成迁建项目智能化系统建设初设图纸；中心向呈贡区自然资源局和昆明市土地储备交易中心呈贡分中心提交迁建项目勘测定界报告书；下午，省卫健委副主任陆林召开省级疾控机构迁建项目推进会。

7月29日，中心召开主任办公会，听取省级疾控机构迁建项目进展情况汇报，安排布置下一步工作；云南工程建设总承包股份有限公司申请迁建项目立项云南省住建厅科技类绿色科技示范项目，省住建厅组织专家评审，评审结论为通过。

8月3日，组织召开迁建项目推进会，云南省建筑工程设计院汇报迁建项目智能化系统的初步设计，会议要求：云南省建筑工程设计院要按照“确保安全、预留功能、保障关键”原则，根据迁建项目初步设计概算进一步完善智能化系统的设计，确保各系统功能设计满足疾病预防控制、突发事件处置、科研、教学等信息化建设的需求。

8月4日，上报省卫生健康委《关于省级疾病预防控制机构迁建项目经费情况的报告》（云疾控发〔2020〕174号）。

8月4日，呈贡区自然资源行政执法大队出具中心、省地病所、省寄防所《建设用地供地报批执法监察现场踏勘报告》，用于办理土地划拨。

8月6日，省卫生健康委召开迁建项目推进会议，姜旭副主任充分肯定迁建项目前期取得的成绩，要求中心、省地病所、省寄防所尽快测算建设经费，上报省卫生健康委。11日，中心、省地病所、省寄防所联合上报《关于申请省级疾病预防控制机构迁建项目2020年经费的请示》(云疾控发〔2020〕184号)；呈贡区住房城乡建设局现场检查迁建项目农民工工资支付保障台账。

8月12日，贵州省疾控中心党委书记陈霏一行前往迁建项目施工现场，参观调研。

8月15日，按照省卫生健康委疾控局要求，上报《2021年社会领域中央预算内投资储备项目》；17日，按照省发展改革委社会处要求，上报《2021年社会领域中央预算内投资储备项目》。

8月19日，呈贡区自然资源局核发中心、省地病所、省寄防所3个建设项目《工程规划许可证》副本。

8月20日，省卫生健康委副主任陆林听取迁建项目进展情况报告。

8月20日、24日，按照省发展改革委社会处要求，2次上报实验楼、业务综合楼建设项目进展。

8月24日，前往省住房和城乡建设厅，报送迁建项目初步设计和抗震专审报批资料；27日、28日，在云南政务服务网填报迁建项目抗震设防审批方案和初步设计方案，等待省住房和城乡建设厅审批。

8月28日，按照省卫生健康委规划处要求，在国家发展改革委重大建设项目库中填报《2021年省本级中央预算内投资储备项目》，并推送至省发展改革委社会处，申请迁建项目2021年中央预算内投资；呈贡区政府出具建设项目《储备土地相关规费缴纳说明》《储备土地成本承诺函》《储备土地净地供应的说明》《储备土地权属情况的说明》；积极协调市、区两级自然资源局推进申办项目土地划拨。

根据呈贡区自然资源局最新要求，建设用地规划许可证和建设用地批准书两证合一，不再单独核发建设用地批准书。9月9日，前往呈贡区自然资源局注销已经办理的《建设用地规划许可证》；11日，前往呈贡区自然资源局申请办理新的《建设用地规划许可证（含建设用地批准书）》；21日，呈贡区自然资源局重新核发了《国有建设用地使用权规划条件》。

9月7日，向省住房建设厅上报《关于申请审查建设项目初步设计的请示》；9日，省住房建设厅核发了《建设项目初步设计批复》《云南省建筑工程抗震设防专项审查批准书》。

9月21日，省卫生健康委召开第31次委主任办公会和第32次委党组会议，听取迁建项目经费支持的有关情况汇报，会议原则同意支持迁建项目5000万元建设资金。

9月22日，呈贡区建设工程质量安全监督站站长张正涛一行前往迁建项目现场召开了建设工程质量、安全、文明施工交底会议，中心、省地病所、省寄防所、云南工程建设总承包股份有限公司、昆明建设咨询监理有限公司的有关人员参加了会议。

9月22日上午，针对云南工程建设总承包股份有限公司、昆明建设咨询监理有限公司、云南中立工程造价咨询有限公司提出的土方外运单价问题，组织召开了迁建项目工作推进会。中心法律顾问单位云南刘胡乐律师事务所、昆明建设咨询监理有限公司、云南中立工程造价咨询有限公司及中心行政办、纪审办、计财部、新建办有关人员参加会议；下午，与省地病所、省寄防所、云南工程建设总承包股份有限公司、昆明建设咨询监理有限公司、云南中立工程造价咨询有限公司的有关人员共同前往呈贡老城区一个建筑工地，实际测量新型智能渣土车和老式渣土车（大黄蜂）的货箱体积。

9月29日，省建筑工程设计院送审迁建项目给排水专业和电气专业的施工图设计；10月15日，送审迁建项目通风专业和建筑专业施工图；10月19日，送审结构专业施工图。至此，所有专业施工图均已送审，省建筑工程设计院协调云南安泰兴滇建筑设计有限公司加快推进审图工作。

10月9日，根据《关于加强乌头类植物中毒防控工作的预警信息》（云疾控预警〔2020〕13号），通报各参建单位，要求工地食堂严禁加工食用草乌、附子等毒性中药材，防止引发群体性食物中毒事件。

10月15日，中心召开主任办公会，听取迁建项目进展情况汇报，安排部署下一步工作。

10月21日，中心技服中心与省建筑工程设计院共同完成迁建项目冷库图纸的修改。

10月22日，收到省住房建设厅于9月11日印发的《关于发布云南省2020年度科学技术计划项目立项评审结果的公告》，迁建项目通过省住房建设厅科技类绿色科技示范项目立项。

10月26日，前往昆明市自然资源局提交办理《建设用地规划许可证（含建设用地批准书）》的相关材料；省建筑工程设计院组织迁建项目承台、大底板施工图设计交底和图纸会审，中心、省地病所、省寄防所、云南工程建设总承包股份有限公司、昆明建设咨询监理有限公司、云南中立工程造价咨询有限公司有关人员共同参加。

10月27日，山西省疾控中心主任冯立忠一行17人到中心调研座谈，了解迁建项目特别是P3实验室的建设情况。

10月28日，根据省卫生健康委疾控局要求，填写省发展改革委《关于提供投资发展与项目建设情况的函》附表《“十四五”重点建设项目基本情况表》，包括省级疾控机构迁建项目和云南省区域性国际疾病预防控制中心项目。

10月29日，与省地病所、省寄防所、云南工程建设总承包股份有限公司、云南中立工程造价咨询有限公司、昆明建设咨询监理有限公司的有关人员前往呈贡区一条龙弃土消纳场（迁建项目弃土的消纳场地），经电话咨询，土场负责人苗毕钰告知，一条龙弃土消纳场已于6月30日到期，目前已停止对外接纳弃土。

10月30日，呈贡区建设工程质量安全监督站现场验收迁建项目塔吊基础钢筋制作。验收合格，准许塔吊基础混凝土浇筑施工。

11月2日、6日，与省建筑工程设计院共同修改迁建项目应急指挥中心和应急库房图纸。

11月4日，取得迁建项目勘察文件施工图审查合格书。

11月5日，云南工程建设总承包股份有限公司组织迁建项目地基基础验槽。

11月6日，前往昆明市自然资源局，询问办理迁建项目《建设用地规划许可证（含建设用地批准书）》进度。

11月6日，省卫生健康委上报迁建项目领导小组和成员单位《省级疾病预防控制机构迁建项目工作专刊（第3期）》。

11月9日，省建筑工程设计院向中心报送《关于省级疾病预防控制机构迁建项目地下室东南西南部分是否预留连通口的函》。经研究，根据《云南省重大传染病救治和疾控机构核心能力提升工程建设领导小组会议纪要（第4期）》，明确云南省区域性国际疾病预防控制中心不建设地下室，同意取消省级疾病预防控制机构迁建项目地下室的2个预留连通口，改为普通地下室外墙做法。

11月10日、17日，昆明市生态环境局呈贡分局和昆明市生态环境局分别对迁建项目进行现场检查（勘验）。

11月12日，云南工程建设总承包股份有限公司组织迁建项目基坑内土方运距测量。

11月16日，昆明市土地储备矿产委员会会议审核通过迁建项目《建设用地规划许可证（含建设用地批准书）》；27日，昆明市自然资源局告知，迁建项目《建设用地规划许可证（含建设用地批准书）》正在有关处室会签，会签完毕后进行公示。

11月16日，云南工程建设总承包股份有限公司报送《关于申请云南省疾病预防控制中心实验楼、业务综合楼，云南省地方病防治所实验综合楼，云南省寄生虫病防治所热带病实验综合楼建设项目工程总承包（EPC）项目建设资金拨付的函》；17 日，中心与省地病所、省寄防所联合上报省卫生健康委《关于拨付省级疾病预防控制机构迁建项目建设经费的请示》（云疾控发〔2020〕253 号）。

11 月 18 日，省卫生健康委副主任陆林听取迁建项目进展汇报。

11 月 24 日，按照省卫生健康委规划处要求，在省财政厅预算系统填报省级疾病预防控制机构迁建项目省级经费，中心申报 2165.04 万元，省地病所申报 1450 万元，省寄防所申报 1384.96 万元，共计申报 5000 万元。省地病所和省寄防所已经足额申请省级配套经费。

11 月 25—27 日，按照省卫生健康委规划处要求，填报了《2021 年度卫生健康领域中央预算内投资计划申报表》等有关资料，3 家单位分别申请 2021 年度中央预算内投资 17365 万元、5000 万元、5000 万元。中心与省地病所、省寄防所已经足额申请中央预算内投资。

11 月 28 日，省发展改革委社会处召开 2021 年卫生领域中央预算内资金申报视频会议，按照省卫生健康委疾控局要求，中心参加会议。

12 月 2 日，云南省财政厅、云南省卫生健康委印发《关于下达医疗卫生事业发展三年行动专项资金（第二批）的通知》（云财社〔2020〕246 号），下达迁建项目资金 5000 万元，中心 2165.04 万元、省地病所 1450 万元、省寄防所 1384.96 万元；11 日，资金拨付到账；25 日，中心与省地病所、省寄防所共计 5000 万元资金支付完成。

12 月 15 日，收到昆明建设咨询监理有限公司签发的《监理工作联系单》，迁建项目设计进度滞后约 7 个月，施工进度滞后约 6 个月；17 日，中心与省地病所、省寄防所联合印发《关于加快推进省级疾病预防控制机构迁建项目工程建设的函》（云疾控发〔2020〕290 号），主送云南工程建设总承包股份有限公司，抄送云南省建筑工程设计院有限公司、昆明建设咨询监理有限公司、云南中立工程造价咨询有限公司，要求云南工程建设总承包股份有限公司联系云南省建筑工程设计院有限公司，加快推进迁建项目工程建设，确保如期完成；31 日，云南工程建设总承包股份有限公司回函，明确表示“将积极调配资源，组织施工要素，通力配合各参建单位，在合理的施工条件下倒排工期快速推进，在 2021 年年中主体封顶，2021 年底如期完成建设目标，实现优质工程、精品工程、廉洁工程”。

12 月 28 日，取得《房屋建筑和市政基础设施工程设计文件施工图审查合格书》。

2. 云南省区域性国际疾控中心建设

6 月 12 日、15 日，2 次听取“区域性国际疾控中心建设项目可研编制汇报”，编制单位为中国中元国际工程有限公司。中心主任宋志忠对区域性国际疾控中心建设项目可研编制提出要求：一是认真抓好工作落实，加强协调配合，加快可研编制进度；二是充分整合迁建项目的前期资源，统筹规划，优化方案；三是明确目标，将区域性国际疾控中心建成优质工程、精品工程、廉洁工程。

7 月 9 日，云南省社会事业发展有限公司组织评审云南省区域性国际疾病预防控制中心项目可行性研究报告，评审结论为修改后通过；15—17 日，完成项目勘察、监理、造价招标。按照安排，计划 8 月完成项目施工招标，9 月启动项目建设。

8 月 1 日，云南省区域性国际疾病预防控制中心建设项目实施地质勘查；25 日，省卫生健康委召开“双提升”工程项目推进对接会，要求云南省区域性国际疾病预防控制中心建设项目 9 月 7 日开工建设，2021 年 5 月基本建成；26 日，与中元国际工程有限公司设计人员召开会议，共同商讨云南省区域性国际疾病预防控制中心初步设计方案；31 日，省卫生健康委召开省“双提升”工程项目调度电视电话会议。

9 月 7 日，中心召开主任办公会，听取中元国际工程有限公司设计人员关于云南省区域性国际疾病预防控制中心项目设计方案的汇报，会议要求进一步修改完善设计方案；17 日，云南省区域性国际疾病预防控制中心项目召开了首次监理例会；18 日，中元国际工程有限公司设计人员完成 3 套设计方案，结合中元国际工程有限公司意见，经中心领导同意，按照设计方案一上报规划审批。

9 月 23 日上午，云南省社会事业发展有限公司与中心共同在昆明市呈贡区举行了云南省区域性国际疾病预防控制中心项目开工仪式。

10 月 27 日，呈贡区自然资源局通知中心，尽快提交云南省区域性国际疾病预防控制中心项目的报规申请。因为云南省区域性国际疾病预防控制中心项目建设单位为云南省社会事业发展有限公司，所以报规手续由云南省社会事业发展有限公司负责办理，中心配合办理。

10 月 29 日，根据《云南省建设工程场地地震安全性评价管理规定》《建筑工程抗震设防分类标准》（GB 50223—2008），云南省区域性国际疾病预防控制中心建设项目中生物安全楼需要委托有资质的第三方机构编制项目地震安全性评价报告并完成评审。经咨询中国地震局地球物理勘探中心和云南省地震工程研究院，并由云南中立工程造价咨询有限公司和云南正康工程项目管理有限公司测算，预计需要费用 22 万元。

11 月 9 日，在云南省投资审批中介超市申报“云南省区域性国际疾病预防控制中心建设项目生物安全楼地震安全性评价采购”，经中介超市审批同意，11 日以“网上竞价 + 随机抽取”方式选取，中选单位为昆明南方地球物理技术开发有限公司，中选金额为 21.4 万元；20 日，昆明南方地球物理技术开发有限公司完成生物安全楼地震安全性评价报告，中心及时提交云南省社会事业发展有限公司。

11 月 19 日，与昆明市卫生健康委、云南省社会事业发展有限公司有关人员共同前往呈贡区自然资源局，申请提前审查云南省区域性国际疾病预防控制中心项目的规划方案。

11 月 30 日，组织召开云南省区域性国际疾病预防控制中心项目生物安全楼设计方案专家论证会，向中元国际工程有限公司提交修改意见。

12 月 8 日、18 日，2 次组织召开云南省区域性国际疾病预防控制中心生物安全楼设计方案研讨会，收集专家意见建议提供中元国际工程有限公司修改完善设计方案。

三十四、底武村扶贫（脱贫攻坚与乡村振兴）

（一）部门建制

中心派驻底武村第 5 批驻村工作队（简称：驻村工作队）共 6 人，其中队长 1 人、队员 5 人。

部门负责人：1 月—12 月 14 日，队长谌振宇、副队长张天华；自 12 月 15 日起，队长汤卫华。

队员：1 月—12 月 14 日，李元富、刘阳、漆骏、丁文立；自 12 月 15 日起，杨涛、赵青剑、王攀、高胡兴、黄津。

驻村工作队职责：

1. 宣传党中央、国务院和省委、省政府关于农村工作特别是巩固脱贫成果、乡村振兴的重大方针政策，帮助落实好各项强农惠农富农政策和巩固脱贫攻坚措施，结合实际拓展驻村工作内容，协调农村经济发展，全面推进乡村振兴。

2. 协调落实“挂包帮、转走访”工作，配合村“两委”巩固脱贫成果，落实农村低收入人群常态化帮扶机制，对低保对象、特困人员、易返贫致贫人员等农村低收入人口进行全覆盖走访监测和全村整体振兴的动态管理工作。

3. 组织发展壮大新型农村集体经济，推广“党组织 + 合作经济组织 + 农户”发展模式，探索集体经济扶持项目向村民小组延伸的方法路径，促进农民增收致富。

4. 引导村民立足优势资源，因地制宜发展特色产业和村级集体经济。帮助协调解决返贫、住宅危房、辍学、合作医疗就医等实际困难，指导安装使用云南省政府救助平台 App 及终结诈骗服务平台。参与扶贫项目的计划编制、组织实施和检查验收，监督村“两委”管好用好各类扶贫资金，打牢安全生产基础。

5. 组织开展计算机及农村实用技术培训、劳动力转移技能培训等工作，提升群众能力素质，拓宽农民增收渠道。加强农村精神文明建设和生态文明建设，参与爱国卫生“7 个专项行动”、加强疫情防控，接种疫苗，推动农村人居环境整治提升等重大任务落地见效，促进农业农村高质量发展。

6. 坚持“百年初心”“云岭先锋”学习，开展基层“党建带扶贫、扶贫促党建”活动，按照“强组织、兴产业、富百姓、重实效”的思路，巩固脱贫、乡村振兴与基层党建“双推进”，协调解决各种矛盾纠纷，维护农民权益，监督村务公开、账务公开，促进基层干部依法办事。

（二）主要工作

1. 抓实“三类对象”动态监测。大力推广运用全国防返贫监测 App、全国防止返贫监测和乡村振兴咨询服务平台以及云南“找政府”App，坚持群众申报、干部走访相结合的原则，全面摸清脱贫不稳定户、边缘易致贫户、突发严重困难户“三类对象”底数。

2. 抓实返贫致贫风险化解。对照全国防返贫监测信息系统的“三类对象”群体，对标对表“两不愁三保障”和饮水安全有保障标准，逐户逐人分析研判，确保问题和风险及时化解，及时消除。

3. 抓实易地扶贫搬迁后续帮扶。推动易地扶贫搬迁后续发展各项政策措施落实，实现群众稳得住、快融入、逐步能致富的目标。

4. 抓实劳动力转移就业。定期对农村劳动力状况、就业意愿等开展全覆盖摸底排查，逐户逐人开展“就业清”调查核实工作，列出就业岗位、就业培训、就业帮扶 3 张清单，有针对性地开展就业培训和转移输出工作，确保有劳动力的家庭至少有 1 人充分就业。

5. 抓实产业培育发展。推动合作社绑定农户、龙头企业绑定合作社的“双绑”实现全覆盖，健全完善利益联结和风险防控机制，带动群众发展产业、实现增收。

6. 抓实村级集体经济发展。认真抓好村级集体经济项目实施和项目储备工作，积极协助村级集体盘活和利用现有土地、林地、产业、乡村旅游、扶贫资产等资源和资产，确保完成年度既定目标任务。督促指导村级做好集体经济帮扶救助管理服务平台的信息录入、更新完善、管理维护等工作。

7. 抓实巩固脱贫成果项目落地见效。紧盯水、电、路、网、住房等基础设施和公共服务项目建设，从项目的规划论证、落地 实施、竣工验收、资金拨付、效益发挥等关键环节入手，全过程加强跟踪监管，确保项目安全、资金安全、生产安全、让群众受益。

8. 抓实农村人居环境整治。紧盯集镇村庄、公路河道、房前屋后、“厕所革命”“两污治理”、疫情防控、疫苗接种等人居环境重点区域和领域，健全完善农村人居环境整治长效机制，促进农村人居环境整体改善、全面提升。

9. 抓实“干部规划家乡行动”。广泛动员本村公职人员回乡参与“干部规划家乡行动”，认真梳理形成本村资源清单、问题清单、项目清单，确保村庄规划的针对性、实效性和可操作性。督促指导村级做好云南省“干部规划家乡行动”信息系统的信息录入、更新完善、管理维护等工作。

10. 抓实农村基层治理。全面推进农村治理网格化管理，聚焦群众关心的民生实事和热点难点问题，协助指导村“两委”健全完善村规民约和红白理事会、村民议事会等群众组织，深入开展矛盾纠纷排查调处，不断提升群众的安全感、满意度。

11. 抓实群众工作。认真落实密切联系群众、服务群众机制，充分利用群众会、院坝会、入户走访等方式，大力宣传党的路线方针政策、法律法规、支农惠农和巩固脱贫成果推进乡村振兴政策，广泛开展“自强、诚信、感恩”教育和“听党话、感党恩、跟党走”主题实践活动，教育引导群众摒弃“等靠要”思想，激发群众内生动力，切实增强群众参与巩固脱贫成果接续推进乡村振兴的积极性和主动性。

12. 抓实村级党组织建设。认真履行建强村党组织的职责，围绕党支部标准化规范化建设的总体要求，协助和指导村级党组织做好党支部规范化建设复核评估、农村“领头雁”培养工程、村级后备力量储备、党员发展和日常教育管理、农村发展党员违规违纪排查整顿、“智慧党建”、党史学习教育等重点工作，充分发挥基层党组织和党员队伍在巩固脱贫成果接续乡村振兴中的战斗堡垒作用、先锋模范作用。

三十五、合作与交流

（一）来访情况

受新冠肺炎疫情影响，无专家学者来访任务。

（二）出访情况

中心派出 4 批 15 名专业技术人员赴老挝、缅甸开展新冠肺炎疫情防控工作。

3 月 28 日—4 月 12 日，刘晓强、邬志薇、李多、孙艳红 4 人赴老挝执行医疗队任务，帮助老挝提升检测能力，交流新冠肺炎防控经验。

4 月 3—17 日，贾曼红、林燕、贾森泉、周洁楠 4 人赴缅甸执行医疗队任务，帮助缅甸开展新冠肺炎检测工作，交流新冠肺炎防控经验。

5 月 21—27 日，赵晓南、张美玲、陈瑶瑶、郑尔达 4 人赴缅甸执行建立核酸检测实验室任务，援助其建立核酸检测实验室，提升曼德勒新冠肺炎核酸检测能力。

11 月 24 日—12 月 1 日，根据新冠肺炎防控要求，由省外办组团，周洁楠、任翔、金晓媚 3 人参团前往老挝万象执行援建核酸检测实验室任务。

另外，因受新冠肺炎疫情及塞拉利昂机场未开放等因素影响，国家派赴塞拉利昂执行第六批专家组任务的副主任医师周永明无法按期回国，延期至 9 月 6 日执行完任务后回国。

（三）国际会议

未申报、举办或协办国际会议。

（四）合作项目

2018 年 4 月，在省卫生健康委支持下，省疾控中心与美国艾伦戴蒙德艾滋病研究中心签署了合作谅解备忘录，“探索和验证一个在中国推广和维持暴露前预防服务的模式”项目。项目于 2019 年获美国国立卫生研究院立项，经双方沟通，项目合作协议于 2019 年 9 月报省卫生健康委备案。2020 年 12 月，按要求重新行文报送省卫生健康委，正在进一步办理非政府组织备案程序。该项目周期拟定为 2019—2024 年，项目现场为昆明市、红河州、玉溪市、曲靖市、文山州、德宏州、大理州和西双版纳州 8 个州（市）。

（五）其　他

5月8日，按照省卫生健康委的要求，中心副主任赵世文、主任技师陈敏在省政府办公厅会议室参加视频会议，与匈牙利巴奇基什孔州医疗专家交流新冠肺炎疫情防控经验，重点就防控措施及实验室检测等分享经验。

3月23日、5月27日、6月2日、9月11日，为做好大湄公河次区域（GMS）部长会议相关工作，审定2020—2021年GMS项目涉及中方活动日程及材料，按省财政厅及省卫生健康委要求，先后派出4人参加会议，及时了解项目进展，为项目执行以及未来部长会议召开做好准备。

9月25日，驻曼德勒总领事馆邀请中心青年骨干专家黄甜为缅北华人华侨举办疫情防控线上知识讲座，200多名缅北华人华侨社团及华校负责人、中国外派教师和志愿者教师参加。线上讲座对大家科学认识新冠肺炎疫情并做好防控发挥了重要作用。

11月25日，第三届中国—东盟疾病防控合作论坛在广西南宁市以实体和云上论坛的形式同步举行。中心副主任赵世文受邀参会，并在论坛分享报告。

表彰奖励

一、中心获奖

（一）集体获奖情况

1. 急传所党支部获中共中央、国务院、中央军委授予的全国抗击新冠肺炎疫情先进集体称号。

2. 疾控 2 支部（急传所）获中共中央授予的全国抗击新冠肺炎疫情先进基层党组织称号。

3. 援鄂人员周晓芳、张美玲、陈敏、李凯所在疾控系统驻黄冈市防控小分队获国家卫生健康委、人力资源和社会保障部、国家中医药管理局授予的全国卫生健康系统新冠肺炎疫情防控工作先进集体称号。

4. 援鄂人员税铁军、胡筱莛、王瑾、卢冉、任翔、张杰、汤晶晶、汤晓召、陶洪、向以斌、张瑞仙、张旭辉所在防控组驻武汉市流调工作队获国家卫生健康委疾控局授予的全国卫生健康系统新冠肺炎疫情防控工作先进集体称号。

5. 农工党云南省疾病预防控制中心总支部委员会获中国农工民主党中央委员会授予的农工党抗击新冠肺炎疫情先进集体称号。

6. 中心获省委、省政府授予的云南省抗击新冠肺炎疫情先进集体称号。

7. 中心党委获省委、省政府授予的云南省先进基层党组织称号。

8. 中心荣获全国三八红旗集体。

9. 疾控 2 支部（急传所）获省直机关工委授予的先进党组织和示范党支部称号。

10. 卫生 1 支部（检验中心）、卫生 5 支部（环卫所、爱卫中心）、机关 4 支部（行政办、新建办）、机关 5 支部（技服中心、综保部）、疾控 3 支部（处突中心）、疾控 5 支部（免规所、苗研中心）、疾控 6 支部（慢病所）获省卫生健康委党组授予的省级卫生健康系统先进基层党组织称号。

11. 疾控 2 支部（急传所）、3 支部（处突中心）获省卫生健康委党组授予的省级卫生健康系统示范党支部称号。

12. 中心获省卫生健康委授予的全省卫生健康系统信息工作先进单位称号。

13. 中心获省卫生健康委授予的云南省卫生健康系统 2020 年度微型消防站消防比武团体第三名。

14. 中心获云南省住房城乡建设厅授予的省级绿色施工科技示范工程奖。

15. 处突中心获共青团云南省委、云南省青年联合会授予的云南青年五四奖章集体（新冠肺炎疫情防控专项）奖。

16. 急传所伏晓庆劳模工作室获云南省教育卫生科研工会授予的教卫科系统劳模创新工作室称号。

17. 中心团委获共青团云南省卫生健康委机关委员会授予的 2018—2019 年度省级卫生健康系统五四红旗团组织称号。

18. 行政办公室、爱国卫生 / 基本公卫技术指导中心工会小组获云南省教育卫生科研工会授予的模范职工小家称号。

19. 中心获中国疾病预防控制中心慢病中心全国优秀健走单位奖、省级健走优秀奖表彰。

（二）个人获奖情况

1. 赵晓南荣获中共中央、国务院、中央军委授予的全国抗击新冠肺炎疫情先进个人称号。

2. 陈敏荣获国家卫生健康委、人力资源和社会保障部、国家中医药管理局授予的全国卫生健康系统新冠肺炎疫情防控工作先进个人、全省优秀医疗卫生人员称号。

3. 张美玲荣获中央文明办、国家卫生健康委授予的中国好医生、中国好护士称号。

4. 彭霞荣获全国妇联、国家卫生健康委、中央军委政治工作部授予的一线女医务人员抗击新冠肺炎疫情全国三八红旗手称号。

5. 赵世文、贾曼红荣获中国农工民主党中央委员会授予的农工党抗击新冠肺炎疫情先进个人称号。

6. 向昆、张竞文、张力敏、业虹（实习生）获国家卫生健康委、宣传部、科技部和中国科协授予的 2020 年新时代健康科普作品征集大赛入围作品奖。

7. 周永明获塞拉利昂政府授予的公共卫生合作勋章。

8. 任翔获老挝卫生部授予的支援老挝疫情防控荣誉证。

9. 周晓芳、何继波获省委授予的云南省优秀共产党员称号。

10. 王晓雯、许琳、常利涛、杨帆、李建云、张瑞仙、张旭辉、何玉凤、马妮获湖北省委、湖北省政府授予的新时代“最美逆行者”称号。

11. 赵世文、秦明芳、常利涛、何继波、卢冉、林燕、周晓芳、李多获省委、省政府授予的云南省抗击新冠肺炎疫情先进个人称号。

12. 伏晓庆荣获云南省第二十三届先进工作者、全省优秀医疗卫生人员称号。

13. 陈敏、伏晓庆获省政府授予的 2020 年度云南省优秀医疗卫生人员称号。

14. 许琳、王瑾获省妇联、省人力资源保障厅授予的抗击新冠肺炎疫情云南省三八红旗手称号。

15. 叶欣获云南省教育卫生科研工会授予的优秀工会工作者称号。

16. 王瑾、李建云、许琳、杨云斌、周永明、林燕、卢冉、刘晓强、李多、陶洪获中共云南省卫生健康委党组授予的优秀共产党员称号。

17. 常利涛、郭永民、尹洁、伏晓庆、秦明芳、周晓梅获中共云南省卫生健康委党组授予的省级卫生健康系统优秀党务工作者称号。

18. 张小波获农工民主党云南省委员会授予的优秀党员称号。

19. 尹洁、顾英琦获省卫生健康委授予的全省卫生健康系统信息工作先进个人称号。

20. 周美丰获省卫生健康委授予的卫生健康系统 2020 年度“微型消防站”手提干粉灭火器灭火操作项目个人第三名。

21. 乔恩发家庭、秦明芳家庭、郝林会家庭、贾豫晨家庭、宋丽军家庭获云南省卫生健康委机关党委授予的省级卫生健康系统最美家庭称号。

22. 杨蕊、施柯妤分获共青团云南省卫生健康委机关委员会授予的 2018—2019 年度省级卫生健康系统“优秀共青团干部”和“优秀共青团员”称号。

23. 向昆、张竞文、张力敏、业虹（实习生）获清华大学国际传播研究中心和第十五届中国健康传播大会组委会授予的中国健康传播大会好作品三等奖。

24. 朱云芳获国家卫生健康委脑卒中防治工程委员会办公室授予的 2019—2020 年度脑卒中高危人群筛查和干预项目先进个人称号。

25. 李颖获中国疾病预防控制中心授予的参与中国疾病预防控制中心疑似预防接种异常监测工作作出突出贡献奖。

26. 杨永芳获中国疾控中心慢病中心授予的突出贡献先进个人称号。

27. 张强、郝林会获怒江州应对疫情工作领导小组指挥部、中共怒江州委组织部、怒江州人力资源和社会保障局授予的怒江州新冠肺炎疫情防控阻击战中表现突出先进个人称号。

28. 卢冉家庭、李凯家庭、王瑾家庭、张杰（免规）家庭、何继波家庭获西山区妇女联合会授予的西山区抗疫最美家庭称号。

29. 郝林会获福贡县卫生健康委授予的优秀共产党员称号。

30. 林燕、赵江、邵英、尹洁获昆明医科大学公共卫生学院授予的 2019—2020 学年度优秀带教教师称号。

31. 寸建萍获云南省总工会女职工委员会授予的云南省职工“好家规、好家训”征集活动视频类作品三等奖。

32. 李颖获中国家庭报社授予的预防接种短视频征集活动优秀奖。

二、中心行政表彰

（一）先进集体（20 个）

急性传染病防制所、疫情监测 / 突发公共卫生事件处置中心、麻风病防制所、卫生检验中心、职业健康与放射卫生所、营养与食品卫生所、结核病防治所、慢性非传染性疾病防制所、疫苗临床研究中心、消毒与病媒生物防制所、性病艾滋病防制所、环境卫生所、技术开发服务中心、行政办公室、工会、离退休人员服务办公室、人力资源部、综合保障部、保卫部、计划财务部。

（二）先进工作者（153 人）

杨军、伏晓庆、王瑾、罗山、秦明芳、樊蓉、周晓梅、林佶、许琳（结防所）、张皓明、刘志涛、刘晓强、张永昌、尹洁、李建云、李雄、常利涛、沈永春、彭霞、马艳玲、冯琳、苏卫华、王荣华、陈琳、乔恩发、汤卫华、陈明光、李江嵘、张勇、罗春蕊、周永明、黄达峰、石青萍、杨萍、刘敏、杨祖顺、张旭辉、董海燕、陈杨、何继波、卢冉、李虹、梁军、陈敏、罗红兵、刁冬根、李凯、程晓娟、胡建英、石亚男、曾兵、邓建华、毕启超、周延、祝乐意、戴琳纾、丁丹、王春云、李芸、董泽艳、杨天秀、程铃迤、刘芳、郑敏、岂畏、陈涛（综保部）、尹菲、李洪运、李偈睿、高莉、杨慧娟、张竞文、张金翠、包艳萍、李志华、戚燕明、和星宇、李俊明、郭卉、贾豫晨、郑尔达、林燕、邬志薇、张祖样、付丽茹、李佑芳、韩瑜、霍俊丽、郭艳、张秀劼、戴洁、曾志君、贾森泉、陈瑶瑶、周洁楠、姜黎黎、张美玲、赵晓南、李多、周晓芳、喻忠慧、黄洁玉、肖玉婷、袁颖、李东平、邱玉冰、李玲、卢昆云、杨星、李庆生、李代娇、杨希良、任思颖、杨沧江、朱秋艳、龚琼宇、余文、周榕溶、汤晶晶、李巧芳、陶洪、王进梅、芮茂山、赵晓慧、李承蹊、张婷、田云屏、汤晓召、杨菁、任翔、李姿、赵江、苏玮玮、朱晓、刘宏、杨云娟、杨帆（学卫所）、栗旸、张瑞仙、杨建斌、李亚娟、王攀、曹晶晶、唐丽、秦启凤、杨波、白洁、张娟、武樱（体检中心）、周立波、杨双敏、余军、田子颖。

（三）单项先进集体

1. 科研奖（7 个）

科研教育服务部、环境卫生所、疫情监测 / 突发公共卫生事件处置中心、麻风病防制所、营养与食品卫生所、职业健康与放射卫生所、结核病防治所。

2. 脱贫攻坚贡献奖（12 个）

党委办公室、工会、纪检监察审计办公室、保卫部、计划财务部、卫生检验中心、综合保障部、职业健康与放射卫生所、免疫规划所、营养与食品卫生所、疫情监测 / 突发公共卫生事件处置中心、预防医学健康体检中心。

3. 专项行动奖（4 个）

爱国卫生 / 基本公卫技术指导中心、学校卫生所、环境卫生所、消毒与病媒生物防制所。

4. 新中心建设贡献奖（4 个）

新中心建设办公室、质量管理部、纪检监察审计办公室、计划财务部。

5. 创收贡献奖（2 个）

技术开发服务中心、疫苗临床研究中心。

6. 安全生产奖（6 个）

行政办公室车队、保卫部、质量管理部、综合保障部、技术开发服务中心、健康促进与公共卫生信息中心。

（四）中心工会委员会表彰

2018—2019 年度先进女职工：程晓娟、顾英琦、沈永春、戴琳纾、王春云、杨天秀、程玲迤、李秀琳、张毓瑜、尹菲、杨慧娟、张竞文、曹俊美、潘艳、彭霞、董莉娟、罗红兵、罗春蕊、黄莉、杨蕊、彭修琪、税铁军、唐娴、唐婷婷、王会珍、杨萍、汤晓召、宁忻、安维维、狄娟、唐丽、赵晖、杨双敏。

2018—2019 年度“五好”文明家庭：李建新、闵向东、杨涛、董泽艳、陈丽萍、汤卫华、刘武、张洪英、向昆、刘雪寅、何继波、张小斌、张丽芬、陈连勇、黄永芳、朱云芳、龚琼宇、李姿、赵青剑、阮元、杨帆（学卫所）、王昕、王晋昆、张媚、黄国斐。

2019 年度先进工会小组：行政办公室爱国卫生 / 基本公卫技术指导中心、技术开发服务中心、性病艾滋病防制所、营养与食品卫生所、综合保障部、急性传染病防制所、结核病防治所，云南省疾病预防控制中心工会委员会表彰。

第三届工会委员会优秀工会工作者：马琼、马燕、刁冬根、邓晓娅、方清艳、木丽跃、王海燕、王云川、左萍、叶欣、刘芳、刘志涛、张天华、贺华、徐文萍、谌振宇、熊庆。

三、中心党委表彰

（一）先进组织

1. 先进党总支（3 个），疾控党总支、卫生党总支、机关党总支。

2. 先进党支部（15 个），机关 1 支部、机关 2 支部、机关 3 支部、退休 1 支部、退休 2 支部、疾控 1 支部、疾控 4 支部、疾控 5 支部、疾控 6 支部、卫生 1 支部、卫生 3 支部、卫生 4 支部、卫生 5 支部、卫生 6 支部、结防 1 支部。

（二）优秀党务工作者（12 人）

杨军、阎明明、沈永春、罗娟、伍友山、马燕、查舜、王英杰、李雄、殷昆付、侯景龙、刘志涛。

（三）优秀共产党员（113 人）

张杰（人资部）、邓晓娅、万伟、叶欣、陈琳、马琼、李建新、孙浩、王明聪、王鑫、王治刚、梅静远、李玉洁、普怡敏、张贵国、周小又、张洪卫、李秀琳、高胡兴、施玉华、张琬悦、蔡永年、陈会超、张小斌、董莉娟、王珏、王玉淼、张勇、罗春蕊、张美玲、寸建萍、周永明、沈秀莲、邬志薇、李真晖、黄甜、李彦忠、向以斌、税铁军、李琼芬、丁峥嵘、张杰（免规所）、李颖、杨海涛、郑艳、陈玉娟、朱云芳、文洪梅、唐娴、黄津、郝林会、胡培、闭增辉、宋卿、杨昆玲、马妮、熊宏苑、何玉凤、范璐、叶江惠、张健、李娟娟、彭敏、杨彦玲、邓淑珍、谭敏、狄娟、马琳、熊庆、黄国斐、邢漪、张永昌、漆骏、王攀、樊芳、旷景莹、张媚、蒋康、刘宜平、杨云斌、陈金瓯、茹浩浩、马燕、谌振宇、张天华、李元富、刘阳、杨涛、罗娟、张静、张丽琴、王云济、刘学科、李洪、田松、王英杰、杨家伦、王朝兴、张洪生、陶汝国、古平霖、张镜芳、王选成、袁本智、杨儒道、张莉莉、后鹤龄、李素芳、左绍继、蔡绍芬、边宝琴、王家樑、张永富（退休）。

（四）精神文明道德风尚奖

1. 精神文明道德风尚奖先进集体（8 个）

疫情监测 / 突发公共卫生事件处置中心、慢性非传染性疾病防制所、免疫规划所、疫苗临床研究中心、性病艾滋病防制所、结核病防治所重点人群组、爱国卫生 / 基本公共卫生技术指导中心、环境卫生所。

2. 精神文明道德风尚奖先进个人（4 个）

姚忠和、李开聪、洪业秀、李代娇。

大事记

一月

1 月 14 日，中心主任宋志忠主持召开应对武汉新型冠状病毒感染的肺炎疫情防控工作会。

1 月 14 日，教育部体卫艺司司长王登峰一行到中心调研云南省 2019 年儿童青少年近视监测工作。

1 月 17 日，组织召开 2019 年度党组织书记党建述职评议考核工作会，进一步推动全面从严治党向基层延伸，促进基层党建全面进步、全面过硬。

1 月 17 日，急传所检测省三院送检云南首例疑似病例标本，核酸检测结果阳性。

1 月 17 日，中心成立新型冠状病毒感染的肺炎防控工作组。

1 月 19 日，中心召开 2019 年度工作表彰会暨 2020 年新春联欢会。

1 月 20 日，急传所基因测序结果与国家公布的新冠病毒基因一致率在 99% 以上。

1 月 21 日，经中国疾控中心复核，国家卫生健康委宣布云南省首例病例确诊。

1 月 21 日，“云南疾控”微信公众号开始刊发新冠肺炎防控知识科普。

1 月 22 日，中心网站“云南疾控资讯网”开设“新冠肺炎”热点专题。

1 月 22 日，中心副主任赵世文在云南广播电视台通过直播对全省新型冠状病毒感染的肺炎防控情况进行介绍。

1 月 22—27 日，中心制定下发《云南省新型冠状病毒感染的肺炎疫情防控方案（试行）》等技术工作方案。

1 月 23—24 日，中心代表云南省接受国家卫生健康委新型冠状病毒感染的肺炎疫情防控工作督导。

1 月 23—24 日，中心派出刘晓强等 5 名专家参加云南省卫生健康委组织的新型冠状病毒感染的肺炎疫情防控专项督导。

1 月 24 日，中心召开新型冠状病毒感染的肺炎疫情防控工作部署会。

1 月 24 日，中心主任宋志忠接受云南卫视采访，就中心针对此次疫情处置的准备工作进行全面介绍。

1 月 25 日，中心组建 4 个巡回督导组共 16 人分赴昆明市、玉溪市、西双版纳州、大理州、丽江市、保山市、红河州、曲靖市等重点地区开展新型冠状病毒感染的肺炎疫情防控措施落实情况督导。

1 月 26 日，时任云南省省委书记陈豪、时任云南省省长阮成发一行到中心检查新型冠状病毒感染的肺炎疫情防控工作。

1 月 26 日，中心派出 10 名专家分赴楚雄州、怒江州、迪庆州、西双版纳州、大理州、丽江市、昭通市、德宏州、文山州及临沧市开展疫情防控措施落实情况驻点督导。

1 月 28 日，“云南疾控”微信公众号开通“新型病毒感染肺炎”专栏。

1 月 29 日，中心增派 5 名专家赴玉溪市、保山市、红河州、曲靖市和西双版纳州开展疫情防控措施落实情况驻点督导。

1 月 30 日，中心派出首批 4 人赴湖北省黄冈市，支援黄冈市新型冠状病毒核酸检测工作（至

3月19日结束任务）。

1月31日，云南省职业病诊断鉴定委员会办公室成立。

二月

2月1日，经中心党委决定，成立对口支援湖北实验室检测工作临时党支部。

2月2日，经向省委网信办申请，“云南疾控”微信公众号开通一天三次发布权限。

2月3日，云南省人民政府新闻办公室召开云南省新型冠状病毒感染的肺炎疫情防控工作新闻发布会（第二场）。中心主任宋志忠参加发布会并答记者问。

2月4日，省总工会党组书记、常务副主席孔贵华，省教卫科工会崔加周到中心慰问一线工作人员。

2月4日，新型冠状病毒感染的肺炎疫情防控国家督导组到中心督查检查。

2月4日，中心主任宋志忠陪同省卫生健康委党组书记王灿平到西双版纳州督导新型冠状病毒感染的肺炎疫情防控工作。

2月5日，中心组建了31人的防控新型冠状病毒感染的肺炎机关志愿者服务队。

2月8日，中心派出18名专家赴16州（市）进行疫情防控驻点督导。

2月9日，由腾讯电子健康卡团队提供技术支持，“云南疾控”微信公众号上线“云南省新型冠状病毒肺炎服务平台”。

2月12日，中心派出第二批6人赴湖北省咸宁市防疫工作队支援开展工作（至4月1日结束任务）。

2月13日，云南省人民政府新闻办公室召开的云南省新型冠状病毒感染的肺炎疫情防控工作新闻发布会（第五场）。中心主任宋志忠等4名专家参加发布会并答记者问。

2月19日，中心派出第三批5人赴湖北省咸宁市防疫工作队支援开展工作（至4月1日结束任务）。

2月22日，中心派出14名专家赴昆明市、曲靖市、玉溪市、昭通市、红河州、文山州、楚雄州开展驻点技术指导。

2月24日，中心派出第四批12人赴湖北省武汉市黄陂区防疫工作队支援开展工作（至4月1日结束任务）。

2月，各相关业务部门与健促信息中心联合制作并发布的全省15个重点场所防控指南（图解版），在“云南疾控”微信公众号上推送，累计获得10万+的阅读量，该系列图解并被省委宣传部公众号“云南发布”及多家权威媒体平台转载。

三月

3月2日，云南省人民政府新闻办公室召开云南省新型冠状病毒感染的肺炎疫情防控工作新闻发布会（第十九场）。中心主任宋志忠参加发布会并答记者问。

3月4日，中心420名党员共捐款40996元，用于慰问战斗在疫情防控斗争一线的医务人员及家属，资助因患新冠肺炎而遇到生活困难的职工。

3月5日，省卫生健康委党组书记王灿平、委副主任和向群到中心看望、慰问支援湖北防疫队队员家属。

3月6日，云南省妇女联合会吴皖明二级巡视员一行到中心看望、慰问支援湖北防疫队队员家属。

3月12日，中心派出3组10名专家分赴红河州、文山州、普洱市、西双版纳州、德宏州、临沧市开展边境疫情防控督导工作。

3月14日，中心选派3名专业人员赴北京机场驻点开展境外疫情输入防控工作。

3月16—18日，党办组织开展彝良县底武村对口帮扶贫困户回访工作。

3月17日，云南疾控科普IP形象“摩巴、摩雅”在“云南疾控”微信公众号上发布推广介绍。

3月18日，中心增派2名专业人员赴北京机场驻点开展境外疫情输入防控工作。

3月29日—4月12日，中心派出专家组赴老挝万象省、占巴塞省和琅勃拉邦省支援开展新冠防控工作。

3月31日，中心派出9名专业人员及3辆移动防疫车辆赴勐腊县磨憨口岸，开展跨境实验室检测技术支持及境外疫情输入防控工作。

四月

4月8—21日，中心派出专家组赴缅甸仰光省、曼德勒省支援开展新冠肺炎疫情防控工作。

4月9日，中心组建5支共150人支援边境疫情防控工作队伍。

4月16日，中心召开援鄂防疫队表彰总结会。

4月24日，中心召开援鄂防疫队工作报告会。

4月24日—5月18日，中心派出卫生应急队29人赴德宏州瑞丽市开展边境疫情防控工作。

4月25日，中心派出7名专业人员，携P2+移动检测车赴腾冲市猴桥口岸支持开展入境人员实验室检测工作。

4月30日—5月19日，中心派出4支20人应急队伍赴陇川县、芒市、沧源县、西盟县开展边境地区新冠肺炎疫情防控工作。

五月

5月8日，世界卫生组织用中英文刊发云南结防经验故事专题报道。

5月18日—6月1日，中心派出卫生应急队10人赴德宏州瑞丽市开展边境疫情防控工作。

5月21日，中心副主任赵世文陪同国家卫生健康委赴西南地区工作组到瑞丽视察边境疫情防控工作。

5月22—28日，中心派出人员参加中国援建缅甸曼德勒实验室专家组，赴缅甸曼德勒省援助建立新冠检测实验室。

5月28日，邀请新华网舆情专家通过“云南疾控”微信公众号“疾控在线培训”模块，借助“听听专家说”平台，开展了主题为“新媒体时代的网络舆情辨别与应对”的首次线上培训课程。

六月

6月12—14日，中心接受中国合格评定国家认可委员会实验室复评审和国家检验检测机构资质认定扩项评审。

6月15—17日，苗研中心承接的中国医学科学院医学生物学研究所新冠疫苗Ⅱa期项目在弥勒和个旧启动入组。

6月20日，“云南疾控”微信公众号粉丝数突破10万。

6月29日上午，中心与金碧社区党总支联合开展“庆七一”向典型学习，与榜样同行——“打赢疫情防控阻击战”故事分享主题党课。

6月29日下午，中共云南省委政法委员会与中心一同开展了“传递正能量 践行新使命”主题党日活动。

6月，“云南疾控”微信公众号进入6月全国疾控机构微信影响力排行榜前20位（TOP20，位列第12）。

七月

7月29日，中心召开新冠肺炎疫情防控工作第27次会议，部署常态化防控工作，恢复新冠肺炎疫情防控工作组运行模式。

7月，急传所完成生物安全三级实验室改造，并通过了第三方检测。

7月，“云南疾控”微信公众号进入7月全国疾控机构微信影响力排行榜前20位（TOP20，位列第13）。

八月

8月10日，省指挥部发文组建省、州、县三级应对新冠肺炎疫情专业队伍。

8月11日，国家卫生健康委办公厅刘利群副主任一行到中心调研秋冬季疫情防控准备工作。

8月14日，中心通过检验检测机构资质认定扩项审批，通过资质认定的项目为25类1123项。

8月17日，中心通过实验室认可复评审。

8月18—22日，国家药监局对中心承接的科兴EV71项目进行注册核查。

8月22日，中心通过生物安全三级实验室监督评审。

8月23—30日，爱卫/基公卫中心组织8名国家级卫生城镇评估专家对重庆市大足区、荣昌区和永川区创建国家卫生城市工作开展省级暗访评估。

8月，“云南疾控”微信公众号进入8月全国疾控机构微信影响力排行榜前20位（TOP20，位列第12）。

九月

9月8日上午，中心190余名干部职工聚集在多功能厅，观看全国抗击新冠肺炎疫情表彰大会；中心急性传染病防制所党支部荣获全国先进基层党组织称号和全国抗击新冠肺炎疫情先进集体称号，急性传染病防制所赵晓南同志荣获全国抗击新冠肺炎疫情先进个人称号。

9月13日，中心派出40人赴瑞丽市协助开展新冠肺炎疫情防控工作。

9月15—26日，中心派出3名专业人员赴瑞丽市开展新冠全员核酸检测技术指导。

9月20日，全省首例标准化短程化疗耐药患者成功治愈。

9月，“云南疾控”微信公众号进入9月全国疾控机构微信影响力排行榜前20位（TOP20，位列第13）。

十月

10月12—30日，处突中心组织国家卫生应急移动防疫中心（云南）和国家突发急性传染病防控队（云南）队员分3期至云南省紧急医疗救援队伍培训基地（普洱市）开展培训。

10月21—23日，中心和省地病所联合在中心举办中层干部管理能力提升培训班。

十一月

11月18日，邀请省卫生健康委党组成员、副主任陆林到中心做专题党课辅导。

11月24日—12月1日，中心派出1名专业人员赴老挝万象援助建立新冠核酸检测实验室。

11月，“云南疾控”微信公众号受邀入驻人民日报健康客户端“人民日报健康号”。

11 月，“云南疾控”微信公众号进入 11 月全国疾控机构微信影响力排行榜前 20 位（TOP20，位列第 15）。

11 月，为应对新冠肺炎疫情防控常态化需求，与中科软公司合作，开发完成云南省新冠肺炎核酸检测信息管理系统，并在 12 月 11 日和 15 日的省疫情防控指挥部和中心全员核酸检测工作中启用。

十二月

12 月 14—16 日，驻村扶贫队员轮换。

12 月 28 日，中心通过 ISO9001 质量管理体系监督审核。

中心新冠肺炎疫情防控阶段时间线（1 月— 6 月 1 日）

1 月 14 日，首次工作会。

1 月 15 日，视频防控业务培训。

1 月 17 日，成立工作组，检出云南首例。

1 月 21 日，国家复核、宣布云南首例。

1 月 22 日，出台 4 个《防控工作方案》和 5 个《技术指南》，中心官网“云南疾控资讯网”开设“新冠肺炎疫情防控”专题。

1 月 23 日，全员取消春节假期。

1 月 24 日，国家督导，召开工作部署会。

1 月 24 日，接受云南卫视采访。

1 月 25 日，派出 4 个巡回督导组赴州（市）督导和防控技术培训。

1 月 26 日，省委书记、省长视察中心，派出 10 名专家赴 10 州（市）督导。

1 月 29 日，派出 5 名专家赴 5 州（市）督导。

1 月 31 日，派出首批 4 人支援湖北黄冈疾控实验室检测。

2 月 2 日，中心微信公众号由每日发布 1 次，增加至每日发布 3 次。

2 月 3 日，中心主任参加省政府新闻发布会（第 2 场）。

2 月 8 日，派出 18 名专家赴 16 州（市）督导，中心微信公众号上线腾讯“云南省新冠肺炎疫情服务平台”。

2 月 10 日，发布《重点场所防控技术指南》15 个。

2 月 12 日，派出第二批 6 人支援湖北省咸宁市疫情防控。

2 月 13 日，中心主任参加省政府新闻发布会（第五场）。

2 月 16 日，派出 16 名专家赴 12 个州（市）巡回督导。

2 月 19 日，派出第三批 5 人支援湖北省咸宁市疫情防控。

2 月 22 日，制定一县一策防控指导，派出 14 名专家驻点指导。

2 月 24 日，派出第四批 12 人支援湖北省武汉市黄陂区疫情防控。

2 月 27 日，发布更新、增加《防控技术指南》17 个。

3 月 2 日，中心主任参加省政府新闻发布会（第 19 场）。

3 月 12 日，出台《境外输入防控技术方案》。

3 月 12 日，派出 3 组 10 名专家赴边境督导。

3 月 14 日，派出 3 人赴北京市国际机场驻点防控，云南省在院新冠肺炎患者清零。

3 月 15 日，发现境外输入 1 例。

3 月 16 日，发现境外输入第 2 例，境外增至 2 例。

3 月 18 日，增派 2 人赴北京市国际机场驻点防控。

3 月 19 日，派出支援湖北省黄冈市疾控实验室检测的 4 人任务结束，返回昆明。

3 月 22 日，云南省派出援鄂医务人员任务结束，返回云南，中心派出的 23 人仍坚守湖北省咸宁市和武汉市黄陂区。

3 月 23 日，缅甸首次确诊 2 例。

3 月 24 日，启动国门疾控中心建设，老挝首次确诊 2 例。

3 月 25 日，新增境外输入 2 例，境外增至 4 例。

3 月 29 日，派出 4 人支援老挝疫情防控。

3 月 31 日，派出 9 人、应急检测车、水电油保障车和人员物资运输车，赴西双版纳州勐腊县磨憨（边境口岸）开展应急防控。

4 月 1 日，派出支援湖北省咸宁市和武汉市黄陂区疫情防控的 23 人任务结束，返回昆明。

4 月 8 日，派出 4 人支援缅甸疫情防控。

4 月 9 日，组建 5 支共 150 人的边境疫情防控应急队。

4 月 12 日，派往老挝的 4 人任务结束，返回昆明。

4 月 17 日，西双版纳州勐海县疾控中心的 P2 实验室建成。

4 月 21 日，西双版纳州勐腊县疾控中心的实验室改造完工。

4 月 22 日，派往缅甸的 4 人任务结束，返回昆明。

4 月 24 日，第 1 支边境疫情防控应急队 29 人赴德宏州瑞丽市，开展疫情防控。

4 月 25 日，派出 7 人、应急检测车，赴腾冲市猴桥镇（边境口岸）开展应急防控。

4 月 26 日，湖北省武汉市在院新冠肺炎患者清零。

4 月 30 日，第 2、3、4、5 支边境疫情防控应急队共 20 人分赴陇川县、芒市、沧源县、西盟县，开展疫情防控。

5 月 19 日，派往西盟县的 5 人任务结束，返回昆明。

5 月 18 日，派往瑞丽市的 26 人、陇川县的 5 人、芒市的 5 人任务结束，返回昆明，新派出 10 人赴瑞丽市继续驻点防控。

5 月 19 日，派往沧源县的 5 人任务结束，返回昆明。

5 月 21 日，国家工作组赴瑞丽市督导、视察。

5 月 24 日，派出 4 人支援缅甸曼德勒疫情防控。

5 月 28 日，派往缅甸曼德勒的 4 人任务结束，返回昆明。

6 月 1 日，派往瑞丽市的 10 人任务结束，返回昆明。

图书在版编目（CIP）数据

云南省疾病预防控制中心年鉴. 2020年 / 云南省疾病预防控制中心编. -- 昆明：云南科技出版社，2021.12

ISBN 978-7-5587-4005-3

Ⅰ. ①云… Ⅱ. ①云… Ⅲ. ①疾病预防控制中心—云南—2020—年鉴 Ⅳ. ① R197.2-54

中国版本图书馆 CIP 数据核字 (2021) 第 280558 号

云南省疾病预防控制中心年鉴　2020年

YUNNAN SHENG JIBING YUFANG KONGZHI ZHONGXIN NIANJIAN 2020 NIAN

云南省疾病预防控制中心　编

出 版 人：温　翔
策　　划：刘　康
责任编辑：张羽佳　唐　慧　王首斌
封面设计：云南宏乾印刷有限公司
责任校对：张舒园
责任印制：蒋丽芬

书　　号：ISBN 978-7-5587-4005-3
印　　制：云南宏乾印刷有限公司
开　　本：889mm × 1194mm　1/16
印　　张：12.75
字　　数：370千字
版　　次：2021年12月第1版
印　　次：2021年12月第1次印刷
定　　价：80.00元

出版发行：云南出版集团　云南科技出版社
地　　址：昆明市环城西路609号
电　　话：0871-64190886